スティル・ライヴズ
脊髄損傷と共に生きる人々の物語

ジョナサン・コール
河野哲也・松葉祥一 監訳
稲原美苗・齋藤瞳・谷口純子・宮原克典・宮原優 訳

STILL LIVES Narratives of Spinal Cord Injury

法政大学出版局

STILL LIVES: Narratives of Spinal Cord Injury
by Jonathan Cole

Japanese translation published by arrangement with The MIT Press
through The English Agency (Japan) Ltd.

Cover photograph by Jonathan Cole

スティル・ライヴズ——脊髄損傷と共に生きる人々の物語　目次

謝辞 …… vii

第Ⅰ部　序論

第1章　二〇年後 …… 2

第Ⅱ部　忍耐

第2章　新人類 …… 32

第3章　俺の生活は普通じゃない …… 52

第4章　忍耐 …… 72

第Ⅲ部　探究すること

第5章　顔を上げて世界に向き合う …… 88

第6章　他の誰かであること……111
第7章　探究……133

第Ⅳ部　トライすること

第8章　だって私はできるから……148
第9章　私に帰属するものと私に帰属しない「それ」……178
第10章　トライすること……201

第Ⅴ部　観察

第11章　ウインドサーファー……220
第12章　両面から見ること……234

第Ⅵ部　エンパワーすること

第13章　障害は重荷になる……252
第14章　飛ぶことができる人とできない人……288

第15章　エンパワメント……313
第Ⅶ部　継続
第16章　私であるために……328
第17章　新しいことを見つける……354
第Ⅷ部　注釈
第18章　いじましい部分……374
注……415
訳者あとがき……434
付録――役に立つウェブサイト……(13)
参考文献……(7)
索引……(1)

本書を母へ捧げる

妻のスーと娘の（誕生日順に）エレノア、リディア、セリア、ジョージアへ感謝を込めて

謝辞

何よりも、見も知らぬ私を、自宅やオフィスに迎え入れてくださった方々にお礼を申しあげたい。この方々は、私に席をすすめて、自分自身やパートナーの脊髄損傷とそれがもたらしたことについての話し合いを聞かせてくださり、私を信頼して、力の及ぶ範囲で書くことを許可してくださった。この十二の語り《ナラティヴ》が本書の核心をなしている。

本書の研究を行うなかで、何人かの医療やパラメディカルの従事者と話をした。まだ形になっていない、ときには素朴な私の考えに時間をさいて耳を傾けてくださったすべての方に感謝したい。トニー・トロマンス、アンナ・シーマン、ナイジェル・ノース、そしてソールズベリーのデューク・オブ・コーンウェル脊椎治療センターの理学療法・作業療法のメンバーに感謝したい。秘書のシャロン・エヴァンスも、インタヴューのいくつかの筆写を手伝ってくださった。

当時、自分の経験について話すことができる人を探し出すのは容易なことではなかった。医療記録は部外秘であり持ち出し禁止だった。いずれにしても、私は医者として患者さんのところに行きたくなかったので、医者のルートで紹介があったとしても、はねつけていただろう。会いに行くといい人を推薦してくれた様々な友人や知人にとても感謝している。この点で、ナイジェル・ノースとスティーブン・ダックワースの名前を、彼らの援助のゆえに、あげなければならない。またイギリス脊椎損傷協会は、私と連絡を取るよう勧める記事を掲載することに同意してくれた。最終的に私は、〔一人で探して〕会うことができたであろう人よりも多くのボランティアの方々にお会いすることができた。また私がうかがうことのできなかった方々、お会いしたにもかかわらずお話しを本書に取り入れることができなかった方々に、感謝とお詫びを申しあげたい。

ナイジェル・ノース、マックス・ボウカー、ジャン・スマートは、ボランティアで草稿を読んでくれた。その調子は確かなものだった。そして最後にマックスは、すばらしい校正係を務めてくれた。

本を書くことは、きわめて大きな特権である。バーバラ・マーフィーとサラ・メイロヴィッツ、そして何よりもマイケル・ラターに、もう一度何かを書くよう私に依頼し、主題に同意し、長いプロセスのあいだ助けてくれたことに感謝しなければならない。バーバラとサラ、そしてキャサリン・アルメディアも、熱気と軽さと一貫性のみごとなコンビネーションで私の草稿を完全原稿へと導いてくれた。

かつてチェーホフは、「日々の仕事をもちなさい」という意味の有名なアドヴァイスを若い書き手に与えた。私の日々の仕事は、いくつかの病院での神経科臨床医としてのフルタイムの仕事である。私はこの仕事をいくつかのアカデミックな研究と両立させており、生活はとても忙しい。著述は、孤独な仕事であるが、そのプロセスはそれをめぐるサポートと支援があってはじめて可能である。妻のスーは、私たちの玉の緒〔ギリシア神話で、運命の三女神が紡ぎ、長さを決定し、断ち切るとされた人間の寿命の象徴〕を支えながら、ずっとバックグラウンドにいて私の著述の時間と人に会う旅行を可能にしれくれた。また娘たちも、私が研究のためにいなくなることを文句を言わずに見ていてくれた。それゆえ、この本は、当然彼女らに捧げられなければならない。

凡例

一、本書は Jonathan Cole, *STILL LIVES: Narratives of Spinal Cord Injury* (The MIT Press, 2004) の全訳である。

二、原文でイタリックとなっている箇所は傍点で強調する。書名の場合は『 』とする。

三、原文の " " は「 」とする。引用内引用および、会話の中での ' ' は「 」とする。

四、原注に( )、訳注に〔 〕を付けて番号を振った。

五、原文の( )、[ ]は本訳書でも( )、[ ]とする。〔 〕は訳者が読者の便宜を考慮して挿入したものである。

六、引用については既訳があるものはそれを参照しつつも、訳者があらためて訳し直したものもある。

科学は物を操作して、その中に住み込むことをあきらめてしまう。

——モーリス・メルロ＝ポンティ『眼と精神』

芸術と革命が請け負うのは、人びとが先入見を捨てて、他人が心の中で何を思っているかを本当に理解することである。歩かないということがどういうことなのか、あえて知ろうともしない人びとの目には、世界はどのように映っているだろうか。

——ジョン・ホッケンベリー[1]『動きまわる違反』

先入見なしに概念に向き合うことほど難しいものはない。

——ルードヴィヒ・ウィトゲンシュタイン『心理学の哲学』

第I部　序論

第1章　二〇年後

途方に暮れた始まり

二〇年弱前のことだが、私は若手研究者として、脊髄刺激という神経生理学の技術を使って脊髄損傷を負った人たちの慢性疼痛を取り除こうとしていた。私は患者たちと長い時間を過ごした。彼らが病院にいるあいだや、彼らの自宅で、さらにはパブでも。パブでは、医者／患者という関係に邪魔されずに座っておしゃべりができるのだ。患者たちは痛みとその治療のお粗末さをよく嘆いた。従来の医学はほとんど何もできなかったので、多くの患者たちは痛みについて医者と話し合うのを諦めていた。アスピリンを試す人もいれば、モルヒネを試す人もいた。アルコールが効果的だということを発見し、アルコール中毒になるのを心配している人もいた。患者たちの担当医は、話を聞く時間をほとんど取ってくれなかった。彼らの痛みの度合いを認めようともしない医者もいた。

私が研究プロジェクトで示せたのは、脊髄刺激という治療法がほとんどの痛みに対して効果がないということだけだった。実際のところ、気づくのが遅すぎるくらいだったのだが、最終的に私はプロジェクトが成功しないことが分かった。確固たる生理学的原理に照らして不適切だったのである。[1,2]

私が助けようとした人たちは哲学的だった。彼らは何も失ってはいなかった。しかし、私は彼らをがっかりさせてしまったように感じた。私は彼らに希望を抱かせておきながら、痛みを取り除くことができなかった。また彼らの状態を本当に理解していたのかどうかも、確信がもてなかった。

G・I・ジョー[1]

数年後、私はロンドンの研究会議で講演をしていた。拍手は心からのものだと思われたし、質問も単に礼儀ではなく興味からのものだと思われた。緊張から解放された私は次の講演者の話に耳を傾け、また夕食を待ち遠しく思っていた。実際、王立医学協会は気の利いた宴を開いてくれた。その会議は神経学部門とリハビリテーション部門の共同会議であり、次の講演者はダブリンから来た人で脊髄損傷について話していた。新しいことは何もないだろう、と私は思った。

講演者は、重度の四肢麻痺をもつ男性のビデオから始めた。その男性は首から下の運動と感覚がなく、半身不随者競技会に参加していた。首と顔以外を動かすことはできなかったが、男性の前にはボウガンが備え付けられていた。彼はモーターで弓につながっている小型のハーモニカ型装置によって、ボウガンの方向と高さを調整した。彼が一方の端でプッと息を吹くと、弓は下方に動いた。もう一方の端で息を吹き出すか、吸い込むかすると、弓は左右に回転した。古い映像のようで、男性は短く刈り込んだ頭にエラが張った顔で、戦後の軍人のような外見をしていた。彼はゆっくりと、そして見るからに慎重な様子で風の強さと必要な高さ、さらに方向を計算して狙いを定め、マウスピースの中心にプッと息を吹き込んで矢を放った。

矢が的に当たったかどうかは見なかったし、講演のことはほとんど覚えていない。私はその短い映像と男性が世界と相互作用する仕方に魅了されながら、そこに座っていた。男性はほとんど動けないにもかかわらず、自分の意志を働かせて矢を放つという行為を——小さなマウスピースによって——成し遂げたのだ。私ならば立った状態で弓を後ろに引き、腕をいっぱいに伸ばし、矢を放つ指の準備を整え、視線を調整しただろう。つまり全身を使って行為を行っていただろう。それに対して、彼の身体で行為に関わるのは気道と唇だけになっていた。だとしても、彼は私と同様に、自分の射撃の腕前に歓喜したり失望したりしたことであろう。

首を折った瞬間、その男性は、肉体的な挑戦に没頭する兵士あるいは町の若者という行動型の男から、頭脳を使うこと、そして、顔、頭、首の筋肉を少しは動かすことのできる知性型に変わってしまった。たぶん兵士であったその男は、「俺が知性的だって？　やめてくれよ」と嘲笑っただろう。しかし、ややひねくれた仕方で、それは真実だと思われた。以前は何も考えずに身体で行っていたことが、今や手の届かないところにあった。今では自分に何ができるかは意識的に、そして新しい仕方で考えなければならなかった。彼はいかにしてその変化に対処し、どのように感じたのだろうか。

ほとんどの人は、自分の身体にほとんど注意を払わない。私たちの身体は、通常は意識にのぼらず、自分が好きなことをできるようにしてくれるだけである。私たちの身体は私たちの道具であり、その機能のメカニズムは自動化されており、私たちの意志や意識的注意の外にある。脊髄損傷を負うとそれ以後、身体は存在を消し、感覚を失い、動かなくなる。それでいて、もはや自動的に機能しなくなるので、面倒を見てもらわなければならなくなる。私は、そうなると脊髄損傷を負った人はまったく新しい仕方で自分の身体に注意を払わなければならなくなるのではないだろうか、と思っていた。ロバート・マーフィーは、四肢麻痺になることを感動的かつ深く論じた『ボディ・サイレント』という興味深い題名の本のなかで、このことについて記述している。「身体があるという感覚は昔は当たり前のものでありつづけた。……再び身体をもつという［新しい］感覚は不確かで否定的で意識的である。……障害についての身を焦がすような意識は夢をも浸食する。それは夢にも浸食してくるのだ(3)」。

後に見るように、四肢麻痺患者は、肌に対する圧力のケア、膀胱を空にすること、腸へのケアなど、以前は自ずと機能していたことを、何度にもわたって意識的、知性的、執拗に認識し、その面倒を見る必要がある。というのも、それらの機能はもはや脳幹のなかの司令中枢と連結していないからである。脊髄損傷を負った人は、生きていくために自分の身体に対する知的な関心をもつことを強いられるのである。

別のレベルでは、私たちは自分の身体を意識しているし、運動や入浴において、あるいはセックスをしているあいだもそうであるが、私たちは自分の身体から喜びを得る。また私たちは、他者との関係や自尊心を育むときに見られるような、自分の容姿に関する意識的な感覚をもつ。どのように見えるか、どのように動くかということは、私たちがどのように受け取られるかということに関して、何を話すかということと同じくらいに大きな役割を果たす。メルロ゠ポンティが書いたように、私たちの情動的生活において「身体は手段以上のもの、世界のうちにおける私たちの表現なのである(4)」。脊髄損傷を負った人々においては、身体、ひいては世界が変化するのかもしれない。どのようにだろうか。

オリバー・サックスは、顔の領域より下の運動感覚と位置感覚の一切を失った人物についての有名なエッセイ「からだのないクリスチーナ（*The Disembodied Lady*）」で、クリスチーナが、最初に運動を制御できなくなったときに、どのような仕方で「自分の身体のなかに[5]」自分がいないように感じたかを記述している。同様の、しかしいっそう悪い状態にあったGLという人物（彼女は、顔の下部から下の運動感覚と位置感覚と共に、皮膚感覚も失った）は、自分が自分の身体のなかにいるというよりも、むしろ自分の身体の操縦士であるように感じている様子を述べている。彼女は顔の下部から「求心路遮断（deafferentation）」があるので、頭と首の運動を制御するために思考を働かせなければならない。大変な追加作業である。私は、首から下の運動感覚と位置感覚、そして皮膚感覚を似たような仕方で失くした被験者かつ友人でもあるイアン・ウォーターマンについて書いたことがある。[6]彼は首の感覚は正常であり、当初はいかなる運動制御もできなかったが、何年もかけて、自力で立ち、歩き、生活できるようになった。イアンは自分に身体がないとは考えない。彼は自分の身体のうちにいるし、自分の身体に属している。興味深いことに、彼とGLは二人とも、位置移動や手段的行為を再獲得するためだけでなく、ジェスチャーを再獲得するためにも多くの時間をつぎこんだ。身体において情動を表現することは彼らにとって重要なことだったのである。

イアンは病気をしたときのこと――それは今や三〇年以上も前のことであり、彼にとっては悲惨なときであった――に思い悩んではいない。けれども、最初に病床に伏し、どのような運動制御もまったくできなかったときに最も強く身体がないと感じたことは明らかである。イアンは、思考と「視覚的監督（visual supervision）」を通じて運動を制御できることが分かり始めるにつれて、自分の身体をより居心地良く感じ始めたことを説明している。彼が再び身体をもつには、運動を形成しているという感覚とその運動がうまく形成されたのを見ることとの両方が必要だったようなのである。言い換えると、自分の身体と一体となっているように感じるためには、運動のフィードバックと共に、行為者性、あるいは意志の感覚が必要なよ[7]うである。

では、ボウガンを持った男性は自分の身体について何を感じたのだろうか、と私は不思議に思った。身体の大部分において感覚が弱まり、あるいはなくなりさえしており、同じように運動もほとんど不可能である。そうなると、彼は、自分の身体の大部分を観察しかできない状態になったことになる。彼は自分の身体をどのように眺めているのだろうか。どちらかと言えば、対象ないし事物としてである。だとすれば、彼はどこにいたのだろうか。運動、ジェスチャー、世界のなかでの自立した行為がないならば、意志には何が残されていたのだろうか。ロバート・マーフィーは自分自身が四肢麻痺に陥っていく様子の説明のなかで、意志に関して生じた変質――それは比較的に単純な運動と結びついた意志にさえ生じた――についてこう書いていた。「しばらくの間、私は脚を動かそうという意志を働かせようとした。一つ一つの不毛な試みが私の心を荒廃させていった。心身の破綻の瀬戸際から救われたのは、肢体が麻痺していくゆっくりしたプロセスと並行して、身体的活動に対する欲求や衝動が次第に衰退していったからであった。私は運動しようという意志を失いつつあったのである(8)」。

脊髄損傷は、彼の自分の身体および他者に対する関係を、自分の身体に対する認識から運動しようという意志、および心理学的統合性に至るまで、想像しなかったような仕方で、大いに変質させたのである。

トウガラシでいっぱいの腕

しばらくの間、私は脊髄損傷を負った人たちが訴えた痛みについて、あれこれと思い巡らしていた。その痛みは運動や感覚をもたない者にどのように襲いかかるのであろうか。やがて私は研究でドイツを訪問したとき、急激で爆発的な激痛を経験することになった。

私たちはミュンヘンから夜行列車で到着した。眠れない旅のせいで意識は朦朧としていた。なぜ朝食のために朝五時に起こされ、冷たい夜明けが雪のかかった田舎を照らすのを眺めながら二時間の悲惨な時間を半分寝ているような状態で過ごす羽目になったのか、その理由はいまだに分からない。ロルフ゠デトレフはハンブルグ駅で自己紹介をして、私たちを彼の実験室に連れて行ってくれた。研究室を案内して回る前に、彼はまた朝食をすすめてくれて、なお当惑していたものの私たちはその申し出を受け入れた。彼が一番誇りに思っていたのが、痛みの知覚や伝達の実験に使われるレーザーだということは明らかだった。間違った使い方をすれば金属を切断することもできるだろう、と彼は教えてくれた。

最初に実験にかかったのは私だった。ロルフ゠デトレフは私を窓のない部屋に連れて行き、私はそこで壁に向かい合うかたちで、低いテーブルを前にして席に着いた。彼は、痛みが十六分のあいだ持続すること、そして、痛みの激しさを一分ごとに知らせてほしいと、私に説明した。次に、彼は一回分のトウガラシ抽出物を注射し、私は前腕部に針が刺さるのを感じた。衝撃に対する覚悟はしていたにもかかわらず――また言うまでもなく、次に並んでいた同僚のイアンを不安にさせたくなかったのだが――、私は痛みに喘いだ。私の身体は丸まり、首はうなだれた。私は静かにしていたのだが、イアンはその姿を見ていた。

しかし、これらのことに私はまったく気づいていなかった。私は痛みのこと以外はほとんど何も考えられなかった。薬品が入ってきたとき、私は暖かいものがさっと流れるのを感じたが、その後ほとんど直ちに痛みがやってきた。テレビや映画では時々、何かの爆発を表現するのに、小さなまばゆい光が画面全体を埋め尽くすまで拡張していって、画面を満たすにつれて大きさや前後関係や全体的展望を破壊していくように見せることがある。それと同じように、痛みの位置を特定するのは困難であった。それはそこに、私の腕、私より下にあったのだが、もはやこれが一体何を意味しているのかは分からなかった。それは私の腕、私の身体、私の自己感覚を満たしていた。痛みは私のパースペクティブを破壊し、また私の自己知覚さえ破壊した。

それまで私は、一つの全体としての私の身体の知覚と共に生きてきた。身体に注意を向けていないときでさえ、私は身体、腕、脚の存在を知っていたし、それを感じていた。しかし痛みがあると、もはやそのような考え方はできなかった。自分の経験している痛みがそこにあるものだということを私は知的には分かっていたのだが、その痛みにあまりに多くを乗っ取られていたので、それ以上にその位置を特定することは不可能であった。だがそれ以上に、もはや私には自分の手や腕に関する背景的思考がまったくなかった。身体をもっている感覚が痛みによって実存的な仕方で取り除かれたのである。私は端的に痛みを経験していた。痛みによって、形をもった腕や手の知覚はなくなり、抑え込まれ、私の中から追い出されてしまった。何も考えることができなかった。ぐったりとしていたのかもしれないが、自分では分からなかった。私が分かっていたのは痛みだけである。痛みが私の身体と自己を満たし、他の思考や感覚が入る余地はなかった。探索や分析を試みたが、痛みによる支配はあまりに強大であった。「私」がいったい何であるか私にはもはや分からなかったが、私はただ存在していた。それはもはや「私」ではなく、また世界を観察する自己でもなければ、世界に没入した自己でさえなかった。というのも、私は痛みのうちに没入することで消耗しきってしまい、そのなかで自分自身を理解する、ないし、それを基準にして自分自身を理解する外在的な場所としての世界はもはや現前していなかったからである。それは「痛い私」であった。

一分後（本当にそれだけだったのか？）、ロルフ＝デトレフは私に痛みの評価を要求した。「激しい」。その一分後も私は同じことを叫んだ。その後、ありがたいことに痛みのピークは過ぎ、私は再び世界とそのなかにいる自分自身を眺め始めた。痛みが引くにつれて、ただ痛みと共に存在するのではなく、それを観察することさえできた。痛みの大きさの評価が下がると、私は部屋のなか、世界のなかにいる他の人たちと再び一緒になった。十二分ほど経つと痛みは消え去り、私はイアンが味わおうとしている「ちょっとした刺激」について冗談を言うことができた。

イアンが実験にかかった。私には彼の苦痛が分かった。これ以上ないほど激しくそして直接に彼に同情することができた。その後、イアンは私たちの世界に戻り、コーヒー休憩となった。私たちは、実験には楽しいものとそうでないものがある、ということに同意した。(9)

続いて私たちは他の実験にかかり、痛みは私たちの視界と記憶から消え去った。(10) その夜、眠れない夜と忙しい一日に疲れ切った状態で、私はイアンと夕食を共にした。たくさんのことを話したが、二人ともその痛みは言及するほどのものではないと思っていた。それは、すでに無事に終了した実験の一つでしかなかった。しかし、その後の数日のあいだ、私は自分の痛みについて考えるのを止められなかった。私は実験的に引き起こされた激しい痛みを数分のあいだ経験しただけであり、それがすぐに終わるのは分かっていた。しかし、私が長年にわたって診てきた、さまざまな強度と持続期間の痛みをもつ患者たちの場合はどうだろうか、と思い巡らした。彼らに対する私の対応は、何と不適切であっただろうか。私は、イアンの表情が彼の痛みの激しさをほとんど伝えきれていないのを見ていた。自分自身で共有したのでなかったら、私は彼の経験に関してほとんど何の見当もつけられなかっただろう。患者たちの場合はどうだろうか。彼らは自分たちの痛みをどのように耐え抜き、伝えたのだろうか。痛みは彼らの生活にどのように負担をかけていたのだろうか。

語るべきことは何もない

自分の痛みについて考えたとき、私はそれが自分に及ぼした効果は記述したが、経験そのものを記述するための言葉は持ち合わせていなかった。痛みがどのようなものであるかを正確に記述するための言葉はないのだろうか。アーサー・フランクは自分の痛みを記述ないし説明しようとするにあたって、次のように書いた。

> 私たちは特定の痛みを記述する言葉を——鋭い、ズキズキする、身を切るような、灼けるような、さらには鈍いなど——豊富に持ち合わせている。しかし、これらの言葉が痛みの経験を記述することはない。私たちにはそのような痛みの「なかで」生きることが何を意味するのかを表現する言い回しが欠けている。痛みを表現できないために、私たちはそこには語るべきことは何もない［強調は引用者］と信じるに至る。自分が病気だと分かることから来る調子の悪さのように、痛みのなかにあることから切り離せない痛みが存在する。[11]

私たちみんなが多少なりとも経験を共有している痛みについてさえ、それを表現することがそれほど難しいのだとしたら、脊髄損傷を負った人々における感覚のない感じや感覚の欠如に関してはどうだろうか。これについても、記述するための言葉はないのだろうか。

私は脊髄損傷センターで働く友人のところへ話をしに行った。私は脊髄損傷を負った人たちと席を共にして、彼らがどのように対処しているのか、どのようにして新しい生活方法を学んだのかを尋ねたいと言った。それに問題があるということは、彼のボディ・ランゲージから見て取れた。医療スタッフはあまり深入りしないようにしていると彼は言った。というのも、あまり深入りすると、直面できないものを患者に突きつけることになるかもしれないからであった。たしかに私の狙いを承知しており、最後までやり遂げる強さをもっている患者にしかできないことかもしれないということに私は同意した。しかし、おそらく多くの患者はそのような人たちであった。このことについてもロバート・マーフィーはコメントしている。「誰一人として私に下半身不随であるとは——そして現在は四肢麻痺であるとは——どのような感じなのかを尋ねたことがない。というのも、これを尋ねたら、中流階級の礼儀作法の一切の常識を破ることになるからである」(12)。

私は仕事で患者たちに接する人々の気持ちを尊重はしたが、友人の助言には納得しなかった。結局のところ、脊髄損傷と共に生きるためには、いつかそれに向き合い、順応するに至らないわけにはいかない。慢性疼痛を無視するわけにもいかない。医療スタッフとの話題にならないならば、それは友人や家族との話題にならざるをえない。私は理解しようとするために、いくらかの常識を破りたかった。これらの状態についての本がなかったということではない。慎み深さと強固な意志に満ち溢れたクリストファー・リーヴ〔スーパーマンを演じた俳優〕の著作を含め、立派な本は多くある(13)。しかし、私の狙いは脊髄損傷であるとはどのような感じなのかを理解するために、脊髄損傷と共に生きるさまざまな経験を直後から何年も後に至るまで調査することであった。

都合の良い時に思われた。歴史的に脊髄損傷の医学は神経学的研究の最前線にはなかった。イギリスでは脊髄損傷を負った人々のための病院は、本流の神経学病棟や医大から十分に離れた僻地に置かれて、公共の視線と(悲しいことに)助成金を施す諸機関の両方から——最近まで——隠されてきた。現在、状況が変わりつつあるのは、脊髄損傷を負った人々の能力の高さと、現在では科学者たちが新しい治療法につながるかもしれない重要な発見を着実に行っているという事実、この両方のおかげである。

筋肉、神経根、あるいは脊髄への外的な神経刺激を利用することによって、脊髄損傷を負った人たちは以前よりもずっと多くの運動をできるようになるかもしれない。より基礎的なレベルで言うと、成人の神経系は一度損傷したらほとんど修復不可能だという古い格言には改訂の必要があるかもしれず、また、患者が脊髄損傷によって失われた機能を修復する助力になろうというプロジェクトがいくつか進行中である。さまざまな神経成長因子の発見によって、損傷の後に神経が脊髄のうちへ戻りうるのかどうか、そしてその後に、脊髄の主要な経路の再生が促進されうるのかどうかを考察することが可能となった。もしかしたらこれは偽りの夜明けかもしれないが、とはいえ脊髄損傷を負った人々の共同体がそれなりの時間にわたって経験する初めての夜明けなのである。

だが、脊髄損傷を負ったほとんどの人々は何年ものあいだ諸々の問題にさいなまれており、また生憎《あいにく》にも、それらの問題は今後も何年も持続するだろう、というのが相変わらず実際のところである。ある意味、私はこれらの状態と共に存在するというのがどのような感じかということ、そして、これらの人々がその深刻な問題と共に――そして、その深刻な問題にもかかわらず――創造している人生がどのようなものなのかを理解することに関心があった。

神経学的な事例研究を含む本はたくさん存在する。たしかに、これらの神経学的な災難は人間であることについての何らかのことを明るみにもたらしうる。そのような物語はしばしば、平衡の喪失、感覚の喪失、自分の身体の一部の無視、盲視、相貌失認など、あまり知られていないものや奇抜なものに焦点を当てる。これには私にも思いあたるふしがある。私は認知件数が十件にも満たない病気について本を書いており、そのことを擁護するのにやぶさかではない。(14) いくつかの病気の奇想天外な性格を受けて、オリバー・サックスの著作の一つを論評した批評家は、面白い逸話はすべて神経学者の手中にあるようだ、と書くほどであった。しかし、十分に長いあいだ耳を澄まし、眼を凝らしさえすれば、脊髄損傷のような、より平凡でありふれた病状からも学ぶことは多い。これらの物語が魅力的なのは、病状が突飛だったり希少だったりするからではなく、それに対する普通の人々の反応が暴露されるからである。

身体的な喪失

脊髄損傷と共に生きることに関するいかなる語りも、損傷の結果として生じる身体的変化についていくらかの知識がなくては、完全とはなりえない（図1・1、1・2、表1・1を見よ）。

脊髄は脊柱に支えられ、保護されながら、頸部から始まって腰部まで下へと延びている。脊椎のそれぞれのレベルにおいて、感覚神経は神経根を通って脊髄を出て、運動神経は神経根を通って脊髄に入る。これらのレベルは大まかに首ないし頸部（八つの椎骨と八対の神経根をもつ）、胸ないし胸部（十二の神経根）、腰ないし腰部（五つの神経根）、そして骨盤領域ないし仙骨部（五つの神経根）に区分される。損傷のレベルは神経根のレベルで表現される。頸部の高い部位の損傷はたとえばC3となり、腰部の損傷はたとえばL5などとなる。頸部領域での損傷は腕、胴体、脚を使えなくなることにつながる。すなわち、完全であれば四肢麻痺（tetraplagia）を、いくらかの運動が残存すれば四肢不全麻痺（tetraparesis）をもたらす。胸髄、腰髄、仙髄への損傷は、足の運動の喪失をもたらすが腕には危害が及ばない。すなわち、完全であれば下半身不随（paraplegia）を、不完全であれば不全対麻痺（paraparesis）をもたらす。

いかなる脊髄損傷も、一時的なものにも、永久的なものにもなりうる。ほとんどの損傷において、最初は、より深刻な損傷と同様の腫れが引き起こされるため、何らかの回復が生じる可能性がある。このことが最初は予後が分かりにくいことの理由の一つとなっている。脊髄を断面で見ると、触覚や運動感覚に関わる神経線維が上半分に、運動や痛みや熱感覚に関わる神経線維が下半分に配置されているため、運動や痛み／熱感覚を喪失しているが触覚はいくらか残存している脊髄症候群や、運動は残存するが触覚、運動感覚、位置感覚を喪失したものがありうる。とはいえ、通常は、障害はこれほど整頓されているわけではなく、両方のいくらか、ないしすべてが様々な程度で冒されている。

脊髄の諸々の機能は、損傷に続く神経学的障害に反映される。それらは、随意筋および呼吸系、内臓、膀胱、血管に対する運動機能と皮膚、筋肉、そして内臓器官に対する感覚機能に区分される。それぞれのレベルで異なる感覚神経と運動神経が出入りしており、また脊髄は脳に出入りする神経線維をつないだものなので、損傷のレベルが決定的に重要である。

C1とC2に損傷を負った人々は、頭から下の運動と感覚がなくなる。呼吸を制御する神経はC3から出るので、彼らは人工呼吸器に依存することになる。C3四肢麻痺患者は、頭の制御を通じて電動車椅子を運転することができるが、それでも呼吸に関しては支援を必要とするだろう。C4レベルの損傷を負った人は、横隔膜を利用して支援なしに呼吸することができるかもしれないが、そのような人（そしてT8かそこより上のレベルの損傷を負ったすべての人）においては、それでも胸壁運動が失われ、肺の膨らみが小さくなっているだろう。C5への損傷は、肩の運動や上腕二頭筋の運動のいくらかはそのままにするので肘の屈曲は可能なままだが、肘を真っ直ぐにする力はなくなる。C6においては手首の上方への運動も加わるが、手を使うことはまだできない。C7レベルだと、C8とT1によって制御される指の運動がまだ正常ではないが、肘の伸展が移動の助けとなるおかげで自立することが可能となる。C8四肢麻痺患者には、自立することが期待されるかもしれない。

胸部より下の損傷だと下半身不随になる。T1からT8の損傷においては、体幹の筋肉と胸壁呼吸が失われるため、車椅子上でバランスを取ることが難しくなる。これはすべての四肢麻痺患者に共通である。さらに腹筋も麻痺しているため、テトラ・タミーといって、腹部がだらしなく大きくなることになる。これは人を非常に落胆させることがある。T8周辺とそれより下の損傷は、主に脚と臀部の筋肉に影響をもたらす。

完全な脊髄損傷においては、〔損傷〕レベル以下のいっさいの感覚が失われ、感覚がないために、そのような人は気づかずに自身を傷つけてしまう可能性がある。火傷ととりわけ床擦れを回避するために、彼らは皮膚のケアを意識的に行わなければならない。車椅子に乗る人はしばしば胴体を椅子から数インチ持ち上げて、お尻を覆う皮膚を体の重さから一時的に解放させることによって、これを行う。

膀胱と腸の制御はS2とそれ以下で調整されているため、それより上で完全な損傷を負った人は失禁状態となる。男性は通常、尿道カテーテルを留置するか、カテーテルを断続的に導入する（もちろん痛みはない）。女性が失禁状態を回避するためには通常前者を必要とする。これらは尿路感染の危険性を高め、また腎臓結石、膀胱結石、腎不全も警戒されなければならない。腸に関しては、比較的定期的に空になるように訓練することも、手作業で排泄するように訓練することも可能である。

性機能は膀胱と同様のレベルで調整されている。完全な四肢麻痺を負った男性は、仙髄における無傷の脊髄反射を通じて自発的な勃起を経験する可能性はあるが、通常の仕方で勃起することはできなくなるだろう。仙骨部の低いレベルでの損傷を負った人たちは、その周辺の脊髄反射と神経反射を損傷しているため、勃起を経験することがないだろう。女性にとっては、勃起しないことよりも感覚の喪失が大きな問題

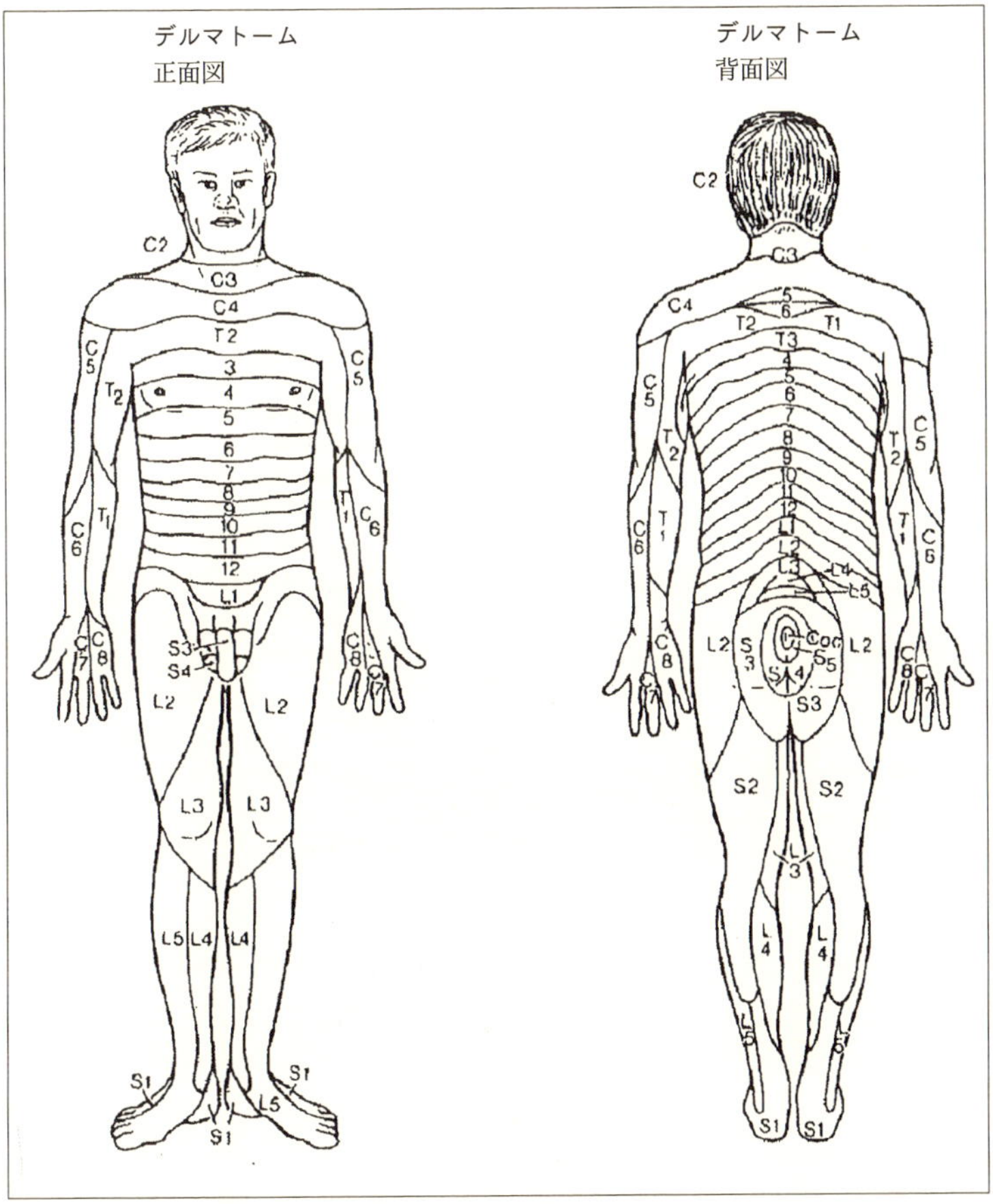

図 1.1　感覚レベル。それぞれの脊髄神経根が支配する皮膚の領域。(1989 アメリカ脊椎損傷協会の基準。イリノイ州シカゴ・アメリカ脊椎損傷協会の許可にて掲載。)

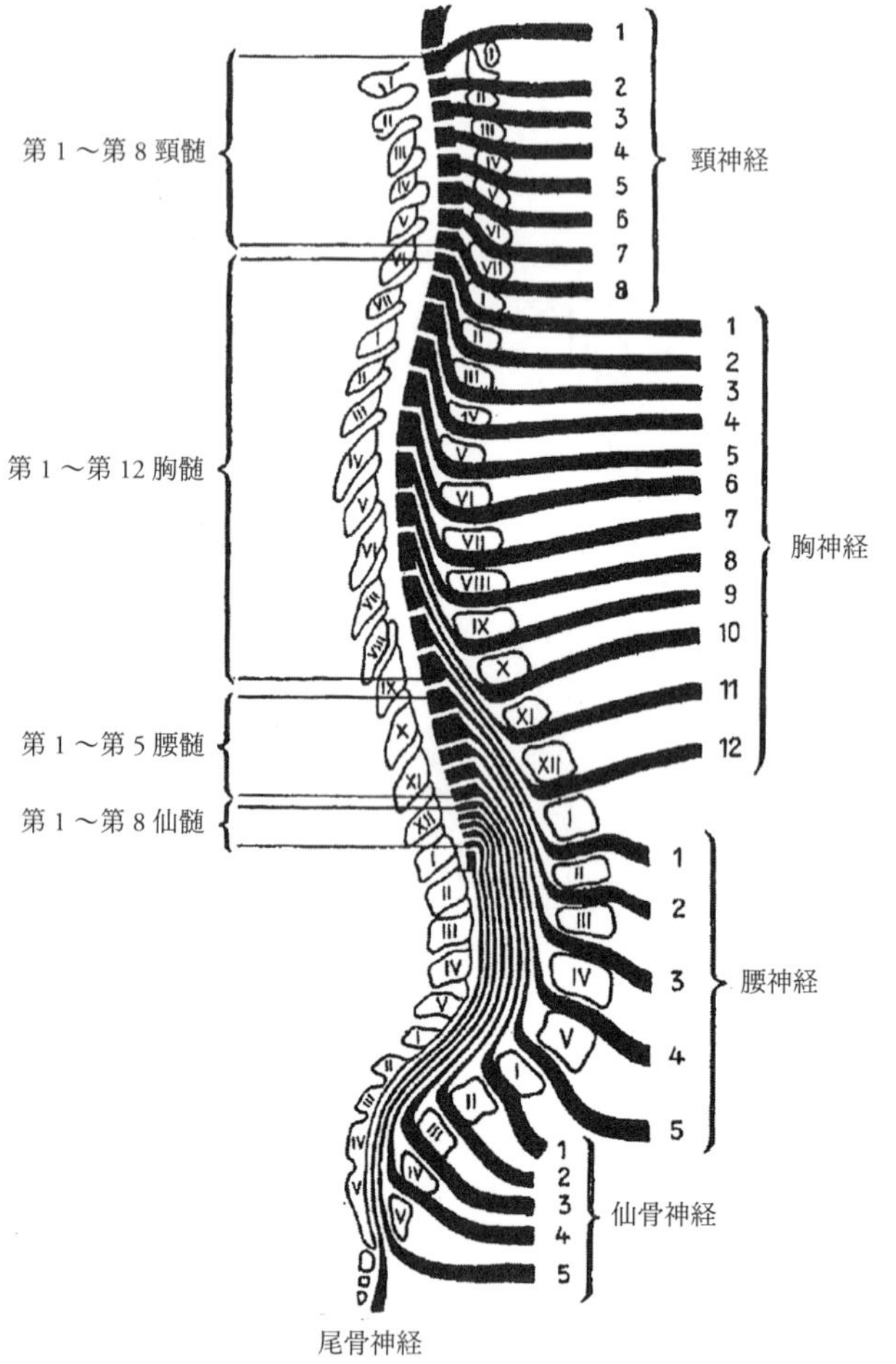

図 1.2　脊髄の分節、脊柱のレベル、脊髄神経根の名称のあいだの関係。(Guttman, Sir Ludwig, 1973. Spinal Cord Injuries. Comprehensive management and research. Oxford: Blackwell より許可を得て掲載。)

表 1.1　脊髄神経根のレベルと様々な運動のあいだの関係。

動き	神経根のレベル
横隔膜	C3 C4 C5
肩の外膜	C5 C6
肘の屈曲	C5 C6
肘の伸展	C6 C7 C8
手首の屈曲	C6 C7
手首の伸展	C7 C8
指の伸展	C7 C8
指の屈曲	C7 C8 T1
手の筋肉	C8 T1
臀部の屈曲	L1 L2 L3
膝の伸展	L3 L4
臀部の伸展	L4 L5 S1
足の背屈	L4 L5 S1
足の底屈	S1 S2
つま先の運動	L5 S1 S2

それぞれの運動が 1 つ以上の神経根に依存しており、またほとんどの神経根が 1 つ以上の運動に寄与していることに注意。

となるだろう。

それらに加えて、脊髄損傷のために変質したり失われたりする機能は、他にも数多く存在する。四肢麻痺患者においては体温調節が問題となりうる。というのも、彼らは損傷レベル以下の部位で震えたり、発汗したり、血管の拡張と収縮を制御したりすることができないからである。血管の制御の問題は、自律神経異常反射（autonomic dysreflexia）〔自律神経系、つまり、心拍、呼吸、消化等といった意識することなく身体を制御するシステムの一部が過剰に活動すること。〕の原因ともなりうる。自律神経反射異常はT6周辺かそれより上のレベルの損傷を負った人々に見られるが、彼らには血圧が大きく急上昇する可能性があり、それは激しい頭痛および額の汗として現れる。これらの症状は、たとえば損傷レベル以下の身体領域における問題に続いて生じる血圧の上昇に対する反応として、無傷の頸髄（cervical cord）を通じて脳につながっているため正常に制御された頭と首の血管が拡張することによって引き起こされる。膀胱の拡張も原因となりうるが、なかにはリハビリ期間中に初めて垂直に起こされたときに反射異常を起こす人もいる。これは医学的な緊急事態である。血圧が下がらないと脳卒中が現実的に起こる可能性がある。通常、四肢麻痺患者は健常者よりも低い血圧で生活しているだけに、ますます血圧の上昇というのはまずい事態なのである。

腰髄より上のレベルに損傷を負った人々にとっては、筋痙攣が深刻な問題となる可能性がある。脊髄を損傷した当初は一切の反射活動が失われる。これは「脊髄ショック」として知られている。だが数ヶ月すると、反射は異常な仕方で活動的になり、比較的無害な刺激への反応として激しい痙攣が生じうるようになる。

最後に、やがて見ていくが、脊髄損傷を負った人たちは様々な種類の痛みと共に生活しなければならない。大まかに六〇―六五％の人たちが痛みを経験しており、二〇―二五％の人たちにおいてその痛みは激しいものである。これは傷害を負った箇所にある神経根への損傷を反映したものかもしれないし、それ以外の箇所への損傷を反映したものかもしれない。何といっても、脊髄損傷を引き起こすのに十分なケガなら、肩や他の部位の神経にも損傷を引き起こすことはありうるだろう。もっと後のことであれば、たとえば、椅子から車への移動を何年も続けたことによる肩の関節炎の結果である可能性もある。最後に、最も厄介なタイプの痛みの一つは、脊髄損傷のレベルよりも下の身体領域の感覚不可能な領域で知覚される「幻影」痛である。これは幻影肢痛と似たものかもしれない。というのも、どちらのケースにおいても脳は痛みの感じられる領域と接続していないからである。

このように脊髄損傷は、完全性、持続性、そして最も重要なこととして、レベルの点でさまざまでありうる。私が取材した人の多くは、頸部に完全な脊髄損傷を負っている。神経学的な損傷により、それぞれの人は大きな喪失に直面している。しかし、やがて見ていくように、各人のそれに対する反応は実に多様なのである。

単純な質問

脊髄損傷の科学や医学に関する本はたくさんあるし、うれしいことに研究論文はそれ以上にたくさん存在する。だが私にはそれらを補足するような別の狙いがあった。身体に感覚と運動がない状態で車椅子の上で生活するというのがどのような感じなのかを尋ねることである。答えは当事者の経験のうちに見出されるが、実際のところ、傷害に対する応答は人によって違うので、唯一の答えというものは存在しない。

私は似たような障害、あるいは場合によって同じ障害を負っているが異なる経験をしている十二人の人たちの語りを選んだ。本書は、個々人が新しい生活様式に対応した仕方にしたがって、六つのセクションに区分されている。

まず、それぞれに二〇年以上前に負傷した二人の男性の語りから始まる。性格が非常に異なっているにもかかわらず、二人の説明は、脊髄損傷の継続的な支配力を明らかにしているという点で共通している。これらの説明は、この傷害の最悪の部分をはっきりさせることになるだろう。まずは四肢麻痺を、通常のとくに努力を必要としなかった生活の流れに多大なる混乱を与え続けるものとして捉えることが重要だと思われたのである。

これらの生《なま》の語りのあとに、グラハムとコリンの経験のいくつかの側面についての短い論評が続く。彼らの脊髄損傷は、私たちが自分の身体のおかげで当の身体にほとんど注意を向けることなく世界のなかでやっていけていることを明らかにする。この二人の男性は、身体をケアすることの必要性をけっして忘れることができず、それゆえ自分の脊髄損傷をけっして忘れることができない。彼らの脊髄損傷は、目覚めているときの彼らの生活に負担を与え続け、彼らの世界観や彼らの自己自身に対する見方を決定している。

次の二つの語りでは、かかった時間は大きく違うが、デイヴィッドとイアンが自分の損傷を受け入れて、生きていく方法を探り始める。負傷したときは大学を卒業したばかりの若者だったデイヴィッドは、何年もの間、四肢麻痺をできるだけ無視することによって何とか生きてきたが、やがて病気と間違った診断のために四肢麻痺について考えないわけにはいかなくなった。彼は生き方を変えて、自立ともっと豊かな人生を探り始めた。それと対照的に、イアンの物語は何十年ではなく一年程度にわたってのものでしかない。それでいて彼も、いくつもの驚きを経験しながら、残された可能性と自分に開かれた選択肢を探求する道へと進んだ。

次に、これらの二つの語りに関して、デイヴィッドとイアンの語りによって提起された諸問題に焦点を当てた短い論評が続く。デイヴィッドは、ある段階では自殺を考えた。健常者の読者は、彼は四肢麻痺なのだからこれは驚くようなことではないと思うかもしれない。だが、やがて見るように、この考えは脊髄損傷よりもずっと複雑な問題に対する応答だったのである。その後に、イアンが対処しなければならなかった損傷の後の激しい痛みの経験が考察される。

そのような感傷的な話の後だと、デイヴィッドとイアンが二人とも人生を楽しみ、ある程度満足していることに驚かれるかもしれない。実際のところ、脊髄損傷を負ったほとんどの人たちのクオリティ・オブ・ライフは良好である。彼らは脊髄損傷を探求し、やがて折り合いをつけるやり方を示している。このことは、ここの論評の残りの部分で論じられ、また本書の残りの部分の暗黙の前提となる。

これまでの男性諸君は皆、自分が自分の身体に宿ることができないこと、自分が「生身の人間」ではありえないことを意識していた。次の二つの章では、私はそれぞれに異なる機能的電気装置を移植した二人の女性と話をする。一人は手の機能を回復させる装置を移植し、もう一人はさらに野心的で、再び立てるようにするため装置を移植している。これらの装置は、デボラとジュリーに選択の可能性や、装置なしには制御や行為ができなかっただろう身体部分に対する制御の可能性を提供する。このことは、彼女たちの自分の身体に対する見方にどのような影響をもたらしたのだろうか。

病気や障害が一人の人間だけに影響を及ぼすということはけっしてない。影響はつねに家族や友人にも及ぶ。家族のメンバーは、病気に苦しむことはないにしろ、十分な情報を与えられず、ケアと治療の循環から取り残されることがある。脊髄損傷では、患者は新しいスキルやニーズを覚えるためにしばしば何ヶ月も入院している。このことは一時的な問題にも長期的な問題にもなりうる。患者に慢性的な激しい痛みもあると、そのことが耐えがたい重圧を生み出す可能性もある。次の二つの短い章は、配偶者が損傷を受けてしまった二人の人たちの回想である。あいにく二人には異なる結果が待ち受けていた。

脊髄損傷治療の成功の歴史は長いものではない。脊髄損傷の記録はパピルスの巻き物にも残されているが、二〇世紀の初頭まで、そのような損傷を負った人々は、数ヶ月だけしか生きられないのが当たり前であった。彼らはしばしば病院の奥のほうの部屋で衰弱し、床擦れと感染症で死んでいった。ストーク・マンデヴィル病院の創立者であり、この領域のケアの開拓者でもあるルートヴィヒ・グットマン卿（Sir Ludwig Guttmann）にとって、脊髄損傷は「医学全体の中で最も憂鬱であり、最も無視されてきた主題」であった。

脊髄が切断されたり、押しつぶされたりすると、……このことは損傷レベル以下での麻痺に直結する。ほとんどの必須機能、……あらゆる運動機能、あらゆる種類の感覚認識が失われ、また姿勢を取ることや、膀胱や腸を制御することもできなくなる。男性の性的機能は消滅する。女性は性的感覚を失うが、性交することも妊娠することもできる。頸髄を損傷すると、呼吸機能と血液循環が大幅に損なわれる。とりわけ非常に高いレベルの傷害においては、血液循環に影響が及んで、あらゆる組織（特に皮膚と筋肉）の緊張が弱まることさえある。そのことで、今度は、それらの組織の圧力に対する抵抗力が低下する。これは床擦れを進行させる最も重要な原因の一つとなる。

昔は脊髄損傷を負った人々が社会問題として扱われることはなかった。というのも、彼らの平均寿命は非常に短く、最大で二、三年というのが通例だったからである。[15]

実際のところ、ほとんどの人はそれよりも短い期間しか生きなかった。第一次世界大戦期の生存期間は、ほとんどの場合、数ヶ月であった。三年間生き延びたのは二〇パーセントだけであった。その後もグットマンがエイルズベリにやって来るまでは、ほとんど何も変化しなかった。彼は圧迫される部位、膀胱感染症、そして栄養状態に徹底的に注意することによって、半身不随患者を（そして後年には四肢麻痺患者を）救い出して、さらに二〇年間生存させられることを発見した。だがその頃でさえ、グットマンも分かっていたように「何とか生存した人々のうちのほとんどは、自宅や治療不可能な人々のための施設で恩給生活者として、他の人たちの支援に依存しながら、そして原則として生活に戻るという気力や励みを与えられないまま、残りの人生を費やすことを運命づけられていた[16]」。

グットマンによって始められ、世界中（の先進地域）で引き継がれた偉業によって、脊髄損傷を負った人たちの人生は何十年と延ばされた。だが、これらの医学における素晴らしい進歩は社会的な諸問題をもたらした。脊髄損傷を負った人たちは、社会の中でどのように生きれば良かったのだろうか。病院はそれほど長い期間、患者の面倒を見続けることはできなかったので、彼らはどこかに行かなければならなかった。多くの人は施設に入った。当時、施設の存在は大きな進歩と見なされていたが、現在では、これらの施設は人生を長くしているというより死を先延ばしにしているのだと見る向きもある。

ここ四〇年にわたって、脊髄損傷を負った人々自身が先導して、人々が介護施設を出て、家族と一緒にあるいは単身で自分の家に住むようにするための運動が続いてきた。半身不随患者や四肢麻痺患者は、仕事を続け、金銭的に自立できるようになった。これは、部分的には、自宅と仕事で、パーソナル・アシスタント[2]を利用することによって可能になったことである。本書の次の二つの章では、このような変革、そして神経学的喪失と依存という医学的モデルから、より社会的で、エンパワーするモデル――これには脊髄損傷に対する見方についての重大な帰結が伴う――への移行を要求する活動に関わる二人の人たちの語りを取りあげる。スティーブン・ダックワースとマイケル・オリバーの活力を前にすると、二人が四肢麻痺患者だということを折に触れて自分に言い聞かせる必要がある。

二人とも極めて雄弁であり、その次の章では神経学的損傷に関する彼らの見解を論じる。討議されるのは、自立を得るための方法としての仕事の必要性、社会の「障害」観を変えるために他者に影響を与える最善の方法、いかにして障害者が自らの抱える問題によって定義されてしまうことなく、それらの問題への注目を高めることができるかである。

スティーブンとマイケルの派手な演出の後、最終部はより静かなものとなる。意図的にそうしたのである。ここの二つの章では、悲劇としてではなくて厄介なものとして四肢麻痺と共に生きる二人の若い男の物語が語られる。ナセルとトニーの経験は、耐えることを超えて、障害をほとんど超越することに成功した人生を明らかにする。おそらく最も注目に値するのは、彼らが自らの人生をいかなるドラマとも関係づけていないことである。

最終章では、いくつかの観察を結びつけて、運動と感覚なしに生きることによってもたされる帰結のいくつかを探ることを試みる。たとえば、最も重要なことは、本人のことはよく知っているが脊椎損傷のことはよく知らない友人や親類とうまくやれるようになることである。四肢麻痺患者が自立できるのは、しばしばパーソナル・アシスタントの利用のおかげである。この章では、身体を動かすことができるパーソナル・アシスタントとその雇い主とのあいだの興味深い関係について考察する。要するに、この論評において焦点が当てられるのは、介護者と雇い主の関係、四肢麻痺患者とそれ以外の者の関係、そして最後に、四肢麻痺患者と彼らの変質した身体および新しい人生のあいだの関係である。

脊髄損傷と痛み――一つは公共的で、もう一つは私秘的、一つはあってほしいものがない状態で、もう一つは望んでいないものがある状態である――をもった人々と話すことを通して、同じ一つのもの、つまり自分の身体との関係についてさまざまな見方ができるようになるかもしれない。脊髄損傷と共に生きるということはどのようなことか。この単純な質問に答えようとした者はほとんどいない。というのも、この質問は尋ねるのが最も難しいものだと思われたからである。私は病気の理論的側面や臨床的側面も論じるが、私が繰り返し何度も戻ってくるのはこのような単純な質問である。

最初に四肢麻痺患者に出会ったとき、私は彼らが人生を続けていく仕方、そして障害に耐える仕方に魅了された。私はいくらかの患者と一緒に時間を過ごし、友だち同士がするような、スポーツや人生全般についての話をした。しかし、彼らと共に研究を行う医者として、私は自分が興味を引かれた事柄についての言葉やそれについて話す方法を見つけることはできなかった。思うに、研究や論文や何やかんやに慌てていたのだろう。

今回、私は白衣や聴診器を持たず、助けになったり支援したりすることを約束せずに人々のもとを訪ねた。私は彼ら自身のペースで彼ら自身の家で表現されるままの彼らの人生を聞きに行った。今や言葉は見つかったと願いたい。

名称について一言二言

イギリスでは、腕、脚、胴体の麻痺をもたらす首のレベルでの脊髄損傷は、四肢を使うことができなくなることを表すギリシア語を用いて《tetraplegia》として知られている。胸ないし腰のレベルでの麻痺は、脚と体幹筋のいくらかの麻痺をもたらし、腕には危害が及ばない。これは、またもやギリシア語にしたがって《paraplegia》として知られている。アメリカでは四を表すラテン語《quad》を、麻痺を表すギリシア語と組み合わせて、《quadriplegia》という、より聞きなれた用語が使われている。私はイギリス英語に忠実に従った。それは部分的には語源の純粋さを維持するためであり、部分的にはTで始まる語の音と見た目がQで始まる語よりも個人的に好きだったためであり、また部分的には子供っぽい愛国心のためだろうと人には思われるかもしれない。他の多くの場合と同様、アメリカ式の慣用法が普及するのではないかと思う。また《paraplegia》は、四肢麻痺と対麻痺の両方を表す包括的な用語として使用可能である。本書ではこの簡単な表現は使わない。実際のところ、語ってくれた人々は二人を除いて全員が四肢麻痺患者だったので、このようにすれば混乱はないだろうと期待される。

数字は主要な関心事ではないのだが、脊髄損傷の発生率に関するいくらかの知識があっても無意味ではないかもしれない。そのような障害を負った人がアメリカには十八万三〇〇〇人〜二三万人いると言われている。そのうち八二パーセントが男性で、十六〜三〇歳のあいだの人が五八パーセントと最も多い。若い人たちは、道路上であるいは暴力によって負傷する傾向にある。転倒が頻繁に起こるようになる老年層に第二のピークがあるかもしれない[17]。

私は「四肢麻痺患者」ではなく、つねに「四肢麻痺と共にある人たち」について話したり書いたりすることから始める。この形式のポリティカル・コレクトネスは、それぞれの人間が何よりもまず一個人であり、彼ないし彼女の神経学的障害は彼自身ないし彼女自身にとって二次的なものと見なされることを示すために作られたものである。すると私は「障害者」であることを誇りに思う何人もの人たちに出会い、彼らのアイデンティティーが四肢麻痺と密接に関係づけられているのを見た。彼らは障害によって定義され、

「四肢麻痺患者」となることを喜ばしく思っており、ポリティカル・コレクトネスに配慮した私のリベラルな言葉づかいに不満でさえあった。このように、「四肢麻痺と共にある人たち」であることを喜ばしく思う人もいれば、四肢麻痺患者であることを好む人もいるというわけである。したがって、私は両方の用語を用いて、あまり心配しないことにした。それぞれの人にとって間違った形式の言葉を使っていたとしたら、申し訳なく思う。

第Ⅱ部　忍耐

第2章　新人類

傷一つなかった

彼は電話でガレージに機関車の絵が描いてある家に住んでいると言っていた。私は半ば見逃しそうだなと思いながら通りを走った。しかし、グラハムのモダンな一戸建てを見逃すことなどできなかった。描かれた列車はガレージと同じくらい大きく、今にも壁から庭へと飛び出してきそうだった。私は扉を叩いた。グラハムはインターホンで応答し、私を招き入れた。彼の部屋は大きく広々として、綺麗に片付いており、切株と地表水に覆われているために寒々とした冬っぽい印象を与える平坦な原っぱに面していた。遠くには送電塔がくねくねと一列に並んでいた。

グラハムは、大きく、整頓された机の前に腰掛けた。私は顔を上げた。壁画を手がけた友人は、天井を蔓草や樹木で飾っていた。そのため、部屋にはアヴィニョンの法王の間のような何となく中世的な雰囲気があった。

グラハムは、しばらく物事をじっくり考えておらず、それを申し訳なく思っていることを説明してから話を始めた。

彼は二二歳で、ロンドンのレディング大学で学外生として建築の積算を勉強していた。週末になると、実家に帰って、両親と会い、洗濯を済ませ、そしてもちろんパーティーにも行った。積算は六〇年代の社会進歩の最前線にはなく、クラスにはほとんど男性しかいなかった。メイデンヘッドでのパーティーで彼は、自宅まで車で送ってくれる女性と意見が合わないでいた。しらふのグラハムは、彼女は飲み過ぎていると思った。グラハムは彼女の保険の適用対象外だったので懸念を抱いていたが、彼女に運転を任せた。三〇〇ヤード運転して、彼女は最初の交差点で街灯に激突した。グラハムは病院に担ぎ込まれた。

昏睡状態から回復すると、彼は帰ってよいと言われた。しかし、動けなかった。

「看護師が、僕が昏睡していたこと、そして、もう帰ってもいいことを教えてくれた。僕は傷一つない状態で目を覚ました。変な感じがして、頭しか動かせないことに気づいた。パニックにはならなかったよ。彼らは僕を横にして、X線を撮り始めた。しばらくして医者がやって来て、君は残りの人生は植物人間だ、と言ったんだ。本当に、そういう言い方をしたんだ。僕はすぐに取り乱した。そんな言い方は不正確だし不必要だった」。

その後の数日間、彼は集中治療室でできるだけの奮闘をした。日々のルーチンが重要になった。スタッフの交代、食事、清掃員の巡回などのことが一日一日に区切りをつけ、グラハムと世界の接触を保った。看護師の一人は彼に自分の結婚生活の破綻のことを話し続けていた。

彼は、エイルズベリの近くにある、脊髄損傷患者の治療とリハビリの分野では一流のストーク・マンデヴィル病院に移った。そこに来ると、すぐに頭蓋骨にカリパス〔牽引のために頭部をはさんで固定する器具〕が挿入され、彼は牽引された状態でベッドに横たえられた。ときおり頭と頸への牽引は増量されたが、それは首の骨が安定して脊髄が回復することを期待してのことだった。だが、実際はほんの少ししか回復しなかった。

グラハムはC6／C7の完全な脊髄損傷という診断を与えられた。片方の三頭筋を動かすこと、片方の手首を内側に曲げること、両方の手首を外側に曲げることはできた。感覚があるのは片方の腕だけだった。もう歩くことはかなわなかった。

同じ境遇の人と一緒に病院にいることで、生活は楽になった。彼は一つの大部屋にいくつものベッドが並んだ古い男性用のナイチンゲール病棟[1]に入っていた。プライバシーはなかったが、少なくとも仲間はたくさんいた。誰かが落ち込めば、みんなが力を合わせて励ました。みな、それぞれのベッドからできるかぎりのことをした。遠くのほうのベッドから助言や慰めの言葉が届いた。

グラハムのストーク病院での滞在はまったく平穏無事というわけではなかった。彼は身長が一八三センチもあるのに、体重は四五キロしかなかった。痩せていることは不都合であった。看護師の細心の注意にもかかわらず、すぐに仙骨のところで床擦れが起き、様々なところで皮膚が裂けた。病棟勤務員の中には、あまり助けにならない者もいた。ほとんどの看護師が親切だったが、看護師がすべて面倒を見ることはできなかった。介護用ホイスト〔患者を移動させるための小型クレーン〕が登場する前なので、〔グラハムを〕ひっくり返したり、体を洗ったりするのは男性の病棟勤務員の仕事だった。しかし、彼らは必ずしも細やかに気を配る人たちではなかった。グラハムは入浴を恐れていた。皮膚が新たに裂ける可能性が高かったからである。厄介な尿道感染も起きた。しかし、彼にできることはほとんどなかった。やがて彼は従順でひとうけのよい人間でいることと、自分の身体をいたわる必要性のあいだでバランスを取ることを覚えた。

この皮膚と膀胱という二つの問題のせいで、グラハムは普通よりも長く病院にいることになった。だいたい十三ヶ月である。確かに三〇年も前のことではあるのだが、彼はそのすべてを他人事のように話した。

「幸せではなかったのを覚えている。歩けるようにはならないことも、ふたたび手を使えるようにはならないことも分かっていた。だから、できることを最大まで増やそうと頑張ったんだ。病院を出て、大学に行って、仕事を見つけないといけなかった。魅力的な看護師と理学療法士たちが周りにいたので、それほど嫌ではなかった。血圧がとても低かったから、本当に、本当にゆっくり起き上がらないといけなかった。初めの頃は、気絶せずに起き上がるのに二時間かかることもあったよ。いったん起き上がると、一日中、忙しくしてた。腰掛けておしゃべりする時間などなかったね。グットマンは正しかったと思う。「忙しくさせるんだ(1)」、この基本原則は大正解です。考え込む時間は減るし、楽しくもあった。何一つ、無駄には思えなかった」。

　第二次世界大戦の直後の頃、ストーク・マンデヴィル病院にいた元ボクサーの男は「ここでは病気してる暇なんてねぇ(2)」という悪名高い愚痴をこぼした。

　皮膚が癒えると、グラハムは椅子に挑戦することになった。「感覚がないから車椅子に座って浮かんでいるようだった。椅子の上なのにまったく安全な気がしなかった。あれは驚いたよ。最初、腰掛けることはできるのだけど、自分には頭しかなく不安定な気がして、転げ落ちるに違いないと感じた。もちろん、実際にちょくちょく転げ落ちた」。

「とりあえず安心できるようになるまで何週間も何ヶ月もかかった。椅子に座るとき、実際は何も感じないと分かっていながら、今では何かを感じていると自分にほとんど思い込ませることもできるよ。今では損傷する前とまったく同じように椅子に座っているように感じます。そんなことありえないけど、そう感じるんだ。心がそうだと言うんだ。僕の心が、自分は向こうにいるあなたと同じなのだと思い込ませるんだ。心がこの身体にとっての普通が何なのかを学ぶんだ。心がおかしな点は一つもないと教えてくれて、居心地が良くなって、これでいいのだといった気持ちになるんだ」。

難点もあったが、病院はグラハムにとって居心地の良い場所であり、彼はそこでの時間を楽しんだ。連れ出してくれる看護師が見つかれば、外出することもできた。男子校と大学の後だけに、待ち望んでいた社交的生活だった。飲み会があって、ときに飲み過ぎてしまうほどで、本当に久しぶりに楽しいと思えることもあった。

「多くを達成することとチームスポーツのように力を合わせて作業をすることが僕の喜びだった。仲間と車椅子をつなげて、廊下を走ったりした。わりと急で長い廊下があったんだ。また体力を測るいい方法として、丘を登ることになっていて、最終的に僕はペースを落とすために重りを担いで登るようになった。それまでになく身体が充実していたね。とはいえ、特別のリハビリを課されて、一所懸命に取り組んでいたので疲れることもあった。それに長時間にわたると、ケガ自体が疲労感を引き起こすんだ。(3)

とても前向きだった。快復を目指してあらゆることをして強くなっていた。先々がどうなるか分からないままに一所懸命にやっていたよ。病院というより共同体だったんだ」。

振り返ってみると、これがグラハムにとって一番幸せな時期だった。大変なのは退院してからだった。

自分の個室

大学時代というのは、親に管理されずに(理想的には)たくさん勉強して、けれども、たくさん遊びもする素晴らしい年頃として描かれる。ロンドンにあるグラハムがいた大学は九五%が男子で、寮はなかった。安い下宿は孤独で寒かった。趣味の鳴鐘術は暇つぶしにはなったが、がらんとした教会で鐘を鳴らすというのは、とても興奮できるたぐいのことではなかった。だから、彼は週末にパーティーのために家に帰るのが待ち遠しくてたまらなかった。馴染めば馴染むほどストークで過ごす時間はますます居心地が良くなっていったが、すぐに実社会に戻らなくてはいけないことは分かっていた。彼は不安と焦燥の入り混じった気持ちでそのときを待っていた。

大学の学部がレディングに移転し、寮と保健センターがあり、そこに住めたことは彼にとって幸運だった。彼は大学の課程に戻ることができたのだが、それは数年前だったら不可能だっただろう。しかし、そうした態勢が整うと、問題点が明らかになってきた。第一に、二二歳の彼にとって母親に面倒を見てもらうほど嫌なことはなかったが、休暇のあいだは家にいなければならなかった。

「母には近くにいないでほしいと思った。子どもではないんだから。でも両親はそれを分かってくれなかった。介護者を見つけてくれて、また父が僕をベッドに入れてくれるようになった。赤の他人のほうがやりやすかった」。

保健センターには他人しかいなかったが、それはそれで別の問題があった。

「地獄だったよ。彼らには僕を保健センターに、僕だけの小さな個室においておくことしかできなかった。午前六時に起こされて、午後六時半にベッドに入れられた。それ以外は、動かしてくれる人はいないんだ。ひどいところだったよ」。

疲れていようがいまいが毎晩十二時間ベッドに入れられて動くこともできない、という状況は想像しがたい。彼は一度、外出して帰りが遅くなり、友人にベッドに入れてもらった。看護師は医師に報告をした。幸い医師は看護師にあまり理不尽なことを言うなと諭した。

休暇期間に家にいるあいだ、床擦れを起こしてしまい、治癒するまで八週間ベッドに寝ていることがあった。保健センターに閉じ込められ、看護師の作業表に合わせた日々を送り、彼は大学に戻る価値はあったのだろうかと自問した。しかし、それが治ると、事態は良い方に進んだ。彼は寮に移る手配をして、知り合いを作ることができた。しかし、やはり看護師はやりにくい相手だった。コンドーム型尿道カテーテルの交換を拒否する女性さえいた。

忍耐強く頑張った結果、彼は大学三年で留年しながらも建築積算の学位を取った。地元の州議会の積算士の職を見つけ、最終試験を通過し、公認積算士となった。二四年間そこで働いたが、整理合理化と理論的経費削減によって余剰人員となった。

「ケガをしてからほとんどの期間、僕は常勤職に就いてた。職を失うのは、本当に嫌だった。お金の問題もあるが、多分それ以上に、毎日のように家にいると豪華な牢獄にいるような気分になるんだ。仕事を失ったこと自体は、社会的評価を失うことを含めても気にならなかった。辛かったのは、お金と仲間意識の問題だった。でも、教区会の仕事で忙しくするようにしているよ。国全体でも最も裕福な教区会の一つで、年間一〇万ポンドの予算に対して教区には八五〇世帯しかないんだ。流動資産が一五〇万ポンドくらいある。ほとんどの教区会は圧力団体でしかないけど、僕たちは運動場と集会場を二つずつ所有して運営しているんだ[4]」。

子どもへの逆戻り

ロバート・マーフィーは、四肢麻痺になった当初は動きたいという欲求をもっていたと報告している。私はそのことについて尋ねた。これは単なる動きたいという欲求ではないように思われた。マーフィーと彼の運動脳が運動指令を出したいのだと思われた。

「うん、たしかによく分かる。彼の言う通りだ。僕の場合、失望があった。水の入ったコップを取りに起き上がることができないんだ。この失望感が消えたことはない。残りの人生、あらゆることに関して、誰かに依存しないといけないという煩わしさが永遠につきまとうんだ。突然、子どもに逆戻りしてしまうんだ」。

グラハムが惜しんだのは、動きたいという抽象的な欲求ではなく、まさに運動を行うことと自立のようだった。マーフィーの経験が典型的だとは限らない。彼の見解は障害が生じてほどなくして出されたものでもある。グラハムは続けて言った。「ほら、僕は健常者として過ごした期間より障害を負ってからのほうが長いんだ。比較的短い間にいろいろなことが普通に思われてくるのさ。それが以前はどうだったか、分からなくなってくるんだ。僕は自分の脳が脚を動かしたくてウズウズしているとは言えないな」。

三〇年間も脊髄を損傷していたために彼の運動への欲求は鈍ったのだろう。しかし他の欲求は存続した。性欲は消えなかったし、はけ口も見つからなかった、と彼は説明した。感覚がないので、それほど楽しくならないことは分かっていた。しかし、哀しいことに、彼はいつも男性より女性に側にいてほしいと思っていた。男子校に行っていたため、彼には女性に対する自信がなかった。その点では病院は良かったが、だからといって何かが起きるわけではない。

「それに慣れなければいけなかった。その頃を懐かしく思わないわけではない。そのことを考えることもあるし、周りに魅力的な女性がいたらじろじろ見てしまう。しかし、それについて何かできることはまったく何もない。何もないんだ。何も感じることはできないので、心の中でイメージすることは重要であり続けている。いずれにしろオルガスムはないね」。

感覚が残っている部位を撫でられることで満足を感じ、オルガスムを得ることさえできると報告する人もいるよ、と私は言った。

「それはいいね。問題は必ずしもセックスそのものじゃなくて、自分が男であることを感じることでもある。それが大きいんだ」。

無の感覚

私は、感覚や運動なしに生きるのがどのようなことかを知ることに興味をかき立てられていた。感覚や運動がないというのは、どんな感じなのだろうか。頻繁に引き合いに出されるのは、歯に局所麻酔を受けることとの明らかな類比関係である。そこでは唇が大きくなった感じと感覚のない感じが感じられる。より驚くべきは、指で顔を触れるときに起きることである。通常、触れている指ではなく、顔の触れられている部分が感じられる。感覚のない顔に触れて何も感じないことは、おそらく感覚のない感じそのもの以上に衝撃的である。グラハムは、そのような類比関係に満足しなかった。

「これは同じ種類の感覚じゃないよ……。その感覚のない感じは、何かが取り去られてなくなってしまったというような一種の空虚だろう。僕の感覚の喪失はそういう感じじゃないんだ。それとは違う感覚……」。

私は知り合いの女の子の話をした。彼女は、何もできなくなるほど深刻な神経痛が断続的に生じるような神経損傷を負った。しかし、彼女にとって、この痛みは——ひどい苦痛ではあったが——感覚のない感じよりはましだった。感覚がないことは痛みよりつらかったのである。ウィトゲンシュタインは、感覚のなさは感覚であるかを問うた(5)。私はグラハムに感覚のない感じに気づいていたのか、それとも感覚がないことに気づいていたのかを尋ねた。当然のことだが、彼は困惑した表情で私に顔を向けた。

「足に、痛みではなくて、少しピリピリチクチクするような感覚の幻影がある。その感覚は、正確にどこにあるかは分からないのだけど、そこにあるように感じられる。そのおかげで、自分にはまだ身体があるのだと感じさせられ、また、そのように感じることできる。感覚がなかったり、何も感じなかったりしても、それはおかしなことではないと思う。完全に普通だと思う。初めは何も感じていないという感覚があって、身体がなくなってしまったように感じられた。身体を見ることはできたので、そうではないことは分かっていたよ。けど完全に身体から脱け出しているように感じたんだ。あれは奇妙な感覚だった。

風に運ばれる気球のような感じがした。無の感覚だ。すぐに以前の感覚と比較した。僕には、それは一つの感覚だった。感じることができないなら感覚はないはずだ、とあなたは言うかもしれない。でも、感覚のない感じではなかった。無だった。無を感じることができたので、それは一つの感覚だった。紛れもなく一つの感覚だったよ。頭はプカプカ浮かんで……。気球に乗ったことはないけど、僕が想像するに、それはこんな感じなのではないかな」。

ここでグラハムは、彼の全感覚、および、感覚のない身体の上に正常な感覚をもった頭がついていることの結果を、無になぞらえていた。私には、気球に乗る感じというよりも、無重力での浮遊状態が頭に浮かび、それに由来する力の抜けた感じが連想された。(6) 数年前、私はNASAのKC135無重力航空機「嘔吐彗星」に搭乗する幸運に恵まれて、無重力が素晴らしい経験であることを知った。非常に居心地が良く、愉快な感じだけでなく、(五〇秒間の一・八Gの後の二五秒間だけの無重力だっただけに) 一時的に軽い恍惚感すら覚えた。しかし、そのとき私は何が起きているかを分かっており、だから力の抜け具合を楽しむことができたのである。グラハムの場合は、メキシコ湾上空の航空機の中での二五秒間ではなく、いつまでもその状態である。

私はグラハムに嘔吐彗星で浮遊したときのことを説明した。

「でも、それは楽しいものだろう。僕のは違った。それは奇妙で不安で危険だった。でもあまりに昔のことだ。もう三〇年前のことで、その体験はわりに早く消えたんだ。というのも、今では脳がそれが普通だと言うからね」。

嘔吐彗星での無重力状態で立っていると、下を向いたときには自分の身体からひどく離れた上空にいるような感じがした。グラハムの場合、自分の身体を見下ろすのがどんな感じなのか、私は不思議に思った。

「身体の感覚はないのに、自分の身体のように感じられるし、そう見えるから奇妙だった。今でもそうだよ。でも、ほら、座っているだけのときは、座っている場所についての感覚しかない。自分の膝を見ていても、それを実際に感じることはできない。感覚それ自体は、ない。自分の指示にしたがって動くことがないので、あまり自分の身体という感じはしなかった。単なる付属物という面もあるけど、ある程度までは昔と同じままなんだ」。

グラハムは三〇年のあいだに順応しており、いま感じられるものの多くが彼には正常だと思われた。私は話題を少し変えた。私は走るのが好きだった。身体的な解放感と身体との一体感のためである。グラハムは、この運動への没入というものを少しでも理解することができるのだろうか。

「二年前、僕はトラッカー［クランクアームで動く三輪車］を買った。それが、障害を負ってから、最も楽しかったものだと認めないわけにいかないな。サイクリングをして、自分自身の制御で一つの場所から別の場所に行く。それがこれほどまでに僕を楽しませてくれることに驚いている。少し運動をするためにやっただけなんだけど。一人で、それに自分の力と運動によって走るんだ。そうすると、障害なんてないような気持ちさえする」。

自分の身体を動かして楽しむことによって、そして、それを通じて世界を動き回ることによって、彼は何年も味わっていないような仕方で自分の身体に結びついたのである。

私は怒りについて——彼が自分のケガについて感じることではなく、感じたことをどのように表現しているのか——尋ねた。結局、怒りとは、他の何にも劣らず身体的なものである。メルロ＝ポンティは「［怒りの］身ぶりは、私のうちに怒りの思念を起こすのではなく、怒りそのものである」と書いてさえいる。(7) 怒りの質は、損傷の前後で同じだったのだろうか。

「障害をもつと、怒りの対象となる要素が一つ増える。怒りとは、部屋の中で物を投げることではないし、そうである必要もない。怒りは心の中で起きる。僕は、怒りに外向きの表現がないといけないとは思わない。これまでも僕は怒りを内向きに表現しがちだった。そのほうが生産的だからね。叫びの木が登場する素晴らしい本を読んだことがある。怒りが湧くたびに、そこに行って、木に向かって叫ぶことができるんだ。素晴らしい。けど、怒りは同じなんだ。

非生産的なので、こういうことはあまりしないんだが、プロの介護士を怒鳴りつけたことがある。彼女は自分の職務を果たしていなかった。今でも腕をふり回すよ。時々、いつもより怒りを感じることがある。怒りに欲求不満が混じって、増幅することがあるからだ。最初に僕の面倒を見た介護士は非常に苦労したに違いない。そのときの怒りは欲求不満から来るもので、苦痛から来るものではなかった。損傷によって宗教的信仰の感覚は完全に消え去った。

理論的でない人々を気の毒に思うよ。僕は物を書く人間で、きっとずっとそうだっただろうね。しかし、肉体派の人たちは、ただ家で大人しくしているしかないからね。多くの人の結婚生活が破綻したけど通常は、障害を負った人が自分は無価値だと言って配偶者を追い払うんだ。そうしたいかどうかにかかわらず、わざとそうするんだ。

心の姿勢が完全に変わる。同じ人間ではなくなる。考え方が変わるんだ……。もともとは二二歳か二三歳の若者で、目の前には未来が待ち受けていて、素晴らしい時間とキャリアを過ごす希望をもっていました。何でもできるし、何でもあった。突然、状況が劇的に変わる。それに対して、どれだけ抗議しようとも、表面的な部分をいじくり回すことしかできない。このことが悲惨な影響をもたらす。自分自身で舵を取れない人生に何の意味があるのだろうかと考え始めるんだ。

一度この事実が分かると、同じように希望をもつことができなくなるので、同じ人物ではいられなくなる。自分はこれこれをやるのだと言えなくなる。というのも、できる可能性がないからね。態度が変わるんだ。それを隠すことはできない。

世界や他者に対する見方も変わる。同じ見方をすることはできない。世界は思いのままではなくなって、むしろ上からのしかかってくる。世界の中に押し込まれ、逃げ出すことはできない。人生は窮屈になる。できないことが無数にある。突如として、他者がやらせてくれること、社会が許可を与えてくれることしかできなくなるんだ。(8)

機会が減ってしまったので、外出したいと思っていた。もっと友人が欲しい、あるいは、もっと友人と会いたいといつも思う。前よりつまらない人間になったとはけっして思わないし、そう思ったこともない。その意味では、変わってしまった部分を除いては、前と同じ人なんだ……。自分を制御していないと、まったく違った人間になってしまう。自分の世界に対する見方が変わり、世界の自分に対する見方が変わる。人々は僕を車椅子に乗る人間、車椅子だと認識する。僕はつねに反対の立場に身を置いてみようとする。その僕が自分を見ていたとしたら、きっと「車椅子に乗るあの男」と思うだろうね。他の人がそう思わないことを期待することはできないよ。

車椅子に乗るようになってから幸せや満足を感じたことがないと認めざるをえない。いつも不満があって、幸せや満足を取り除いてしまうんだ。僕にとって一日一日は耐えられるか耐えられないかのどちらかだ。それより良くなったことはない。「耐えられる」よりも良い日は、ほとんどなかった。

幸せとは、前向きな感情、映画を見るような束の間の楽しみ、全体的な感じだ。障害を負う前は幸せなときもそうでないときもあった。しかし、障害を負ってからは一度も幸せになったことがない。毎日、苦難が大きすぎるんだ」。

そうした認識、四肢麻痺の存在から気を紛らわせることができないのか、私は疑問に思った。読書は彼を別のところに連れて行ってくれるのではないだろうか。読書でなければ、映画やテレビなど、何かないのだろうか。

「読書に没頭することはできるけど、それが僕を幸せにしてくれると言うには、あまりに短期的だ。良い本は、映画でさえ連れて行ってくれない場所へと連れて行ってくれる。あなたの言う通りだ。僕は、しばしば何冊もの本を同時に読み進める。障害を負う前は熱心な読書家だったが、負ってからは以前ほど時間がない。読書は楽しい……。けれども、障害のことを完全に忘れ去ることはできない。そのためには時間が短すぎる。

あなたは現実を逃れるために酒やドラッグを使えるだろう。けど、僕はできない。だから、現実はいつもそこにある。本を閉じると、あるいは瓶に蓋をすると、そこはもう現実だ。寝ているとき以外は、現実が離れることはないんだ。夢を覚えていることがあって、不愉快なものもたくさんあるんだが、通常、夢の中では僕は障害を負っていない。生まれつき障害を負っている人の夢はどうなんだろうね」。

地滑り

「以前、僕の趣味はヴィンテージ車とセーリングだった。両方とも体を使うことだ。今でもできないのを寂しく思う。嫌なことの一つは、やりたいけどできないことがたくさんあり、衛生安全法のせいで状況が良くなるどころか悪化していることだ。昔は蒸気機関車旅行に行っていましたが、今は参加させてもらえない。船だと、昔は袋に入れてクレーンに吊るして乗せてくれた。これはもう許可されていない。面白かったことが打ち切られるんだ。仕事では、何年ものあいだ車から降りるのを人に手伝ってもらっていたのに、突然、誰かがケガをして議会を訴えるかもしれないからという理由で、これからは誰も車から降りるのを手伝わないと通告された。最終的に、僕を車から降ろせるようになるように、自治体は「リフト」の講座に人を派遣した。もう何年間もやっていたことなのに。

今では、時間は増えたけど、できることは減った。車椅子に乗るようになった当初はやれたことがやらせてもらえないんだ。人は僕たちの環境は良くなっていると言うけれど、そんなことはない。介護という要素が難しいんだ。介護者が周りにいない。もっと若い人たち、あるいはもっと歳をとった人たちの面倒を見ているんだ」。

私はケガの後の、今度は特にケガの三〇年後の身体知覚と自己感覚の変化の話に戻った。グラハムの話から明らかだったのは、彼が経験したことの多くが普通だったということである。つまり、彼にとって普通だったということである。その意味で、彼は障害を負っているのではなく、別の仕方で健常であり、別の仕方で感覚をもっていた。

「単純に自分は自分だと感じる。自分とは精神的な側面のことです。僕は自分が考えることであって、僕が行うことじゃない。僕は自分の考えを動きではなくて、話すことや書くことなどで表す。話すことや書くことも行為ではあるけど、強い意味での行為ではない。もっと知的なものだ。けど、それはサイクリングが楽しい理由の一つでもある。サイクリングは純粋な身体的解放だから。以前は自分がそれをどれほど渇望していたか気づいていなかった。

しかし、自分の心が変わったことは認めるさ。物の見方や考え方全体が違っているし、それによって人格が大きく変わった。誰でも成長し、年齢を重ね、人生を経験するとともに変わる。けれども僕の場合は、もっと地滑りのようだ。すべてが一気に変わるんだ。

何で変わったかを言うことはできるけど、どのように変わったかを言うのは簡単じゃない。身体的制約、あらゆることを注意深く計画しなければならないこと、その他のたくさんのことのために変わったような気がする。考え方が完全に変わったよ。自由にできることはほとんどなくて、毎日、計画を作らなくちゃいけない。ただ出かけようと決めることなんてできないだろう。計算が必要で、このことが僕の考え方や性格に影響を及ぼす。しかし、これを明確に説明するには、どうすればいいのだろう。人の性格とは、その人の存在だ。どう振る舞うか、どういう行動を取るか、どう考えるか、どう他の人と協力するかだ。

どういう行動を取るかというのはたしかに身体的なことだが、性格は精神的なものだ。しかし、身体的なことは、あらゆることに波及する。誰もが変化し、進化するけど、ここではそれが急激に起きる。六〇年前であれば、みんな死んでいただろう。僕たちはみな新人類なんだ(9)。わりとうまく適応しているのは驚異的なことなんだ」。

グットマンが言ったように、忙しくすることによって適応しているのではないか、と私は言った。

「彼は大正解でした。あまりに長く考え込んでいると、うんざりしてしまう。けど、それは健康体だろうとなかろうと、誰でも同じことだ。僕には、多くの四肢麻痺の人が早死にするのは、退屈や欲求不満のせい、つまり、何も達成していないせいだと思われてならない。そのせいで、自分自身のことを十分に大事にしないんだ。一緒に病院にいた人たちのなかで、僕の知る限り、今でも生きているのは一人だけだ。そして、その一人も悪い状態にある。僕の余命は二五年だと予測されていたから、これまでのところ五年超えているね」。

介護者の悪夢

脊髄損傷の人には、現在、住む場所の選択肢がある。最近までは、介護をする家族と一緒に家に住むか、「障害者」の介護のための「ホーム」に住むかであった。[10] これらは善意で運営されており、多くの人々にそれなしにはありえなかった機会を与えた。しかし、ほとんどの脊髄損傷患者にとって、画一的に管理された介護は理想とは程遠かった。勢力を増している第三の可能性は、着替え、食事、洗濯などを手伝ってくれる介護者やパーソナル・アシスタントのチームと共に自立して暮らすことである。しかし、数年前グラハムがこれを考えているとき、いくつか思いがけない障害があった。あるとき、ストーク病院での担当医は、グラハムがホモセクシャルなのかヘテロセクシャルなのかを尋ねた。

「それはどうも、ヘテロセクシャルですよ、先生」。

「それは運が悪い。ホモセクシャルだったほうが良い時間を過ごせただろうね。男性の介護者を雇わないことをお勧めします。介護をする人の多くがアルコール依存症かホモセクシャルで、手遅れになるまで気づかないだろうから」。

グラハムは女性に面倒を見てもらうことを望んでいたので、それは大丈夫だった。三〇年のあいだ、グラハムは何人もの介護者を経験してきた。良い人もいれば、悪い人もいた。記憶に残っているのは、うまくいかなかった人たちのほうだ。

「僕の人生は、彼らのおかげで、いっそうひどくなった。本当に悪夢のような人たちもいた。これは障害の結果だけど、それが車椅子に乗っていることの結果としてなお悪くなっているんだ。彼らがいつまで続けてくれるのかも分からなければ、結構なお金もかかる。これまで、これがいちばん難しい要素だったよ。人生は完全に変わり果てて、生活はサバイバル以外の何物でもなくなった」。

私は、障害者は憂鬱でいることを許されない、という話をした。ロバート・マーフィーが「病人として成功するための鍵は不満を言わないことだ[11]」と書いているのである。

「その通りだ。ただ、むしろ逆だな。落ち込んでいても、何も得るものがないんだ。明らかに、僕が落ち込むと、介護者たちは辞めたいと思うようになる。僕はとても静かになり、何も言いたくなくなる」。

私は、介護者たちがグラハムの気分に影響されないで、むしろ彼を励ますことも自分たちの仕事の一部だと思ってもいいものだと思った。

「どうもそうではないようだ。僕がうんざりすると、彼らのほうも本当にうんざりするようだ。ほとんどいつも僕は陽気な人間なんだ。そうでなかったら、僕の人生はもっと難しかっただろう。ある介護者は、僕をベッドに入れた後、二時間も話し続ける人だった。いなくならないんだ。これは僕の心をかき乱した。そろそろ帰ってもらおうとしても帰ってくれないんだ。これは問題の一つだ。つまり、介護者のほうに主導権があるんだ。それに対してできることは何一つない。そうすると、不満と怒りが沸き上がる。やがて僕の怒鳴り声に気づいて、彼女は帰る」。

しかし、彼は介護者にとっての難しさにも気づいていた。「介護者にしてみても簡単なことではないだろう。周りにいるのは僕だけで、それは彼らにとって非常に窮屈だろうね」。

彼の担当医がほのめかしたように、この仕事は特定の人々を引き寄せてしまうのかもしれない。私は、グラハムが介護者を解雇したことがあるのか、どのように解雇したのか、知りたいと思った。

「とてもややこしくなることもある。ある介護者は、ある晩ロンドンに出かけて、翌朝十時まで帰ってこなかった。僕は九時から仕事だった。僕は彼女を放り出そうとしたけど、彼女は他に行くところがないと言って、自分の部屋に閉じこった。彼女を追い出すのにまるまる一ヶ月かかった。警察は関わろうとしなかった。家庭内の問題だと言うんだ。そもそも彼女を受け入れたのは僕だった。追い出すことはできなかったけど、やがて彼女が自ら出て行った。

変な人が来ることもある。ある女性は、男性だったのではないかと思う。実際、その人は僕が見た中で最も醜い女性だったし、後に完全な嘘つきだったことが分かった。彼は子どもの面倒を見るために辞めたんだけど、後に子どもの母親が電話をしてきて、その人のことを知っているかどうか尋ねてきた。彼が子どもたちを虐待していたようだと言うんだ。警察が来ることさえあった。彼は大量の避妊用ピルを残していった。ホルモン交換に使えるんだと思う。別の介護者は請求書を偽造した。

頼れる人がいないときは一人でどうにかするしかない。

そういうのは少数だけど、その少数が重大なんだ。仲介業者に頼るわけにもいかない。お金があるときは、そうする。けれど、費用は年間二万五千ポンドで、そんなに払い続けていたら、すぐに生きていけなくなる。だから、介護が必要な人たちがどうやりくりしているのか、僕には分からない。とりわけ、結婚していない場合には。介護者を雇うお金はいつかなくなるだろうけど、そのときはどうなるのだろうか……。このことがつねに頭の片隅にある」。

この頃にはもう話し疲れていた。フィリピン人の介護者が戻ってきていたし、他の用事の時間だった。私は帰ることにした。彼は緊張がほどけたようで、そのためか、再びセックスの話をした。今でも性的関心とセックスは大きな問題だと言った。

「障害をもつ人にとって、パートナーをもつことは、健常な人にとって以上に重要だと言ってもいいだろうね。ああ、障害がなくても十分に重要だろうが。その点で僕には運がなかった。そして、それが物事をずっと難しくしている。僕には魂の伴侶（ソウルメイト）がいたことがない。それが満足か不満かという違いを生むんだ」。

グラハムと一緒のあいだは、四肢麻痺を負った人生に関する学術的説明を聞いているかのようであった。書き下ろしてみると、脊髄損傷から三〇年近く経って彼が生々しく感じ続けているものが見えた。グラハムが典型的なのかどうか、私には見当もつかなかった。そこで私は、グラハムと同じくらいの年齢で損傷を受けて、同じくらいの年月を経ているコリンに会いに行った。

第3章　俺の生活は普通じゃない

濃密な日々

それは冬の日で、コリンに会う頃には日が暮れていた。ドアをノックすると出たのは彼の母親だったが、すぐに本人がやって来た。彼の部屋へと案内された。一方の隅にベッドが置いてあり、もう一方には机とテレビが並んで置かれていた。コリンは四〇代後半の大男だった。彼は、自己紹介を簡単にすませると、脚が腫れ上がらないようにベッドの上に載せて、話を始めた。話しているあいだ、脚の位置を調整し続けていた。

彼は活発な少年時代を送った。勉強はできたが、頭を使うよりも体を動かす方が好きなのは明らかだった。

「事故の前はたくさんのことをやったよ。いつも金がなかった。俺は戦後生まれで配給制のことを覚えているから、お金が欲しいと思っていた。十二歳の頃から新聞配達をやっていて、十三歳になるまでに朝刊、夕刊、そして日曜版を二件、担当するようになった。十六歳になる前に原付を手に入れて、自分で改造したよ。あしが欲しかったんだ。十四歳の頃には、夏休み、クリスマス休暇、イースター休暇と長期休暇のたびに材木置場で働いていた。組立工の助手として、木工機械、のこぎり、かんな、木材加工機、蒸気クレーン、タールマカダム装置の管理をした。これは全部、十六歳になる前の話だ」。

彼は運動神経が非常に良く、小学校ではサッカーとクリケットを楽しんだ。そして地元のグラマースクール〔大学進学準備の公立中等学校〕の入学試験に合格した。十三歳の頃には、学校のラグビーチームとクリケットチームに所属し、日曜日は地元のクラブでサッカーをして、乗馬もしていた。学校の勉強もあったので、空いた時間はほとんどなかった。しかし、女性と会う時間はいつも作っていた。

彼は材木置場ではときに事務員として働いたが、けっして立派とは言えない人たちを相手にすることもあった。外国船が埠頭に材木を運搬していたのを彼は後になっても覚えている。船員たちは到着し、積み荷を降ろし、酔っぱらった。年老いた夜間警備員にトラブルをおさめるのを助けてくれるよう頼まれたこともあった。それに比べると学校は退屈だとコリンが思ったのは驚くべきことではないだろう。しかし、彼は学校を辞めるわけにはいかないことは分かっており、これだけ他の仕事をしながらも、学校に通うのが大変だとは思わなかった。大学に出願するものと期待されていたが、人生をどんどん先に進めたかったので、電子機器会社での就業時間内訓練を選んだ。やりたいことをやるのに、つまり、ものを作ったり仕事をしたりするのに学位は必要なかった。

そして、すべては永久に変わってしまった。

十九歳のコリンは朝も夜も忙しく動き回り、たくさん働き、たくさん遊んでいた。シフト制で働き、空いた時間にはラグビー、夏にはクリケット、そして水泳とゴルフもしていた。乗馬も大好きで、その日はポニーレース場で午後を過ごしていた。その日の夕方、ガールフレンドを車で家に送っていると、コリンがレース場で話していた別の女性のことで口論が起きた。口論で熱くなったコリンは別の車を追い越した。追い越しの途中、ハンドル操作が取れなくなったようで、おそらく横風のために車は横転した。車の天井がなくなり、コリンは道端の草地に放り出されていた。

「そこで横になって、口からガラスを吐き出しながら、周りの人が感覚はあるかと尋ねてくるのに気づいていたのを覚えているよ。動かないし、何の感覚もなかった。意識が朦朧としていたかどうかは分からない。すると救急車がやってきて、誰かがお決まりの通り「もう大丈夫だよ」と言っていた」。

彼は地元の病院に運び込まれた。父親がやってきて、コリンのことを「まるで死んでしまったかのように」眺めた。ある時点では、コリンは夜を越せないだろうと思われていたのである。二週間、集中治療を受け、何が起きているのか分からなくなっていた。ケガと鎮痛剤から意識が回復してくると、頭にカリパスが挿入され頸部を引っ張っていた。頸部脊柱をC6／C7で骨折していた。コリンはストライカーフレーム〔ストライカー社製の医療器具。ベッドを回転させて動けない患者の体の向きを変えられるようにするためのものである。〕に移された。床擦れが生じないように、彼を「串に刺した肉のように」回転するためである。これが一番恐ろしいものだった。動くことができない状態で、うつぶせか仰向けに寝かされ、彼は七週間、天井か床しか見ることができなかった。首から下を動かすことも感じることもできなかった。

コリンは家族の顔が見えるように面接時間に仰向けにしてくれないことに、何度なく怒りを覚えた。一日の半分の時間は床を眺めていたのである。彼は、首は元に戻したから完治する可能性は十分にあると聞かされていた。だが十週間後、担当医がやってきて損傷は永久的だと伝えられた。最終的に、最初の数ヶ月で少々の回復はあった。腕と手が少しだけ動くようになり、日によって異なるごちゃごちゃの感覚が戻った。だが、それだけだった。

グラハムは、まるで遠い昔の出来事のように、ほとんど他人事のように、かなり傍観者的な雰囲気で自分の人生について語った。それに対して、コリンは話しながら追体験をしていた。私のほうはほとんど見ず、話が止まるのは脚を動かすときだけだった。

「二〇歳になったばかりの人間にとって、これがどれほど絶望的であったか想像できるはずがないよ。しかも、誰にも手の施しようがないんだ。どうすることもできないんだ。俺が体験した怒り、悲しみ、絶望を想像できるはずがない」。

彼は地元の病院で三ヶ月過ごした。規律を守ることができず、自分のケガと折り合いをつけられそうにもないコリンは暴れ者として評判だった。脊髄損傷患者を扱った経験のある人がおらず、心理的なケアやサポートはなかった。より実際的なことで言うと、彼が初めて膀胱感染症の治療を受けたのはストーク・マンデヴィル病院に移送されてからだった。

眠ることさえできなかった。今や呼吸は横隔膜に頼っていたので、うつぶせに寝ると、息を吸おうともがかなければならず、恐ろしい経験だった。七週間、横になりっぱなしで、その後、車椅子を試すことになった。コリンはすぐに気を失った。何とか座れるようになったのは、さらに二週間後のことだった。

ストーク・マンデヴィル病院が彼の状況を改善できると提案したので、コリンはもっと良い介護を受ければ、いくらか回復するかもしれないという希望にすがった。しかし、そこへの移動は非常に不快なものだった。救急車の後部で横になりながら、角を曲がるたびに次はどちらに動くのかが分からなかったので、彼は制御不可能な状態で前後に転げ回った。旅路は長々と続く悪夢であった。

到着しても歓迎されている感じではなかった。そこでは患者を最初から預かるつもりでいたが、コリンは遅れてやって来た。怒りと不満を引きずっていた彼は、そこの人々に気に入ってもらえなかった。病棟勤務員たちは北アフリカ人で彼をいささか乱暴に扱った。抗議を申し立てると、送り返すぞと脅された。

しかし、やがて馴染むことはできて、いくつか良いこともあった。彼は集中的で厳格に統制された理学療法が好きだった。日々は学校のように九時—五時に設定されており、各時間に何かが割り当てられていた。決められた作業だけでなく遊びもした。卓球やバスケットボールなどのスポーツが励行された。単に運動するよりも、これらのほうが手と腕の使い方を学びやすかったのである。患者の時間を奪って考える時間を与えないというグットマンの考えは、コリンにとって有効だった。日々はあっという間に過ぎて行った。

それでも、彼はそこを出たかった。そこにいると自分の新しい病気と新しい本質のことをつねに意識させられて、彼にはその雰囲気が耐えられなかった。そのせいで何もできなくなり、それ以上に、彼の魂そのものが窒息しそうだった。

「何もできなかった。対処しようにも、あまりに衝撃的な状況だ。三〇年経った今でさえ、対処はしているけど、折り合いをつけることはできない。折り合いなんてつかないよ。あまりに濃厚な人生を送って、あまりに多くのものに日々を捧げて来たから、どんなカウンセリングとか支援も助けにならないんだ。とにかく腹立たしい。まだまだやりたいことがあった。もう女とヤることもできない。車を修理することもできない。洗うことすらできないんだ」。

完璧主義者として、過去の自分のほうが上手にできたことを他の人がやるのを見ても、不満と怒りが増すだけであった。私は、彼が以前に楽しんでいたスポーツのことを考えた。

「走ることでも、乗馬でも、セックスでも、この素晴らしい道具、身体を使えるという経験の代わりになるものはない。いちばん情熱を注いだのは乗馬だ。馬の背中に乗って、コミュニケーションを取って、軽いコントロールだけで林の中を猛スピードで突っ切って行ける純粋な快感と自由、それは畏怖の念が起こるほど素晴らしいものなんだけど、それを経験することは二度とできない。「障害者のための乗馬」に行ったらどうかと言う人もいる。馬の上に座って、クソみたいなパドックを連れ回されたくはない。そんなの俺がやっていたこととは比べものにもならないんだよ。

ラグビーのような全身でのぶつかり合いが好きだった。純粋に全身全霊をこめること、それと身体のぶつかり合い。バスケとか卓球はするけど、ラグビーとは違う。身体の接触が制限されることで成り立っているスポーツだから満足のいく経験は得られない。それで、夢中になれないんだ。

自分が車椅子の上にいることを一時たりとも忘れることができない。今は自分の身体に絶望している。昔は素晴らしい身体だった……。昔はラグビーのサーキットトレーニングをやったもんだ。二〇分間の集中的なトレーニングだ。身体を引きずるようにしてジムを出て、ゲロを吐いていたよ。でも、そういうことができることを素晴らしいと感じたもんだ。今はこうした経験はまったく得られない」。

私はロバート・マーフィーの経験の話をした。四肢麻痺になった当初は強烈に動きたいと思ったが、時間が経つにつれて、運動への意志が衰退して、喪失感に関する持続的な認識だけが残り、しかし、少なくとも、いくらかの平穏は訪れた、という話である。

「違う。俺の場合は違う。ベッドに入るたびに何かを動かそうとするよ。いつも。死にものぐるいで何かを動かそうとするんだ。折り合いをつける努力をしないといけないんだけど、どうしても状況を受け入れることができないんだ。どうしても。これが現実だってことは分かっているのだけど、正直、こんな風に生きたくない。

受け入れて、現実世界を生きないといけない。いつまでも自分を騙し続けることなんてできない。けど、希望をもとうとしているんだ。いつも、変化が起きるかもしれないと期待している。何かしらの奇跡が起きて頚のケガが治ったとしても、身体の衰えに関わるたくさんの問題に直面して悪夢のようになるだろうことは分かっているんだ。それが分かるくらいには現実的だよ。どんな小さなことでもいいから何か良くならないだろうかと、いつも願ってきた。そのおかげで前に進むことができる。前に進むしかないんだ。選択肢は……。諦めて死ぬことはできない。社会がそれを認めてくれない。どんな状態にあっても、社会は命を救おうとする。この国では安楽死は選択肢にないんだ。

何年も前に安楽死していただろうね。まったく疑いない。確実に即座に死をもたらす解決法が手に入るなら、それに手をつけるだろうね。これは強烈に魅力のある悪夢で、実行しないのは、つねに失敗の危険があるからだ。助けを求める悲鳴としてやりたいわけではないんだ。死にたいのであって、確実に成功する保証が欲しいんだ。たとえば、アメリカに住んでいたらできるのだろうけど、拳銃が手に入ったら、何パイントかビールを飲んで、おさらばだ。それで終わりだと確信できるだろう。任務を完了できないことがいつも怖いんだ。そうなって欲しくないんだ。

事故のときに死んでいたら、家族にはよほど良かっただろうと思うよ。長い年月のあいだ、あきらめよう、何か意味があったんだと考えよう、受け入れようと必死にしてきたけどダメだったんだ」。

長い沈黙が訪れた。コリンは自分だけの地獄の片隅で独りぼっちだった。彼は私に向かって心を開いているだけで、私のためにそうしているわけではなかった。それ以前に、私は彼に本当に話したいかを尋ね、何でもいいから何か別のことを話すことを提案していた。だが、彼は断っていた。自分の物語を話すことが彼にとっては重要だったのである。私は彼を尊敬した。しかし、これほどまでの生々しさは予測していなかった。何だかんだ言って、コリンは損傷と共に三〇年間を過ごしており、仕事ももっていたし、両親と共にそれなりに自立して生活していた。ほとんどどの点から見て、彼はうまくやっていた。

慰めの言葉をかけるべきか、雰囲気を変えようとするべきか、私は迷った。しかし、コリンは雰囲気を変えたくはないだろうと思った。コリンはケガが彼にとってどのようなものであるかを語ろうとしていた。友人や家族、さらには医者を相手に語るのとは違う仕方で語ろうとしていた。彼の苦悩は最初に負傷したときと同じくらい痛ましく苦しいいままだったのだと想像された。

多くの脊髄損傷患者にとって運動の重要性は失われていくのを知っていたので、私はなぜ彼にとって運動がそれほど重要なのかを尋ねた。

「そんなことを言うなんて驚いたね。俺がどれほど他の人たちに依存しているか、想像できないかい。ものすごいんだ。そして、運動だけでそうなんだ。他のことはどうだろう。大便小便両方の失禁、インポテンツ。本当に多くのものが失われるんだ」。

私は自分がそんな軽薄なことを言っているわけではないことを説明した。私は、運動以外の問題が誰にとっても重要であることは認めたが、彼と同じ立場の人たちにとって運動そのものは必ずしも大きな問題になっていないことを分かってもらおうとした。

「俺の人生は運動がないことによって完全に支配されている。何一つ簡単にできないんだ。ぜひぜひ、言葉にして、はっきりさせたいと思う。障害の映画を見て思うんだ。「おいおい、こんなの現実じゃない。腸の処理はどうしてるんだよ。どうやって小便してるんだよ」、って。けど、現実を伝えても得るものはないいんだ。みんな映画館を出て行って、誰も映画を見ないだろうね」。

遅くなっていいたし、私はコリンの話の濃度に疲れ果てていた。彼も疲れていた。それもそのはずである。

私は腰を下ろし、何でもないことを話した。サッカーやクリケットなど共有できそうな話である。彼もそれで構わない様子で、しばらくして帰る時間になった。

次に会ったとき、コリンは深刻な膀胱感染症から回復したばかりであった。脊髄損傷は想像しうる最も悲惨な単一の損傷の一つだが、実際は単一の医療事象ではない。ほとんどの人が繰り返し行われる医学的評価と追跡調査、そして再三にわたる治療介入を必要とする。コリンは脚のあいだから膿瘍を取り除いたばかりだった。尿道の閉塞も見つかり、膀胱鏡検査と膀胱頸部の切開のために再び病院を訪れるように言われた。彼は拒否した。何か気が進まない部分があるとか、交渉次第では行ってもいいとか、そういうことではなかった。彼は、さらに手術を行うことをひどく恐れていた。ここ数年、侵襲性の処置を行うたびに別の感染症が起きていたのである。しかし、他にも気が進まない理由はあった。

どうしても病院に戻る気になれなかったのである。検査を受けに行くだけでも、恐怖でいっぱいになった。彼は三〇年近く入院せずにいることができた。病院に戻る必要があるということは、自分が最初にケガをして、入院している患者たちを初めて目にした時点に戻ることを意味した。病棟に留まり入院患者になることは拷問だった。そうなる可能性に文字通りに怯えきっているのだ、と彼は説明した。

「感染症のリスクだけの問題ではないよ。全体的な問題なんだ。病院の文化の……」。

戻ること自体に怯える一方で、病院での日常生活も心配だった。病院に入ってしまうと、看護師と理学療法士の介護はあるが、日常生活にあった貴重なちょっとしたコントロールが失われる。

「車椅子を奪われると、事実上、足枷をかけられて鎖につながれているようなものだということを人は理解していないように思う。俺は何もできなくなるんだ。病院で俺を無力にする最大の要因は看護師たち、そして看護師たちが俺を世話する仕方だ。あの人たちは分かってない。俺が動くときは、いつも細かな計画を立てている。余計な労力をかけないためだし、他の人に頼らないようにするためでもある。ある順序でロッカーの中に物を入れていたら、そのように入れていることには理由があるんだ。すると看護師がやってきて、考えなしにロッカーの物を動かして、元に戻さないんだ。そうすると、すべてを元の位置に戻すために、余計に時間のかかる要求を彼女か別の人にしなければならなくなる。俺が動き回るときは、あそこに行かなければいけないと考えるだけではない。行きか帰りに他にできることを考える。そうすると、再び行く手間を省ける。

俺は排便は午後している。病院では、いつもの習慣どおりにできることを約束してもらった。けど、数日間そうしようとしたんだが、断念せざるをえなかった。スタッフが足りなかったんだ。他の人は朝にやっていたから、それに合わせるしかなかった。敗北を認めたよ。

俺は建設的でいたいと思う。だから、彼らは専門職として勤めているけど、エキスパートは彼らではなくこっちだということを分かってもらおうとしている」。

慢性的な神経学的問題を抱えて生きている人は、自分の病気のエキスパートとされて然るべきである。しかし、そうだとしても、多くの患者の競合する要求に、看護師が同時に対応できるようになるのも難しいことだろう。

痛みに耳を傾ける

私たちは休憩を取り、コリンの母親がお茶を持ってやって来た。私たちはそれを飲み、少しくつろいだ。

私は、彼にはどんな感覚が残っているかを尋ねた。

彼は、それが奇妙なのだと説明した。慣れてしまうほど長いあいだ変化がなかったので、彼は、様々なシグナルの意味が分かるようになっていた。最も簡単なのは腸の運動が必要なときだった。これは腹筋のある部分に、満腹感と表現するのが最も適切であるような感覚を生んだ。時々、括約筋が収縮するのを感じることもできると彼は思っていた。しかし、これは括約筋を制御できたということではなく、警告に気づいたということでしかない。何かを感じたと思いきや何でもないこともある。残酷な幻影である。骨の奥深くの痛みといくらかの冷温の区別によって、脚が冷たいことに気づくこともできた。しかし、これも明晰な感覚というよりも、そんな感じがするだけでしかなかった。圧力や窮屈さはいくらか感じることができた。背中への圧力であり、それは多くの痛みの源泉であった。

彼は現実の出来事とほとんど関係のない様々な感覚の乱舞の中を生きていた。コリンにとって正常とは、何も感じられないでいるときのことだった。

何もないというのは感覚のない感じがあるということなのか、私は疑問に思った。

「感覚のない感じというのは、普通の人が、たとえば、ズボンが脚に当たっているというメッセージと感覚を受け取ったけど、脳が順応してそれを取り除いたときに感じるものだと思う。いつも注意していなくていいものだ。俺の感覚のない感じはいつでもどこでもあるようなものではないんだ。太ももは感覚がほぼ全くないけど、いつも何かがあるんだ。感覚のない感じがすると、たとえば、自分の足がそこにあることに気づかなくなる。俺は異常な感覚のおかげで、足がそこにあることにつねに気づいてる」。

私は、コリンがこのような面については冷静に話せることにいくらかの安堵を覚えた。これらの感覚は痛みを伴うのかを尋ねた。

「痛みというのは、かなり主観的なものだ。あるときは痛いように思われて、別のときにはそうでもないように思われる経験もある。慣れもあるし、対処できるようにもなるから、単に居心地が悪いだけになる。俺はつねに痛みを感じている。痛みのない日なんてほぼない」。

他の脊髄損傷患者の多くと接するときと同様、痛みに関しては、自発的に語られる前に直接尋ねる必要があった。コリンは痛みと共に生きていたが、それについて語ったことはほとんどなかった。

「ある程度の期間にわたって痛みに苦しめられたら、誰でもうんざりするだろう。いつか終わるのだろうか。残りの人生、ずっとこのままなのだろうか。いつかうまく対処できるようになるのだろうか。和らげる方法はないのだろうか。そこら中が痛むよ。日替わりで。足首、臀部、足、内臓、それに移動のときの圧力のせいで肩周りは毎日。コーチゾン注射を六回打って、抗関節炎薬を飲んだけど、効果はなくて、内臓を悪くするだけだった。週に六日は、一日中、痛みがあって、週一くらいで運の良い日があるんだ」。

私は痛みを表現する形容詞を並べ立てた。燃えるような、刺すような、痙攣するような、などである。そして、どれが最もふさわしいかを尋ねた。

「全部だけど、とりわけ「燃えるような」と「刺すような」だな。何度も自律神経異常反射になっているので、俺は本物の痛みというのが何であるか知っている。過反射を最悪の一〇とすると、肩が八で、背中は七くらいだ」。

長期間にわたって痛みがあると心身が疲れるに違いない。

「どんな痛みでも我慢できる。過反射の痛みを三週間、耐えたんだ。過反射になると、頭の血管が膨張して、ひどい頭痛が起きるんだ。高血圧治療薬で治療しない限り、脳の血管は元に戻らなくて、その後のどんな血圧上昇に対しても敏感になる。膀胱や腸などの緊張も引き金になる。

痛みが耐えられないほど強くなると、何か別のことに集中することが多いね。たとえば、解決できない問題とか、知能ゲームとか。それに完全に集中する。くつろいだ場所に行くことを考えるという伝統的な手法は、俺には効き目がない。それに慣れてしまうだけで終わるんだ。他にどんな選択肢があるだろう」

私は、痛みから気を逸らしたり、せめて一時的に脊髄損傷のことを忘れたりすることはできるのだろうかと思った。

「できないよ。居心地が良くて数時間くつろげるような態勢に身を置くことなんてけっしてできない。つねに考えていなければいけないんだ。つねに臀部にわずかな痛みがあることに気を向けて、皮膚を守らなければいけないんだ。つねにどこかに何かしら自分の病状を思い起こさせるものがある。

絶えず警戒していなければならない。幸い、いくらかの感覚は残っているので、身体が知らせてくれて、頭で考える必要はない。そうなっていてよかったと思うよ。初めて膀胱鏡検査を受けたとき、脊髄麻酔をして、身体の腰から下が完全に無感覚になった。これは本当に大変な状況だと感じた。下半身のことは全く分からなくなって、下半身の空間的意識は失われていた。すると、自分の居場所が分からないから、移動のようなことがめちゃくちゃ難しくなった。

まったく感覚がないよりは、不快感と痛みと共に生きるほうがいいような気がするよ。床擦れが起きそうな状況など、ひどすぎて考えたくもない」。

コリンは、もし選べるならば不快感と痛みよりも感覚のない感じを選ぶかどうかを検討した。彼は、一部の痛みがもたらす防護機能が自分の身体に必要なかったとしても、〔不快感や痛みに対する〕気づきはあったほうが良いと思っていた。それが非常に困難なことであるにもかかわらず、である。コリンには、たとえば腸に対する気づきを失って災難を被ることよりも、痛みを我慢することのほうがいいように思われたのである。

「耳を傾けて役に立つ感覚のほとんどが痛みだ。俺は厳しい痙攣にも悩まされているけど、痙攣が起きるとものすごく痛いんだ。でも、痙攣を手放したくはない。痛みに対しては準備しておくこともできるし、短期的なものでしかないし、乗り切ることができる。痙攣はアルコールで軽減される。長い年月の中で、痙攣がいつ起きるかを分析しようとしてきた。何かいつもと違うことが起きると、いつも何でそうならなければならなかったのか、そして、間違いを正すには何ができるかを考えようとしているんだ。食事のせいだろうか、行動のせいだろうか。不快感と痛みを取り除こうと自分がすること、それに自分がそれをする仕方をいつも分析しているんだ。俺の生活は普通じゃない」。

普通の一日

「目を覚ますと、まず身体を動かすのに骨が折れる。これほど長い年月が経っているのに、ますます大変になっている。とりわけ、時々ベッドの居心地が良く感じられるのだけど、そういうときは大変だ。何とか自分を奮起させて、ベッドの上で身体を持ち上げて、採尿シースを装着する。手が昔ほど健康でないと、これが結構な仕事なんだ。次に、着替えて、車椅子に身体を乗せて、洗面所に行って、細かな支度をして、〔採尿〕瓶を空にして消毒する。顔を洗ってヒゲを剃るのだけど、これが一時間近くかかる。

両親が一緒に住んでいて、二人は通常は起きているので、朝食はわりに苦労しない。食べながら新聞に目を通して、その次に歯を磨く。コートを羽織って、玄関を出て、（リモコン式の）ガレージに行き、車に乗り込んで、運転席に移って、運転して仕事に向かう。運転時間は三〇分前後だけど、全部で二時間くらいかかる。車椅子を車から取り出して、組み立て直す。肩の問題のせいで、これがものすごく痛い。そして仕事に向かう。次の八時間かそこらをそこで通常は画面に向かって過ごすんだ。

午後五時半から六時半のあいだに仕事を終えて帰る。だいたい三〇分くらいで食事は準備されるから、夕飯は七時くらいに食べていることになる。そうしたらコーヒーを飲んで、晩酌をして、サンルームで煙草を一服する。去年、病院に行ったのだけど、若い医者がいつもの質問をして、俺は喫煙していると言った。彼女は慄然として、煙草は止めなければいけないと言った。毎日、ワインを一本飲み切って、ときにビールを三、四パイント飲み足すこともあると言うと、彼女はおののいていたよ。どうして俺が気にしなきゃいけないんだ、と答えたよ。

俺はすごくきちんとしているから、家の中で煙草を吸うことはない。その後、一、二時間テレビを見る。次に腸の面倒を見るという毎晩の儀式がやってくる。これは通常は最低で一時間、長くて二時間かかる。俺の場合、直腸脱のせいで余計に難しくなっているんだ。便は手で取り出す。

次に採尿シースを取り外して、その辺りを洗って、袋と瓶を殺菌して、それをすべて寝室に持って行く。いちばん扱いが難しいのが失禁だ。ストーク病院でリハビリしたので、横になって寝て、夜はペニスを瓶の中に横たえる。動いてしまって災難を起こさないようにするために、本当に注意深くしていないといけないんだ。

週末は家を切り盛りするための書類をやっつける。そして、以前よりも少し多く新聞を読む」。

それで終わりだった。他のことも調べたいと思ったので、私はコリンの楽しみを聞いた。

「今かい。何もないな。まあ、ほとんど何も。仕事場への運転が最も普通なことだ。好きなだけ遠くに行けたならば、これが楽しみとなりうるほとんど唯一のものだな。膀胱と腸と正しく座っていることに気を遣っていなければいけない。いつも地元のスタンドでガソリンを入れるのだけど、給油係のいるスタンドに行くために一リットル当たり五〜六ペンス多く払っている。

世界にユーモアがあることを理解することはできる。けど、すごく自己中心的に聞こえるだろうけど、世界の楽しいことがあれほど若い頃に奪われてしまったことに対する怒りと苦々しさが強すぎるんだ。いい映画を見たり、少しビールを飲んだりはできるけど、俺は自分自身から離れることができない。いつも気を遣ってなくてはいけない。脊髄損傷になったことで人生の質が高められたと言う人がいるのを聞いたり読んだりしたことがあるけど、俺にはそれが信じられない。これは俺には受け入れがたい考えだ」。

彼の寝室には色んな女性の写真があり、私はそれらに目を遣った。コリンは私が考えていたことをすぐに理解した。

「欲望はまだある。完全に。そしてはけ口はない。俺はつねに性欲の強い人間だった。今もだ。今でも前戯とか触ったりはできるけど、オルガスムに到達したり射精したりすることはできない。あの圧倒的な快感とその後の解放感がないということは、今までもこれからもけっして乗り越えられない。健康な身体をもって、オルガスムを経験したことのある人には、それを経験しないのがどのようなことなのか理解できないと思うよ。つねに欲望があって、そこから解放されないんだ……。林の中を乗馬で突っ走ったり、ラグビーで誰かにぶつかったりできないのと同じことだ。それに慣れることはけっしてないだろうね」。

ケガをしてから、コリンはある女性と出会い、恋に落ち、結婚を計画したことがあった。すると、彼に分かって来たのは、これほど好きな人に自分の痛みと怒りを押し付けるのは、ひどく不条理だということであった。だから、彼は彼女との関係を終えた。この行動は、少なくとも、コリンにいくらかの慰めを与えた。彼は彼女がどこか別の場所で幸せを見つけていることを願っている。しかし、今でも後悔はある。そして損傷のある人生を長く送った今では、これが五年か一〇年か後のことだったら、別の選択をしていただろうと感じている。

傍観者

数週間後、私たちは再び面会した。日は暮れかけており、私が到着したとき、コリンはサンルームで腰を下ろして、黄昏のなかで煙草を吸い終わろうとしているところだった。先日、クリケットのテストマッチでイングランドが世界一位のオーストラリアに、試合の流れは奪われながらも華々しく勝利をあげたばかりだった。車で仕事場から来るあいだにテレビで試合のハイライトをやっており、コリンがクリケットが大好きなのを知っていたので、テレビを見たかと聞いた。返事はノーだった。結果を知ってからスポーツの録画を見ることはできない質らしい。私は、彼がその日に少年じみた熱狂を味わえなかったのを残念に思った。私たちは談笑して、寒くなって来たので、今回も彼の寝室に入った。

私は、運動ができないのであれば、失われた身体の強さではなく、知性に基づいた自信を育んだ方がいいのではないかとそれとなく伝えようとした。コリンはそのことに気づいていた。「けど、知的な自信は、知的水準が同じくらいの仲間内でしか充足したり表現したりできない。自分の住む世界に自分より知的水準がずっと低い人しかいないと不可能だ。自分の知的水準に自信をもつことはできるけど、特定のエリート主義的な仲間内でないと、それを表現することも楽しむこともできないんだ。俺は自信の点では誰とも対等だけど、日常生活ではそんな風に人と交際するわけではない。頭が良いことは何の慰めにもならない。横柄だと思われるだけだ」。

私はモスクワから遠く離れた地に囚われたチェーホフ作品の登場人物のことを考えた。私は他の人を見ることについて尋ねた。見ることで見ているものに入り込んで、他の人と同じものを共有できるようになる可能性はなかったのだろうか。

「同じように一体化することはできない。サッカーの試合に行ったら、あなたは立ち上がったり、座ったり、手を振り回したり、応援したりするだろう。俺にはそれができない。その一体感と没頭感の喪失を絶望的なほどに感じる。他の人々との間に分厚い壁があるんだ。他の人たちから何かを得ることができない。俺はスポーツや官能的な映画を単なる傍観者として見る。あなたの場合は何らかの仕方で参加しているのだが、俺にはそういう感覚がない」。

いつも仕事の後で二人とも疲れているときに面会していたことを懸念して、私は、たとえば、サッカーの試合など、何か楽しい場所に行くことを提案した。しかし、冬の寒さは彼の脚に痙攣を引き起こすので、パブでランチをするということで落ち着いた。

私はいくらか緊張しながらコリンの車椅子をパブまで押して行った。緊張したのは、一つには、彼が車椅子を押してもらうのが好きでないのを気に留めていたからであり、一つには、パブに車椅子で入るのが難しかったからであった。私が車椅子を押して行ったことはそれほど感謝されなかったが、到着してしまうと、移動時よりもくつろいだ様子だった。

コリンは、風呂場で問題があったばかりだった。浴槽から出るときに、片方の脚が身体の下に挟まり、前のめりに転倒したのである。彼は母親に助けてもらわなければならなかった。その後、浴槽をいっぱいにすることで身体を上まで浮かび上がらせて、よじ登って外に出なくてもいいようにするのが最善の方法だということを悟った。私はホイストを使うほうが簡単だろうと提案した。コリンは便利かもしれないと同意はしたが、使いたくはないと言った。自分のやり方で問題を乗り越えたいのである。簡単な器具一つで彼の生活の質は増大するだろう。しかし、移動のために肩はひどく痛んだが、彼にとって、器具を使うことは屈服することであった。食事をしながら、私たちの意見は食い違った。

会話のあいだ、私は忙しく活き活きとした彼のジェスチャーに魅了された。[1] しかし、コリンのジェスチャーはすべて体側の低い位置で行われた。それが一つには車椅子のうえでバランスを崩さないためであり、また肩が非常に痛いためでもあるのは分かっていた。

移動は深刻な問題のようだった。全体重を一日に何回も腕で持ち上げることで、コリンの肩関節は消耗していた。それに加えて、移動するたびに、彼は椅子から車へ、あるいは椅子からベッドへ不確実で危険な仕方で身体を投げ出さなければならなかった。つい最近、夜の最後の一仕事でベッドを外れ、床に落ちてしまった。幸い、妹が泊まりに来ており、何とか電話を取って彼女に助けを求めることができた。それでも、身長約一八〇センチ以上、体重約九〇キロ以上のコリンをベッドに入れるのは簡単ではなかった。

私たちはビールを飲みながら会話を続けた。

「最後に旅行に行ったのは一九八四年、行き先はフロリダだった。そこではひたすら休むだけだった。あるのは林と俺だけだった。林の平穏と静けさの中に居続けて、フロリダの素晴らしい太陽を満喫したよ。俺は以前と同じように憤慨しているんだ。最近は、ほとんどの病気に関して、希望をもったり楽観的になったりする理由がある。けど、脊髄損傷の場合は、どの専門家に聞いても同じ。答えは「あなたが生きているあいだには無理でしょう」だ。期待されるのは、徐々に悪化していくという事実だけだ。それにうまく対処するのが本当に難しい。

睡眠が死に一番近いものだ。意識がないからね。肩と腰回りの痛みと不快感のせいで、睡眠を取るには努力が必要だ。三〇年間、夜の眠りが完全だったことはない。昔は半分の時点で身体を返すために目覚ましをかけていたけど、今ではいつも目が覚める。そして、瓶も交換するように注意しないといけない。若く元気なときは自分の身体的能力が誇りだった。今は自分の身体と折り合いをつけられないでいる。これが自分の運命で新しい人生を歩まなければならないのだと受け入れることができるだろうか。俺にはできない。俺には、自分にとって人生を奪われるに等しいことと折り合いをつけることはできない。そして、いくら代用品や代替物を見つけようとしても、それでは不十分なんだ。昔やった馬鹿なことができないこと。今ではすべてが戦いだ、すべてが意識的なんだ」。

私たちは共に飲み食いするのを楽しみ、コリンはパブの友達と一緒に暖かいバーでくつろいでいた。私は、コリンが彼らに自分のプライベートな世界をまったく暴露しないだろうことを分かっていた。バーテンダーにパブから出るのを手伝ってもらい、私はコリンの車椅子を家まで押した。別れるとき、私は、脊髄損傷と共に生きるという経験にできるだけ近づきたいと思っていると言った。彼は「自分でやってみればいいじゃないか」と切り返した。それは身の毛のよだつような瞬間だった。

第4章　忍耐

自分自身の真剣な研究者

私が脊髄損傷を負った人たちの経験を尋ねることに対して警鐘を鳴らしたのは医者だけではなかった。病棟の救急スタッフの中にも同じことを言う人がいた。病気のことを考えさせすぎるだけで終わるだろう、と。「私たちは絶対に聞きません……」。彼らの発言は途切れがちだった。ある理学療法士は、若い男性がひどく病気に冒されている様子を眺める日々が、彼女にとってどれほど困難であったかを語った。救急スタッフと医療関係者が沈黙するのは、単に患者を守るためではなく、親密になりすぎるのを避けるためでもあった。

多くの人がグラハムとコリンと似たような解答と経験を予想していたのかもしれない。私は、彼らの人生は事故によって明確に二分されているのだろうと予想していた。誰もその日のことを忘れないだろう。残酷に輝くフラッシュバルブ記憶である。ロバート・マーフィーは書いている。「私の過去は二つの部分に分かれている。車椅子前と車椅子後である。私は病気を患う前の時期を黄金期として捉えている。……私の歴史は、もはや滑らかでも直線的でもなく、分断し分裂している」[1]。

だが、それでも彼らの言葉の力強さは私を驚かせた。二人の物語は似ているように映ったかもしれないが、多くの相違点もあった。グラハムの言葉は、ほとんど弁明のように非情熱的に語られた。それに対して、コリンの言葉には生々しさと情熱があった。三〇年経っても新鮮で雄弁な不満と怒りをもちながら、コリンは自分を経験に没頭できない傍観者と見なしていた。しかし、それとは別の意味において、脊髄損傷を負った人は研究者なのだと言うことができる。

走ったり、座ったり、食べたり、話したりするとき、私たちは通常、世界のなかでの行為を可能にする身体にほとんど注意を向けない。私たちが欲すること、私たちが必要とすること、私たちそのものでいることは、身体によって勝手に行われる。一日のほとんどのあいだ、私たちの身体は私たちの注意に対して現象学的に不在だと思われる。ショーン・ギャラガー[2]とドリュー・レーダー[3]は、日常生活の多くの場面で身体が知覚的に透明である仕方について書いている。メルロ＝ポンティは「私は諸々の対象を観察するが、自分自身の身体は観察しない」[4]と書いた。レーダーは、立っていることや寄りかかっていることに気づくことなく塀に寄りかかってカエデの木を眺めることを事例として用いる。誰でも、道を歩いていて、つまずいて、それで身体に対する気づきを得たことがあるだろう。予想外のことが起きたり、身体でやろうとしたことと実際に起きたことのあいだに食い違いがあったりすると、私たちの注意は視覚的フィードバックあるいは感覚的フィードバックによって身体へと引き付けられる[5]。私たちは急いで平衡を取り直して、それによって再び注意を外に——おそらく、最初に私たちをつまずかせたものに——向け直す。

脊髄損傷患者が感覚や運動を失ったことで身体から解放されたわけではないのは明白である。むしろ、ほとんど正反対である。脊髄損傷患者は、つねに普通とは違う仕方で身体に注意を向けて、自分が気づいているわずかなものの意味を解釈しようと、ぼんやりとした感覚のうちに意味を見出そうとしなければならない。この感覚は排尿が起きそうだということを意味するのだろうか、それとも排便だろうか。かかとの痛みは、床擦れの危険にさらされているかもしれないことを意味するのだろうか。感覚がないので、彼らは、身体の機能を保護して持続させるために注意できるものすべてに注意しなければならない。クリストファー・リーヴは、つねに自分の身体を気遣っていなければならなかったため、「自分自身の真剣な研究者にならざるをえなかった[6]」と書いている。

「私は諸々の対象を観察するが、自分自身の身体は観察しない」。脊髄損傷の人は自分自身の身体を観察する。一つには、身体が感覚も運動もない状態で、すなわち、まさに対象として目の前にあるからである。しかし、それは自分自身を守るためにそうしなければならないからでもある。コリンは、絶えず警戒していること、および、身体が教えてくれることに耳を傾ける方法について語った。彼は、何かが起きているかもしれないという警告になるので、一部の痛みに感謝してさえいた。確かに、これらは気まぐれで一貫性のない感覚かもしれない。しかし、これらの感覚を取り除くことは、硬膜外麻酔の後に一時的になくなることでさえ、恐ろしいことだった。

マーフィーは、これを次のように表現している。「身体があるという感覚は昔は当たり前のものでありつづけた。……再び身体をもつ感覚は不確かで否定的で意識的である。……障害についての身を焦がすような意識は夢をも浸食する[7]」。

感じることも動かすこともできない身体は、身体そのものと自分の新たな状況とを残酷な仕方で露呈し続けるので、そこに注意が向かないわけにはいかない。コリンの誇り、楽しみ、安心、喜びの源だったものは、もはやこれらのどれ一つとして与えることができない。かつてコリンは他ならぬ身体を通して、世界の中、あるいは、あらゆる仕事や遊びのなかに存在していた。今やコリンの目に映る壊れた身体は、彼の依存性や喪失を目に見えるかたちで思い起こさせるものだった。無力の象徴である身体は、まったく新たな仕方で面倒を見なければいけないものでもあった。以前は、走ったり、乗馬したり、身体のおかげでできることを楽しむために、コリンは自分の身体に意志を与えていた。自分の身体の強さとの一体性、そして思考と身体のあいだに存在する自我を謳歌していた。ある重要な意味で、彼は運動のなかに存在していた。それがすべてなくなってしまったのである。

今やコリンの身体は、毎日、毎時間、面倒を見てもらい、気遣ってもらい、保護してもらうことを必要とする。彼の自我は身体の中で身体を通して表現されていた。その自我が今や生命のない身体に翻弄されていた。三〇年が経っても、コリンはアンビヴァレントなままだった。一方で、自分の身体を看護しなければならないことも分かっていたが、他方で、自分の身体に対する誇りはなく、飲酒と喫煙という数少ない楽しみが身体の機能に悪いことも分かっていたのである。

様々な怒り

ニック・ハンフリーは、いつもながらの学問的で回りくどいエッセイのなかで、信仰治療とプラセボ効果の考察を行っている[8]。ハンフリーは、進化論の原理に基づいて、一部の人が暗示や他者の許しによる治療〔特殊な力をもつ治療者の助言によって健康が増進するというスピリチュアルな民間療法の一種〕の影響を受けやすい理由を説明する説得力ある議論を展開する。彼はシュロモ・ブレッツニッツによる実験を参照している。その実験でブレッツニッツは、被験者に痛みを受けてもらうように頼み、彼らが痛みの持続時間に対して立てる予測を操作した。被験者は、片手を痛いくらい冷たい氷水に入れて、どれくらい長く手を入れたまま我慢できるかが計測された。一方のグループは検査が四分を超えることはないと告げられる。他方は何も告げられない。しかし、どちらのグループも検査時間は四分だった。最初のグループの六〇％が四分間すべてを我慢できた一方で、第二のグループでそこまで長く我慢が続いたのは三〇％だけだった。どれくらい長く続くかを知っていることは、自分の底力をうまく使うことを可能にするのである。

コリンとグラハムは解放が訪れないことを知っていた。幹細胞研究の展開の速さにもかかわらず、二人は治癒の可能性に懐疑的だった。それだけに、彼らにとって忍耐することはいっそう困難であった。コリンにとって、「期待されるのは、徐々に悪化していくという事実だけだ。それにうまく対処するのが本当に難しい」。

その結果は、コリンの場合、初めに生じてから延々と続く怒り、何年も経過した現在まで継続する憤懣だった。それは今でもそうである。「何もできなかった。対処しようにも、あまりに衝撃的な状況だ。三〇年経った今でさえ、対処はしているけど、折り合いをつけることはできない。折り合いなんてつかないよ。あまりに濃厚な人生を送って、あまりに多くのもののために日々を捧げて来たから、どんなカウンセリングとか支援も助けにならないんだ。とにかく腹立たしい。まだまだやりたいことがあった」。

これはマーフィーの説明にも見られることである。そこでも障害に対する怒り、そして、障害が行為と存在を日々抑圧する仕方に対する怒りが登場する。

自分に対する非難の大きさを考慮すると、障害者の主観的生活のもう一つの大きな構成要素が怒りであることが理解できる。……怒りは二つの形態をとる。一つ目は実存的な怒り、自分の運命に対する全般的な苦々しさ、将来に対する不毛で耳障りな嘆きや憤懣である。……もう一つは状況的な怒り、欲求不満や粗末な処置と思われるものに対する反応である。……麻痺患者は歩こうともがいて、脚を動かせなかったときに怒りを覚えることがある。あるいは四肢麻痺患者は硬直した手でコーヒーを持ち上げて、太もものうえに落としてしまうことがある。……こうした不満が一日に何回も起きる。それらは小さなことだが、蓄積して特別な強度を獲得する。(9)

この怒りは、最初は自分自身の身体と身体的制約に集中するだろう。だが、以下で見ていくことになるが、それは日常的な活動における健常者の世界との相互作用の結果でもある。問題が何であろうと、また不満の原因が想像されたものだろうと現実のものだろうと、四肢麻痺の人は欲求不満を表現する方法も限られている。これは単に身体的制約のため——四肢麻痺の人は激しい勢いで立ち去ることなどできない——ではなく、知り合う人々との関係の脆さのためでもある。再びマーフィーの言葉を借りよう。「さらに悪いことに、普通の関係を構築する代償として、彼らは自分たちの障害に関して他の人たちを元気づけなければならない。恐怖、悲哀、憂鬱さ、性的関心や怒りは、健常者の気分を害するので見せられないのである。怒りで立ち去ることなどできない。四肢が不健康な者に許されているのは、笑うことだけなのである」(10)。

親密な人とのあいだなら感情をいくらか解放できるだろうと想像されるかもしれない。だが残念ながら、周りに親密な人がほとんどいない場合もあり、また脊髄損傷の人たちは、そうした関係をあまり試しすぎない方が良いことに気づいている。これらの感情を必ずしも自分自身のなかで表現できるわけでもない。脊髄損傷をもつ人の怒りの経験が健常者と同じくらい鮮明あるいは強力かどうかをめぐっては論争がある。(11〜13)

脊髄損傷を負う前の人間や負った後の人間が確信するのは非常に難しいけれども、私が話した人たちは、情動経験は損傷後のほうが損傷前より強力だと考える。しかし、ある意味で、彼らは声や制約された行為でしか情動を身体的に解放し、感じ、発散することができない。それには彼らも気づいている。グラハムが言ったように、「怒りとは、部屋の中で物を投げることではないし、そうである必要もない。怒りは心の中で起きる。僕は、怒りに外向きの表現がないといけないとは思わない。これまでも僕は怒りを内向きに表現しがちだった。そのほうが生産的だからね……。けど、怒りは同じなんだ」。

心、身体、身体的行為のあいだのそのような関係性は、怒りの表現や増幅された情動だけに関わるものではない。動きには三つのタイプがある。世界のなかで動きまわる移動の運動、道具を使うための道具的行為、そしてジェスチャーである。これらのすべてが、運動感覚だけでなく、運動に対する主体の感情的あるいは情動的な関わり方に関係する側面をもつ。ジョギングすること、踊ること、自分の身体と結びつくこと、自分の身体と一体になることは楽しいのである。私たちが自分の身体に非感情的に関わること、情動的に中立状態で関わることは、ほとんどない。コリンとグラハムの二人は、自分たちにこれが欠けていることによく気づいていた。グラハムは、自分が手で操作する三輪車に乗ることをどれほど楽しんだかに驚いていた。人に依存せずに動く能力は貴重だったが、この楽しさはそれだけから来るものではなく、純粋な爽快感から来るものでもあった。「サイクリングが楽しい理由の一つは、それが純粋な身体的解放だからだ。以前は自分がそれをどれほど渇望していたか気づいていなかった」。

コリンは、この心と身体の分離から決して立ち直ることがなかった。コリンは言う。「走ることでも、乗馬でも、セックスでも、この素晴らしい道具、身体を使えるという経験の代わりになるものはない……。自分が車椅子の上にいることを一時たりとも忘れることができない。今は自分の身体に絶望している」。

ロバート・マーフィーは少し違うことを言っている。つまり、行為への身体的解放がないために、四肢麻痺患者は運動の喜びの側面を奪われているだけでなく、思考がより重苦しく場所と時間に投錨されており、ときに運動の最中に生じる心身の合一も失われている、と。「四肢麻痺患者の身体はもはや「沈黙の言語」を話すことができない。……もはや思考活動が運動に流れ込むことはなく、もはや心が身体的運動との内的対話に没頭することもない[14]」。

脊髄損傷あるいは他の障害を負うと、自発性が低下して、身体運動を計画したり効率よく利用したりするようにならざるをえないが、それと同様に、思考においても自発性やさらには想像力が影響を受けることがある。行為や運動を簡単に行えず、そして自立性や他者との気軽な相互作用が欠けることによって、脊髄損傷は夢や日中の思考のすべてに染み渡った、とグラハムとコリンは同意した。ロバート・マーフィーは次のように指摘した。「意識は、終わりのない観想、瞑想、推論、反省に襲われ、その虜になる。……私の思考や生きている感覚は、現在の私の居場所である脳へと引きこもってしまった。私の脳は、これまで以上に、世界に手を伸ばしたり把握したりするときの拠点となる。……多くの者が自分はもはや自分の身体に結びついていないと言う[15]」。

思考や感覚が脳に引きこもったことは、三人全員において、自分の身体との関係の変化、および、それに対する見方の変化と結びついていた。マーフィーは、自分の脚や腕ではなく「あの脚、あの腕」になってしまった身体からの情動的な分離について書いた。コリンは、あるがままの自分の身体を受け入れられなかった。「若く元気なときは自分の身体的能力が誇りだった。今は自分の身体と折り合いをつけられないでいる。これが自分の運命で新しい人生を歩まなければならないのだと受け入れられることができるだろうか。俺にはできない」。しかし、ロバート・マーフィーと違い、このように行為能力がなくても、コリンは自分の身体と絶交しなかった。コリンは、自分の生活のある大きな一面について話すのを非常に嫌がり、それについては単刀直入に尋ねたときに返事のなかで触れただけだった。「痛み」である。これについては後に戻ってくるが、彼は、何の感覚も得られないくらいなら痛いほうがマシだと確信していた。というのも、痛みは問題を知らせてくれるし、彼を自分の身体に投錨してくれるからである。

疲労

行為できなければ疲れることもないだろうと想像されるかもしれないが、逆説的なことに、運動がないことは身体的にも精神的にも大きな疲労感をもたらすようである。マーフィーは次のように書いている。「私は深刻度を増しつつある根深い疲労感に襲われている。［それは身体的であり、精神的でもあるような疲労感である。］疲労には、休養によっては癒されえない別の一面がある。……事実上、すべての物や人に対する疲労感と倦怠感、世界から退きたいという欲求である。……それは鬱状態のために生じることもあるが、毎日、非友好的な世界に直面しなければならないためであることのほうが多い(16)」。

グラハムは同意した。彼は、理学療法のあいだ、大きくなっていく身体的要求のために疲れていたが、ケガそのものが疲労感を引き起こすことにも気づいていた。椅子に座ることは受動的で簡単な行為だと思われるかもしれない。しかし、車椅子で生活する人たちは、しばしば、弱くなった首の筋肉で頭を立てておいたり、姿勢を保つための体幹運動なしに車椅子の中でできるだけバランスを取ったりすることに苦労する。彼らは、ピルエット［バレエなどのダンスにおいて素早く体を回転させる動作］を行うバレリーナがバランスを取るために一点を見つめるのと同じように、椅子と床との関係を一定に保っておくために向かい側の壁の一点に視線を定める。四肢麻痺患者は、一日に何時間も椅子のうえでバランスを取る。これだけで十分に疲れるだろうが、脊髄損傷はそれ自身が慢性的な疲労感をもたらすとも示唆されている。

意識に起きる四つの変化

自分が車椅子に乗った四肢麻痺患者であることを一時たりとも忘れられないせいで、脊髄損傷は意識に影響を及ぼす。マーフィーが考えるには、障害者の意識に生じる四つの最も影響の大きい変化は、自己評価が低下すること、身体的欠陥が思考に侵入して占有すること、怒りが激しく底に流れ続けること、そして望ましくもない新たな完全なアイデンティティが獲得されることである。これらがもたらす結果の一つは、世界が狭くなることと自分自身への閉じこもりであった。彼は、半分は社会を恨みつつ、半分は引きこもりが自分の責任であることを知っていながら、自宅に留まる四肢麻痺患者のことを書いている。「私たちの生活は、他者と関わる必要と自分自身に閉じこもることへの逆向きの衝動のあいだの絶え間ない闘争のうえに築き上げられている」。マーフィーは「決して外に出ることがなく、……自分の子どもの友人さえも訪ねさせなかった一人の男」について書いている。「自分自身に閉じこもることと他人と関わることとのあいだのバランスがある。……障害者のなかでは、内向きの引力が強制的になり、しばしば抵抗できないほどになる」(17)。

グラハムとコリンは、彼らのケガがこのような影響をもたらしたことを否定した。二人ともケガを負った後も仕事をして目的意識をもっていた。私は、ケガを負った時期と仕事をしている期間、彼らの内向性と外向性のあいだのバランスが揺るがされなかったことを理解した。しかし、ケガをしてから何年も経った最近では、そのバランスに動揺が起きているのではないかと感じた。自立して仕事と生活をすることは、言ってみれば、四肢麻痺を常勤でこなすようなものであった。社会的生活を維持することも、とりわけ歳をとるにつれて、ときに大きな負担となった。コリンはこのことを示唆しており、のちに、仕事は金銭的自立を確保するためにやることに決めた。二人にとっては、まるで外向的であろうとして何年も一所懸命に努力してきたことが悪い結果を招いてしまったかのようだった。コリンは、空いた時間の一部を適度に孤独に過ごすことに満足していた。これは私と彼が語り合った後のことなのだが、最近、早期退職することにしたと言っていた。(18)

幸せな日々？

ロバート・マーフィーは、身体的な喪失が自己評価と自我にもたらした影響を記録した。

深刻な身体的損傷は意識的思考の隅まで衝撃を与え、……そのために障害はどのような社会的役割よりも、自分が誰であり何者であるかという感覚に対する強い影響をもつようになる。……社会的役割には操作の余地がある。社会的役割は相手に合わせることができるし、それぞれの社会的役割は別々の相手の前で演じられるので、私たちは多様な生活を送ることができる。しかし、人は障害を棚上げしたり隠したりすることはできない。……障害は役割ではなく、アイデンティティなのである。……社会は障害を忘れさせてはくれない。(19)

身体的喪失は、運動性と感覚性の損傷であるだけでなく、ほとんど意識と自我そのものの損傷でもある。私たちが身につけ、他者と共に演じる役割は、私たちが享受し探究する社会的相互作用の一部をなす。その役割が制限され、車椅子と関係づけられ、また車椅子に基づいたものとなり、あまり多くを期待しなくなった人々の目に依存するようになる。それゆえ、コリンは、自分が車椅子のうえにいるのを忘れたり、本や映画に没頭したり、自分の制約から逃れたりすることは決してできないと言ったのである。

人は、グラハムとコリンの日常が漠然とした怒りの暗流に満ちていると思うかもしれない。彼らと話していると、これは明らかに正しくなく、私たちの会話のなかで過度に強調されてしまったきらいはある。しかし、笑いや喜びなどのポジティブな感情をどのように享受しているかを尋ねると、二人は同じような反応をした[20]。

彼らは、ユーモアを失ったわけではないが、ケガのせいで世界や他者や他の状況に対する見方があまりに斜に構えたものになってしまい、滑稽なことも他人に起きていることとして距離を置いて見ているかのようであった。怒りが他のポジティブな感情を支配して押さえつけようとしていたわけではなかった。それよりも、彼らは、コミカルなものを通して他者と関わったり、他者の楽しさを取り込んで自分のものとしたり、私たちと同じようにユーモアによって人生における軽いつまずきを割り切ったりすることのできない状況にあった。

コリンによると、「世界にユーモアがあることを理解することはできる。けど、すごく自己中心的に聞こえるだろうけど、世界の楽しいことがあれほど若い頃に奪われてしまったことに対する怒りと苦々しさが強すぎるんだ」。

それと同様に、グラハムは、車椅子に乗るようになってから幸せや満足を感じたことがないと認めざるをえない、と言っていた。「僕にとって一日一日は耐えられるか耐えられないかのどちらかだ。それより良くなったことはない。どうやって折り合いをつけたんだろう。とにかくつけたんだ。……障害を負ってからは一度も幸せになったことがない。毎日、苦難が大きすぎるんだ」。

毎日が耐えられるか耐えられないかのどちらか……。サミュエル・ベケットは、彼が関心をもっていた存在と非存在のあいだの領域に接近するために、身体性の喪失を利用した。それゆえ、彼が何度か登場人物から運動を奪ったのは驚くことではない。彼の『しあわせな日々』[21]という劇で、ウィニーは、第一幕では腰まで砂に埋もれて生きており、第二幕では首まで埋もれてしまう。脊髄損傷との類似性は明らかである。ウィニーにとって幸せな日というのは、誰かに会う日あるいは夫や介護者に話しかけられる日――社会的、対人的な出来事のある日――なのである。

ベケットの小説『マーフィー』において、題名にもなっている主人公は、仕事を見つけ、自分自身を超えた社会的関係を手に入れるが、全裸でロッキングチェアに座り、心を解放するためにあらゆる運動の速度を緩め、自分の身体から退くことに慰めを見出す。「彼がこの方法で椅子に座ったのは、それが喜びを与えてくれるからだった！　第一に、身体に喜びを与え、精神に慰めをもたらした。次に、精神における自由をもたらした。というのも……身体が満足するまで、精神において活力をえることはできなかったからである。そして、精神における生活は彼に喜びをもたらした。喜びという言葉が不適切なくらいの喜びである」[22]。

しかし、ここには選択の要素があり、マーフィーが身体から自由になっているように見えるとき、それは心地良いものであり、一時的なものである。脊髄損傷患者の経験とはあまりに違っている。ベケットの偉大な小説三部作の最後の小説『名づけえぬもの』では、名前も個性もない語り手が瓶か容器の中で――

運動や感覚なしに――日々を過ごし、内的対話のようなものに取り組む。語り手に残されているのは思考と言葉だけである。沈黙は究極的な否定である。彼の独白とは、そのような条件のもとでの存在、ひいては、あらゆる条件のもとでの存在に関する瞑想なのである。「分かること、俺には何も分からなくて、できる限りのことを続けていて、もしそれが何かを意味し始めるとしても、俺にはどうしようもない」。本書の最後の部分で、彼の所有物と存在のすべてである思考と言葉が沈黙（彼の人生の終焉）を遠ざける。彼は何度も繰り返す。「続けなければいけない、俺には続けられない、続けるんだ[23]」

ベケットの作品は年齢も場所も異なる別の作家の作品と類似性をもつ。

このように振る舞うのは一部の人間だけである。それ以外の人々はどこにも行かない。行く場所もないし、どこかに行く理由もない。あちこちをうろうろして、日陰に座り、睨み、昼寝をする。何もやることがないのだ。誰も彼らを待ってはいない。……というのも、彼らはこの辺りではどこにでもいるからである。ぶらぶらと、何を待っているかも分からずに何かを待ち受けて、どのようにしてかは分からないが生きているのである。蚊帳の外から世界を眺める人々である。

……彼らは田舎には戻らないし、都会には居場所がない。彼らは耐えるのである。どういうわけだか彼らは存在する。どういうわけだか。これが彼らの状況、その脆さと不確実さを表す最も良い言葉である。どういうわけだか生きて、どういうわけだか眠る。どういうわけだか[24]。

リシャルト・カプシチンスキが書いている「それ以外の人々」とは、金も仕事も泊る場所もなしに都市に移住する何百万ものアフリカ人である。病気ではなく、貧困と視線の先にある都市との繋がりがないことのためではあるが――といっても、あっけないほど簡単に病気にもなるのだが――、彼らもまたぎりぎりのところで耐えている。どれほどみすぼらしいものだろうと、疑問や不満を抱かずに、彼らは生活を耐えている。

忍耐。抵抗せずに苦しみを耐えること、正体を現さずに存在すること。ベケットだったら、グラハムが「僕にとって一日一日は耐えられるか耐えられないかのどちらかだ。それより良くなったことはない」と言っていることに気づいただろうと私は思う。

グラハムとコリンの経験は〔損傷した〕脊髄のレベルとそれに対する反応の点で似ている。しかし、たとえば、糖尿病の人に「こちらにいらっしゃい、別の糖尿病患者がいますよ、話すことがたくさんあるでしょう」と言うのは奇妙に思われて仕方がない。どうして人を障害だけによって決めつけなければならないのだろうか。脊髄損傷のもたらす影響は脊髄損傷と共に生きる人々に共通の問題を引き起こすかもしれないが、それと同時に、それらの問題に対する反応が大きく異なる人々、人生とケガの関係がまったく異なっている人々もいるだろう。

残りの章では、異なる経験、そして四肢麻痺を耐えることの本性に関して異なる見方をもつ人々を追うことにする。一部の人は、生活をほとんど崩されることなく、苦痛や怒りをもたずに生き続けた。別の人は、怒りを否定して、代わりに障害に対する社会の見方を変えようとした。しかし、これらの前に次の二つの章では、経験を重ねるにつれてケガに対する見方と関係が「無関心」から「絶望」へ、そして次に「順応」へと大幅に変化した二人の男性を考察する。

第Ⅲ部　探究すること

第5章　顔を上げて世界に向き合う

励ましの言葉

デイヴィッドは、椅子に座っていても大きな男だった。私の訪問を知って、私の素性を知るために、私の最新の著作を読んでいた(1)。私は、これが良い兆しであることを願った。それが始まった瞬間について話し始める前に、私たちはコーヒーを飲みながら楽しく会話を交わした。

「私はダイビング中の事故で首を損傷した。浜辺から海へと走って、手からきれいに着水しなかったので、すべての衝撃があごの先にかかったんだよ。頭が後ろに押され、首を損傷した。水に顔を沈めることしかできなかった。まったく何も感じられなかったが、首は左右にそれぞれ半インチほど動かすことができた。体の他の部分は、脊髄ショックだった。友人たちは私が水の中に横たわっており、遊んでいるのではないことに気がついて、私を引き上げてくれた。水中から引き上げられたとき、私は「頭に気をつけてくれ。首をケガしたんだ」と伝えた。直感的に分かっていたんだ。それがこれからの生活にとってどんな意味をもつのかまったく分からなかったが、自分が何をしたかということは分かっていたんだ」。

デイヴィッドは地域の救急救命室を経て脳神経外科の病棟に連れて行かれた。病院で最初の晩に呼吸停止を起こし、六週間にわたって集中治療を受けた。五ヶ月の後、彼は地域の脊髄病棟に移され、そこで翌年を過ごした。彼は二一歳で、ちょうど大学の化学の学位を取り終えたところだった。その夏の休暇は、彼と友人たちが別々の道を歩むまえに一緒に遊ぶ最後の機会となる予定だった。

デイヴィッドの姿勢は、最初から探究的だった。

「呼吸停止を除いて、私はそのすべてに意識があった。思うに、私は実践的なこと、うまく生活をこなしていくことを心配していたんだ。「ああ、何をしてしまったんだろう。一体どうなっていくんだ」と始終考えながら寝そべっていたわけではなかったよ。障害を負った生活の最初の段階から、私はすべての物事を挑戦として見ていたので涙にくれたりはしなかった。どうやってこういったことを克服していこうか、どうやって関わっていこうか、どうやって受け入れようか。けっして「無理だ」と思いはしなかったよ」。

最初に考え、願ったのは、回復することだった。それから数週間で、この選択肢はゆっくりと失われていった。

「すぐに正しく伝えてほしかった。そうすれば、もっと明確に物事を見きわめられただろうから。地方の病院の神経外科病棟から脊髄病棟に運ばれて、自分と同じような段階にいる他の人たちと出会うなかで、徐々に分かってきた。何年も前に脊髄損傷を負った人たちが検査のために来ていて、私は、自分が運が良くてもあんな風にしかならないことを理解することができた。下半身不随の人も四肢麻痺の人もいた。どの四肢麻痺患者も下半身不随になることを夢見るんだ」。

彼は首を固定するためにいくつかの手術を受け、その後に座ることが許可された。座ることによって彼は自分で食事ができるようになった。数週間、人に頼りきりの状態で仰向けになっていただけに、これはとても重要なことだった。そして、失神することなくベッドから起き出せるようになったのちは、作業療法と理学療法だった。運動に関する彼の目標は些細で達成可能なものであった。これらの目標のおかげで、少なくともしばらくのあいだ、より大きな問題を棚上げすることができた。三〇年前、イギリスにはカウンセリングがなかった。医療のプロたちは彼の身体的な問題の面倒を見たり、ちょっとしたおしゃべりをしたりすることはできたかもしれないが、それより深く踏み込むことはできなかった。このことはおそらく、当時のデイヴィッドには合っていた。彼は、専門家と感情について話そうと思ったことは一度もなかった。

「自分、自分の損傷、そして、それが自分に及ぼすことになる影響に関するほとんどのことは、同じ経験をしている仲間の患者たちから学んだんだ」。

彼は結局、C5／6、完全四肢麻痺に至った。肘を曲げたり、手首を伸ばしたり、前腕を上に回したりすることはできたが、指は動かなかった。胸から下は、完全に麻痺しており、刻々と変化する奇妙な感覚がまだらに感じられた。膀胱や腸それ自体を感じることができないが、膨満感として解釈できる何らかの感覚はあった。この三〇年間、変化はない。

脊髄病棟で彼は、「残りの人生をうまくやりなさい、二〇年内に寿命が尽きるからね」と告げられた。肺感染症や尿感染症、あるいは褥瘡がもとで亡くなるだろう、とはっきり言われた。「あなたが二〇年以内にこのうちのどれかがもとで死ぬことを保証します」というのが与えられたメッセージだった。病棟の主任は、当時、このような露骨な言い方をしたのだ。しかしそれは、励みになった。それが意味したのは、「他の人々と同じような寿命はないのだから、前を向いて自分の人生を生きなさい。無為に物事にかまけてはいけないのだ」ということだった。

一九七二年の十二月、十七ヶ月間の入院生活を経て退院したとき、彼には二つの選択肢があった。まっすぐに慢性障害のための施設に行くか、あるいは家族との生活に戻るかのいずれかである。彼の父親は職場の異動を手配し、彼の面倒を見るために南東部のサフォークから西部へと引っ越した。

損傷以前、デイヴィッドは管理者教育プログラムの学位取得のため、バーミンガムで技術職を得ていた。そこで様々な部署を移動しながら、教育課程をこなしていくことになっていた。職場は十二ヶ月の空きをつくっていてくれたが、デイヴィッドは自分がその仕事に就けないことを認めざるをえなかった。その代り彼は、大学の出版局に仕事を見つけた。六ヶ月後、フルタイムで働けることを証明して、彼は保険代理店の事務所に移った。結局彼は家で暮らしつつ、一〇年間そこに勤めた。七〇年代初頭、車椅子の人間が仕事を見つけるのは困難であったため、彼は本当に喜んだ。この仕事の意味は、単に賃金だけではない。仕事は彼に自立を与えたし、彼が端的に言うように、存在の理由を与えたのである。健常者である同僚たちに比べて、このことは彼にとって重要であった。

「仕事でのたった一つの特権は、ラッシュアワーを避けるために十五分早く仕事を切り上げることだったよ。家に帰ると一時間ほど眠り、起きた後に軽食をとって、夜は外出した。二二、三歳の頃っていうのは、エネルギーがあるもんだね。友達、映画、パブと、家をホテル代わりにしていると非難されたよ。秘密だけれど、両親は本当のところは、すごく喜んでいたと思う」。

彼は三年以上通信教育を受けて保険の専門業の試験を受け、一発合格を果たした。障害ある人たちのためのクラブで、彼は水泳をやった。友人たちは、彼の気が狂ったのだと思った。というのも彼は泳いでいて首にケガを負ったのだから。しかし、彼は十年間を全力で駆け抜けた。何度も何度もプールのなかを往復し、競技を満喫した。彼は目いっぱいに人生を生き、自分を最大限に生きた。

その後、彼は首の問題に苦しみ始めた。首を固定させるために差し込んでいたワイヤの輪がチーズカッターのように徐々に首の中に食い込んでいき、脊髄を圧迫するようになっていたのである。続く十八ヶ月に亘って、彼はワイヤを取り除き、再び首を固定させるために三度の手術を受けた。十年間、できるだけ損傷のことを無視してきただけに、このようにして依存と病気の生活に戻るのは、苦痛に満ちたことであった。手術の後、彼は健康上の理由で早期退職した。

時間切れ

次の七年か八年のあいだ、デイヴィッドは家で過ごした。この期間について、彼はほとんど語らなかった。徐々に彼は、自分の二〇年の余命が終わりに近づきつつあったこと、自分が借り物の時間を生きていたことに気がついていった。誰にも打ち明けていなかったが、彼は尿感染や肺感染症を待ち始め、ゆっくりと、気分はおちこんでいった。そうするうちにいくつかの疾患が生じ、後に彼が昏睡状態に陥ったとき、それらはホルモンバランスの異常と関連があると診断された。(2) その頃には、病気でもあり、もう時間がないことを心配していたこともあり、次の日に目が覚めないことも受け入れていただろう。それより以前、彼は自殺を考えたことはなかったし、そのときも自分の人生を能動的に終わらせることは考えなかったが、痛みもなく、家族や友人から非難を受けずに忘却の彼方に滑り込んでいくことは魅力的に思われた。

「私の状態は良くなかったし、自分に何が起こっているのかも分からなかった。他の誰にも分からなかったんだ。私は、どんどん太っていき、ますます膨れ上がっていった。毎日が葛藤だった。この身体的な病のせいで、私は自分のことが嫌いになっていった。今では鏡を見て、「大丈夫、私は気に入っているよ」と言うこともできるさ。だけど、あのときはそうではなかった。自分のことを本当に憎んでいた。物事が徐々にのしかかってきた。ケガの後、予定されていた余命の二〇年を超えて、ずっと私は元気でやっていたんだ」。

それより以前、彼は友人や家族で満たされた人生、自分のケガとは無関係と言っていい人生を築いていた。今や彼は自分のことを依存と病気という純粋に物理的な観点から理解していた。家族の外の世界と関わることのないまま、自分自身で家庭を築くこともないまま、人生は過ぎ去ってしまった、と彼は思った。仕事をやめてから、宣告された余命の半分を浪費してしまっており、今や許された時間もほぼ終わりを迎えていた。

「ある年、私は正月を病院で過ごし、退院してからも療養を続けていた。家族の家で寝そべりながら、「自分は何をしているんだろうか、なぜ壁に顔を向けて寝転がって、ただ死を待ち受けているのだろうか」などと考えていたんだ」。

私たちが最初に会ったとき、デイヴィッドはこの時期について言及しなかった。次に訪問したとき、彼はこの抑鬱期についていくらか客観的な仕方で語った。彼は、ドロシー・ロウによる抑鬱症状についての本を読んだことがどんなに自分の助けになったかを語って、その本を私に貸してくれた(3)。大事な部分には下線が引かれていた。それらの言葉はデイヴィッドが独りぼっちではないことを示しており、家でそれを読んだとき、私はそれが与えた慰めを容易に想像することができた。しかし私は、抑鬱症状についてのロウの言葉が脊髄損傷をもつ人に、あまりにぴったりであることに何度も心を打たれた。「それは単なる孤独ではない。……環境の知覚を変える孤立である。頭では、自分が他者と空間を共有していると分かっている。……しかし他者に向かい、触れることができるにもかかわらず、何も伝わらない。……身の回りのものも、遠く離れているように思われる」。

車椅子の生活は世界の知覚、および、その世界の内部での運動を様変わりさせるのであろう。世界に触れたり、触覚的に探索したりできないと、事物は遠くに出現し、生きられた空間は縮小するだろう。

「どうすれば、この経験を記述し、誰かにその意味を伝えることができるだろうか。……気持ちの動揺があまりにひどすぎて、どこから説明すればいいのか分からない。だから、沈黙し続けるほうがいいのだ」。デイヴィッドはかつて常に前を、そして外側を見ていた。しかし、予想された寿命を過ぎてしまった今、彼は理解しがたく、語ることのできない感情の内側に目を向け始めていた。とはいえ、感情を吐露することは彼の世代の男性がやることではなかった。

最もうまく表しているのは、人がどこかに閉じ込められているようなイメージである。終わりのないトンネル、冷たい地下牢、金属の球体や黒い風船に閉ざされることなどである。檻は様々な大きさや形態をとる。釣鐘型潜水器や観覧車で高所に放置されること、……どのように表現されても、それらのイメージにはすべて共通点がある。人が恐ろしい孤立に耐えているのである。

もしも自分がどれほどおびえているのかを人に伝えたら、人はあなたの気がくるっていると考えるだろう。……恐怖があまりに大きいので、死も平穏の如く、恐怖の休止として歓迎されるであろう。……この恐怖が、人生に染みついている。根底から自信を打ち崩しながら。……ときにこの恐怖は、罪という……特別な外観をとってやってくる。……あなたがしているのは、自分自身と他者に対する裏切りである。あなたの人生はまったくの期待外れだ。……死は平穏をもたらしてくれるかもしれない。しかしそれは、自分が耐えている恐ろしい苦悩がいつの日か報われるだろうという希望も奪い去ってしまう。あなたはこれらのことを誰にも言わない。……

誰も自分を必要としないし、称賛も尊敬もしてくれない。他人への依存、彼らの憐れみが恐ろしい。あるいは、かつて光り輝いていたが、この苦しくて残酷で薄汚い世界ではもはや叶いようがない夢を惜しんで悲嘆しているのだろうか。約束の地も、ハッピーエンドもないだろう。このような喪失を名付けることは困難であり、それを嘆くことはなお困難なのである。……

かつて自分には野心があった。しかし今やこの恐ろしい運命に対する苦い諦めを味わっており、これと戦うこともできない。かつては自分にとって重要であった人々に対してさえ、陰気で重い無関心に満たされている。愛は、その欠如の自覚だけを残したまま、消え失せてしまっている。愛することなどできず、代わりに苦々しさとねたみが溢れている。自分の人生が台無しになってしまった苦々しさと、まったくそれに値しない人々がかくも容易に人生を送り、自分のように苦しんでいないというねたみである。こんなぞっとするようなねたみの感情のために、そして愛することができないために、あなたは自分を憎んでいる。(pp. 4–8)

デイヴィッドが下線を引いたこれらの文章は、抑鬱症状についての記述であるが、時間切れとなってしまった自分自身の人生に関する彼の考え方を映し出している。デイヴィッドはかつてけっして、「もしこうだったら?」「なぜ私が?」といった問いを発しはしなかった。このことは何ら意識的努力を通じて得られたものではない。つまり、ただそれが彼のやり方だったのだ。一つ一つの問題を彼はできる限り克服すべきものと見なして向き合ってきた。いま、様々な疑いが浮かび上がったのだ。仕事で成功し続けて、目いっぱい人生を楽しんでいた数年間の後ですら、彼はその妥当性、自分の妥当性を問い始めた。再びロウに下線が引かれていた。

あなたは、なるべき人間にはけっしてなれないし、成し遂げるべきだと感じられることをけっして成し遂げることもできない。運が尽きてしまったのだと思うかもしれない。……人に思い出してもらえるような仕事も残せないだろう。長所が褒められることもないし、自分を尊敬してくれるような子どもを後世に残すこともない。死ねば、忘れられるだろう。あたかもあなたなど一度も存在しなかったかのようになるだろう。

ロウは続けて、絶望から回復、脱出する方法を提案しているが、その部分は下線が引かれていなかった。

コインを裏返すこと

デイヴィッドは、自分には専門的な助けが必要だと分かっていた。以前はセラピーなど考えたこともなかったし、それどころか、こうしたアプローチに共感したこともなかったが、地域の脊髄治療センターの臨床心理学者に連絡をとった。続く十五ヶ月にわたって、彼は二週間に一度、毎回五〇マイルかそこらを往復して、一時間にわたって心理学者のロブと面会した。毎回、およそ五五分間はデイヴィッドが話して、自分には価値がないという感情を吐き出した。十五ヶ月間、これが彼の生活の最も重要な部分をなしていた。ロブは彼に、何をすべきだと言うわけではなく、答えを出すこともできなかった。そうではなく、デイヴィッドに自分なりの最善の解決法を見つけさせていた。

「私が最初に彼に面会したときに必要としていたのは、心の内をすっかり打ち明けることだった。抑えておくことができなかった。とても辛かったよ」。

デイヴィッドは自分の恐怖について、誰にも話していなかった。感情を表したり、探究したりはしないほうがよいと思っていたのである。これまでのような希望をもつためには、沈黙していることが必要で、最初の二〇年近く、それは非常にうまくいっていた。心理学者はデイヴィッドを支え、抑鬱症状から脱する方法を示した。しかし、ロブは、ある重要な事実をデイヴィッドに告げていた。医療の進歩のおかげで、彼の寿命はけっして二〇年に限られてはいなかったのである。その頃には、デイヴィッドの問題はこれだけではなかったが、まだ時間切れではないという事実は彼を大いに喜ばせた。デイヴィッドは、新しい考え方、新しい感情、新しい生き方を模索し始めた。

「私たちは二週間ごとに新しい問題に取り組んだ。すばらしくうまくいったし、人生に対する私のアプローチを完全にひっくり返した、コインを裏返すようにね。私は、うなだれているのをやめて、顔を上げた。物事がうまくいき始めていた」。

感激を受けたデイヴィッドは、その後、心理学のコースとカウンセリングの入門コースに登録したが、やがて自分には向いてないと確信した。

「私はいつも論理的な考え方をしてきた。カウンセリングのように、私見だけど、実体のない物事にあまり時間をかけてなかったんだ。ロブとの経験は完全にそれをひっくり返したよ。おそらく今では私は様々な考え方、物事の取り組み方、様々な側面や人格に対してこの上なく開かれている。かつてなかったほどに」。

デイヴィッドは、人間や人間関係について学ぶため、もっと上手く自分自身を表現するため、さらに戯曲家や作家によって描き出されている感情を理解するために、英文学の授業さえ受講した。彼は、シェイクスピア、イプセン、ブラウニング、ディケンズを研究した。自然科学の公式や法則を喜んでいた純粋な科学者から、普通の人間存在の乱雑で予測不可能な、どろどろしたものを理解したがる人間になったのだ。このことはまた、他の人たちと一緒に大学に通わなくてはいけないことも意味していた。彼の四肢麻痺を見て、通信教育のほうがいいのではと勧めた人もいた。しかし彼には再び外に出て人と会う必要があった。人と過ごす時間は、研究と同じくらいに彼を癒したのである。

彼の抑鬱症状は様々なものが組み合わさったことに起因していた。深刻な病い、寿命を超えてしまったのだという誤った認識、損傷が意味することについての遅まきの自覚などである。しかし、それより深刻な問題もあった。両親が歳をとりつつあって、彼らがやっていけなくなったとき、自分は「若い障害者のための」長期施設に入ることになるかもしれないという事実に気づいていたのだ。

ロブは非常に斬新な考えを提案した。一人で生活したらどうか、と言うのだ。上腕より他は動かせず、ケガを負って以来ずっと両親と暮らしてきたデイヴィッドにしてみれば、そんな考えは想像することもできないものだった。彼はこのアイデアを却下はしなかったが、地域の自立生活プログラムに電話をかけたのはそれから数カ月後のことであった

自由になる

家を出ていくのは大変な問題だった。住む場所と何人かのフルタイムの介護士を見つけて、それらの介

護士を自分で管理しなくてはいけなかった。家具、彼のために改築できる家、吊り上げ機、そして庭師も見つけなくてはならなかった。けれど、一たび復活したあとで、彼はこれらのことをみな挑戦と見なした。

新しい場所に引っ越すことが一つの問題ならば、もう一つの問題は、両親を残していくことであった。二人は、この十八年かそこらをデイヴィッドの面倒をみることに費やしてきた。彼に青年時代を楽しむ自由を与え、その後、ここ八年は「引きこもり」の彼を支えてきた。彼は、自分は両親のもとに長居し過ぎてしまったのか、それとも両親は昔のように戻りたいと思っているのか、確信をもてないでいた。結局、両方とも事実だった。

幸運なことに、地域の統合生活支援センターがあり、それが助けとなった。デイヴィッドは、数ヶ月のうちに自分の居を構えた。

「まったく素晴らしくうまくいったよ。今はもう戻りたくないね。大変なことかもしれないけれど、そうする価値がある。この生活は、家族とのつながりに縛られずに、すべてをやることを可能にしてくれたんだ」。

デイヴィッドには、フルタイムで住み込みのパーソナルアシスタント（以下PA）が一人、パートタイムのPAが三人いて、その全員と正式な契約が結ばれている。労力のかかることだったが、デイヴィッドは、賃金台帳、タイムカード、予算管理、そして法律（ヨーロッパ労働時間条例、出資者年金など）の専門家になり、すべてを一人でこなした。彼は地方の公共機関と政府の運営する自立生活基金からの支払いを預金口座で受け取っている。比較的、費用はかかるが、超過分は利用者負担で、地域のケアホームも必要としないので、政府にとっては結局、より安くついているのである。

「状況を完全に管理したうえで、助手として人を雇っていることが本当に良かったと思う。彼らは、日常生活で私が自分でできないことをやってくれる。けっして私を介護するわけではないんだ」。

私は喩えを探し、そして、ＰＡの場合と違って、介護者が誰かの面倒をみることは、母と子の関係を思い起こさせるようなことなのではないかと言ってみた。つまり一方の側が単に世話をするだけでなく、支配してしまうかもしれないような関係だ。デイヴィッドは同意した。「介護者における母と子の関係、まったくそうだね。いいたとえだと思う。そういう関係になっていくのは実に簡単だろう。介護者に働いてもらったら、間もなくして、やって欲しくもなかったことをやってもらうことになるだろう。彼らはよかれと思ってするのだろうが、私のほうが彼らの望むことをすることになるだろう。何をするにしても、それをいつ、どんな具合に、どんな方法でやるかは、私が伝えるのでないといけないんだ」。

深刻化しつつあるのは、新規採用の問題である。同じ賃金を得るために、スーパーマーケットで職を得ることもできるのだから。彼は雑誌やインターネットに広告を出している。ＰＡと介護士の違いを熟知しているので、スカンジナビア人を好んでいる。現在のＰＡであるアネカは、ちょうど良いときにやって来た。彼女は二〇代後半で、心構えができている感じのする真心のこもった笑顔の持ち主だった。「私は、デイヴィッドの広告の出し方や、すべてをプロフェッショナルに行うやり方が気に入りました。人に何をやっているのかと聞かれたときは、彼が自分でできないことを彼のためにやっているのだと言っています。幸運なことに、彼は非常に明確に話し、自分のＰＡたちを容易に監督することができるので、自分がやりたい仕方で物事を実現させることができます」。

そうしたことは、単純で、些細なことにさえ思われるかもしれないが、そんなことはまったくない。通常、私たちは動こうと――お茶を飲んだり、出かけたりしようと――決めて、それを行う。行為は意図に従い、私たちは、問題なく、その行為を自分自身のものとして帰属させることができる。しかし、自分の意図したことが遅らせられたり、別のものにされたりしたらどうだろうか。この場合、その行為が自分自身のものだという感覚は弱まってしまう。脊髄損傷を負った人々は、行為を実行するのに別の人間を必要とするが、それでも意図と行為の直接の関係を感じ、起きたことの主導権を握っていると感じる必要があるのだ。

アネカは、もし自分がこの仕事を引き受けたら、デイヴィッドには何か引き換えに提供できるものがあると分かっていた、と語った。彼は、言語の面で、そして、いくつかの定時制の授業を取るにあたって、彼女に手を貸した。デイヴィッドは続けて言った。「私は、PAとして生活するようになったすべての人に、完全に私にかかりきりになってしまわないように、自分の関心を育むことを奨励している。まず、雇用者／被雇用者の関係から始めるんだ。最終的には親近感が湧くようになるが、その人を友達と呼べるようになるのは仕事を辞めてからだ。その区別を頭の中で立てているよ」。

アネカは同意した。「デイヴィッドは、私生活と仕事を区別することに本当に長けています。時間外で何か頼まれるのは、緊急の場合だけです。時々、私の時間を利用しないようにしているばかりに、デイヴィッドが一人で苦労していることがありますが、そのことを本当に感謝しています。定時になった瞬間にこの家から逃げ出さなきゃ、というようには感じず、閉じ込められたような気分になることなく二四時間ここにいられるのです」。

デイヴィッドは、自分の時間の大部分をPAの新規採用のために費やすことにもなりかねない。「毎年、定期的に求人しなければならないことが分かったよ。アネカは六ヶ月のつもりでやってきたけれど、十八ヶ月が経とうとしているんだ。そろそろ次に来る人に会う頃だ。最初はすごく恐かった。今は物事をうまく管理できているので、以前よりは少し面白く感じている。新しく来る人に会うのはいつだって楽しいよ。家のことが良く分かっているから、女性のほうがいいね。喜んで受け入れること、オープンでいること、自分が望むことについて明確であることが必要だと自覚している。始めるときは、これは私にとってよりもずっと、君にとって恐ろしいことに違いない、と相手に伝えるんだ。私はこういう変化に慣れているけれど、君にとっては大きな一歩だ。君が落ち着くために、私に何ができるだろうか、と」。

デイヴィッドは余裕をもってすべてを管理しているので、彼が自立していることに疑う余地はない。実家を離れるとき、彼は両親との絆を失わないように、大いに心を配り、最初のうちは欠かさずに一日に二回電話をかけた。彼は、両親が新たな自由時間に休暇をとったり、劇場に出かけるようになったり、再びアマチュア演劇をはじめたりしたことを喜んだ。デイヴィッドと同じように、両親は自由な新生活を喜んだ。どちらも喪失感を感じることはなかった。

事務的な問題

アネカがその場を去り、私は彼に、日常のケアで何が必要かを尋ねた。彼は、移動用のホイスト〔ワイヤロープの巻き上げによって荷を上げ下げする道具〕と、持ち運び可能な傾斜台一式を持っていた。とはいえ、一たびベッドにはいると、彼は「水から出た魚のよう」だった。自分で体を洗い、歯を磨いていたけれども、背が高いので、着替えは手伝ってもらっていた。十年かそれぐらい、尿留置カテーテルを着けていた。かつては、〔膀胱から尿を直接体外に排出する〕ドレナージを繰り返し断続的に用いていたが、膀胱感染症を患っていたことが分かったのだ。排便処理は五パーセントの時間を占める問題だった。

「それは日課の一部で、私はPAたちを訓練コースに連れて行くんだ。用手排便はすごく迅速だ。たったの二分なんだ。新しいスタッフはこれを乗り越えるべき困難と見なすけれど、私はこれを事務的な問題として処理しているよ」。

彼は簡単なことのように言ったが、もちろんそれは適切にこなされた場合の話である。私は彼の生活に伴う感覚について聞き取りを始めた。彼は、主に背中あたりの苦痛を伴って生活しているが、それは深刻ではなく、薬も必要ないと語った。

「ごくまれに、自分の足の指を感じることがある。けれど、どちらの足かを言うことはできるのに、どの指かを言うことはできない。損傷レベル以下に奇妙な感覚がまだらにあるので、九五パーセントは完璧に感じているよ。感覚は、脊髄ではなく、副交感神経系を通ってきているのかもしれない[4]。私がこんな言葉を使うのは、自分の身体に起こっていることにいつも興味をかきたてられてきたからなんだ」。

彼は、若干の痛みがあることをなかなか気に入っている。というのも、それは自分の身体とのつながりを感じさせてくれるからである。

「もし完全に断ち切られてしまったら、まったく何もなくなってしまったら、本当に奇妙だろうね。布団から腕を出して眠って血液供給が絶たれたら、腕の感覚がなくなる。それは、私がごくわずかな感覚を感じているその仕方とは、まったく異なっている。無感覚というのは、何もないということでは絶対にない。痛みは、それが位置づけられうるあいだは、実際に私に下半身のようなものを与えてくれるのだ。痛みがしつこいときは嫌になるけれど、損傷レベルより下に、どんな感覚もまったくなかったら、本当に妙だろうね。私は、針で突き刺されても何も分からないだろうけれど、足にある痛みは感じるんだ[5]。

私は足をあちこち移動させたり、触れたりすることにあまりに慣れてしまったので、足の感覚がないことを奇妙に感じることもない。ほんの少しでも足を移動させると、背中に突き上げてくる運動感覚があり、それを首や背中の高さで感じることができる。触れられても私は何も感じないけれど、少しでも動きがあればすぐに分かる」。

デイヴィッドは私に、彼が「取り柄」と呼んでいるものを見せてくれた。飲み物を手に取って、手首を自分のほうに伸展させると、通常は指をまっすぐにさせる腱の収縮によって、指が屈曲した。彼はこれによって、人工的な握り方を得ているのだ。「ちょうど良いところに指を収縮させるんだよ」。飲み物を取ろうと手を伸ばすとき、明らかに彼は転倒を避ける努力をしていた。

「最初の入院のとき、あらゆる種類のバランス練習をやったよ。最初私のバランスは最低だったけれど、何年も経つうちに大分ましになったので、目を閉じて手足を動かしても、空間のどこに腕があるのか分かる。このやり方を開拓するのにはしばらく時間がかかった。持っているすべての筋肉を使ってバランスを取ることを学んで、ボディ・マップを構築するんだ」。

しかしそれは、肘から下の動きのないボディ・マップ、親指から下の感覚はあてにならないボディ・マップである。腕の筋肉は弱く、胴体には使える筋肉はなかった。椅子に座ることは容易な選択ではなかったのである。

頭の中で生きること

デイヴィッドが読んだ私の本は、顔の相違がもたらす影響についてのものであった。その一つの章は、顔の表情が生まれつきない男、ジェームズに関わっていた。デイヴィッドはこの章からいくつかの文を取り上げた。

私は、私の人生の大半を、こういう信念と共に過ごしてきた——頭の中で生きることは可能だ。完全に私の頭の中だけで生きられる、と。……私は、自分の自尊心が低いことや、孤独感、仲間の中での孤立感というのは感じてきた。……「私」は今どこにいるかというのなら、私はゆっくりと私の頭から出てきているのだと思う。私がどこにいるのか位置を突き止めることが可能なのか分からないけど、完全に私の頭の中にいるとは思わなくなった。心の中だとすら思っていない。「心のままに生きる」という表現があるけど、私は心というものは簡単に思っていることや、感じていることを伝えることはできないと知っている。(6)

デイヴィッドは続けて言った。「頭のなかに住まうことについて、とても共感した。私は非常に大人しい性格だ。脊髄損傷とは関係なく、私はずっとそんなふうだった。だから私はあらゆる種類の感情の機会を逃している。逃していることを自覚してもいる。今やっていることの一つは、ボディ・ランゲージを使うことだ。もちろん、表現力を高めるためにね。歳を重ねるにつれて、良くなっている。人前で座って泣いたり、感情に揺さぶられたりすることができて、私は以前よりずっと幸せだ」。

ジェームズは、顔に表情がないためにジェスチャーや声を通じて感情を示すことも難しいのではないか、と私は書いていた。表情がないために、他の表現ルートがあまり発達しなかったのかもしれない。私は彼に身体表現を豊かに使って生きることを勧めた。何よりも、人とコミュニケーションを取ると、何か自分に戻ってくるものがあるからである。これまで見てきたように、四肢麻痺を負った人々は感情経験に乏しいことが示唆されている。デイヴィッドはそうした問題を自覚していた。

「私は、普段それについて考えているわけではないが、たくさんジェスチャーを使っているよ。あまり動けないので、動かせる部分は思い切り動かして、要点を強調するのに役立てている」。低く、威厳のある声を失っていなかったことも彼の役に立っていた。彼はジェームズの話に戻った。ジェームズの自己感覚やそれがどこに宿っているのかを議論するなかで、私はジェームズに、彼の自己感覚が頭のなかではなく、体や腕に宿っていくようになるとともに、彼自身が世界や他者に近づいていっているように思われると示唆することがある。デイヴィッドもまたこの点を取り上げた。「同感だ。身体の他の部分がまったくではないにしろ、ほとんど機能しないからこそ、この頭の中での生活といったものを意識しているんだよ。「もっと身体に宿ることができたなら、自分は世界の一部だともっと感じられただろう」というジェームズと同じ気持ちだ」。

デイヴィッドには、ジェームズと違って、運動の面で感情的なものにとどまらない制約があった。「身体を動かして何かをしているのが好きなんだ。何であれ、周囲で起こっていることに一層参加している感じがする。座って本を読んだり、考えたり、単にしゃべったりするだけでは、ある意味で不十分なんだ。それらに十分な意味をもたせるためには、身体を動かして何かをしている必要がある。「私のいるところ、私の内的自己」という意味での「私」を、頭の中から体へとひきずり出したいんだ。けれど私は、身体が物理的にどれだけ動くか、どれほどの感覚が得られるのかによって制限されている。自分をもっと外に広げたいのだが、それができないんだよ」。

彼はこれを悲劇ではなく、事実として語った。

「これはある部分では私の自己理解であり、ある部分では他者が私をどう見ているかという話だ。たとえば車椅子は私の一部ではない。それはズボンのように私にぴったり合っていないといけないし、使いたいと思うときはそこになくてはならないかもしれない。しかし、私の一部ではない。フラストレーションが溜まるのは、どんな車椅子もそれ自体、他人と自分との間の壁の役割を果たしてしまうことだ。人が私を見るとき、彼らはまず車椅子を見るものなんだ。

自分が場を取り仕切っているときに、人が車椅子に気を取られることなく、私と話し、私の話を聞き、私に反応するようにするのは、結構、得意だよ。それでも、車椅子は物理的に邪魔になる。これまで安楽椅子に座ったこともあるんだけど、とりたてて快適というわけでもないし、お尻への影響が心配になるんだ」。

魔法の杖などない

デイヴィッドは忙しい日々を送っている。十年間フルタイムで働いてきたので、わずかながら年金を受け取っており、それを障害者生活手当とあわせると生活するには十分だった。再び勤めに戻りたいとは思っていなかった。彼は、かなりの量のボランティア活動を行っている。社会事業監察局の監査員として障害者のために自立生活の調査を行っているのである。自立生活のための利用者手引きを執筆することにもしばらく時間を費やしていた。しかし、自分が得たものを与えて人の手助けをすることは、彼の生活の一部に過ぎなかった。両親と同じで、彼も演劇を愛している。自分で大丈夫だと感じる限り、できるだけたくさん旅行をしてきている。彼はプラハの利用しやすさ、スウェーデンの設備の進んでいることに驚嘆した。ストックホルムでは、何の問題もなく地下鉄の乗り降りさえした。ロンドンとは大違いである。それでもやはり、すべての旅が計画から実行まで一つの挑戦である。

コペンハーゲンで、彼はPAと自分の兄弟と一緒にホテルにチェックインし、後にチボリ公園で会う約束をして、一人で散歩に行くことにした。一時間かそこら、彼は電動車椅子で近所をぶらついた。異国の首都の通りに独りでいるという思いつきは、数年前には想像することもできなかった。彼はまた危険も好む。人にできるだけ背中を支えてもらって、前を向いてエスカレーターを下るのである。最近では、ウルトラライトプレーン〔超軽量動力機、最小の機体にエンジンをつけた飛行機で、ハンググライダーやパラシュートにエンジンをつけただけのタイプもある〕での飛行を始めた。

「私が自分もそうした状況に置くのが好きな理由の一つは、アドレナリンを出す機会が非常に限られているからだ。死にいたるぎりぎりの瀬戸際までいったことがあるから、この瀬戸際をもう一度探求したいと魅了されるんだよ。恋愛のようなものの機会が減っていることも、もう一つの理由だ。誰かに首ったけになる恍惚感がなくなってしまった」。

人がそのような恍惚感のために恋愛関係に入りこむのだとは考えたことがなかったので、私は驚いた。

「いや、そうではない。けれどその恍惚感は、恋愛関係から得られるものの一つだよ。脊髄損傷前、人に恋した最後のときを思いだせるよ。胸をハンマーを打ちつけられるようだった」。

私は、四肢麻痺患者の「感情経験の減少」が機会の不足から来ることもあるかもしれないと思った。クリストファー・リーヴは、何も起こらないときの「無感覚地帯」について話していた。デイヴィッドは同意した。

「今の自分は、言わば顔を上げて世界に向き合っている。脊髄損傷を負ったことは人生で最良の出来事の一つだと語った人々もいる。それに同意はしないが、自分であることが非常に快適だとは言える。今ではそうした人たちが何を言っているのかが分かる。脊髄損傷を負ってから、何人かの本当に素晴らしい人たちと出会ってきた。周囲に良き友や良き家族がいれば、人生はぐっと楽になる。この数年、特にここに越してきて、すべてを自分で管理するようになってからは自分でいることが楽なんだ。

　私は生活の中の様々なものを失って恋しく思っているが、そういうのはどちらかというと些細なものだったりするんだよ。歩いたり、走り回ったりできないことを寂しくは思わない。もうかなり長いこと、これらを恋しいと思ったことはない。恋しいのは、足の下で草が跳ね返る感じ、足の指のあいだに泥がめり込む感じなどのちょっとしたことなんだ。音楽を作ることができないのもさみしいね。ピアノは感情を表現するための一番豊かな手段だった。楽器をコントロールできないこと、演奏のために筋肉を協調させられないこと、運動を作り出す喜びを失ってしまったことが寂しいんだ。筋肉の記憶のようなものにふけり始める。音符を学んで、次にフレーズに進み、そして突然、個々の音符ではなくてフレーズが見るようになり、フレーズを演奏するようになるのは、どのようなことだったんだろうか。損傷の後の数年間、もしかしたら最初の五年にもなるかもしれない、何も演奏することができないということに、本当に苦しめられた」。

　今、デイヴィッドは、他人の演奏を聴くことに満足している。ひょっとしたら、彼のPAのほとんどが楽器を演奏していたことは偶然ではないのかもしれない。私たちが話していたとき、アネカは自分の部屋でヴァイオリンの練習をしていた。弦に彼女が指を走らせると、バッハの音色が家に満ちた。私は、もしチャンスがあったら、完全な運動と感覚を取り戻したいかどうか尋ねた。彼はしばらく考えた。

「まさか、取り戻したくないわけないさ。どうだろう、三〇年も経って、私は今の自分であることに慣れていると思うよ。今ある自分を失うことに対して、実際深い悲しみを味わわずにはいられないだろうね。とても妙なことになるだろうね。それを何とか乗り越えることはできるだろうが、脊髄損傷の結果としての愛や友情をすべて踏みにじっているような気持ちになってしまうかもしれない。そうした愛や友情を脇において、自分は人生の新しい局面に入っていたんだとは言いにくいだろう。今のままでそれなりに幸せなので、変わりたいと思う必要はあまり感じていない。最後に、私のなかの論理では、そうした変化を価値あるものとするほど十分な回復が私に起きることはない。魔法の杖を振ることはできないんだ」。

私は、もし杖があるとしたらどうするかを聞いた。

「そうであったとしても、分からない。ここまで来るのは大変だった。私が勝ち取り、落ち込み、助けを得てきた道のりにはあらゆる種類の壁があった。けれど、今の自分には結構、満足している。魔法によってであれ何であれ、変わる必要はあまり感じていないよ」。

彼の部屋で一緒に腰かけ、語らい、昼食を楽しみ、アネカの演奏を聴きながら、私は彼の世界に足を踏み入れ始めていた。ひょっとしたら、理解し始めていたのかもしれない。デイヴィッドはこの数年で多くの仕方で変化してきた。かつては化学者だった彼は、今や人文学の学徒である。何年もの間、できる限り自分の脊髄損傷を無視して、できる限り今まで通りで過ごした後、彼はそれに向き合い、探究せざるをえなくなった。それからのち、彼は強くなり、諦めて満足することを知り、自分の力で自分の家を作り上げた。私が去るとき、アネカが写真を撮りに出てきてくれた。車に乗り込むときに、一緒に笑っている彼らを見ながら、私は大きなぬくもりを感じた。

第6章　他の誰かであること

ハムのかたまり

「手術から意識が回復して目覚めたときに、僕が最初に考えたのは、もうできなくなってしまったことだった。未来が僕のために残しておいてくれなかったものだ。他のリハビリ中の人たちを見ると、歩いている人も座っている人もいる。そして、最初のうちは自分のことで頭がいっぱいになるんだ。僕は家族をつくらないだろう。自立することもないだろう。誰か他の人が、僕の排便の世話をして、僕をベッドに連れて行き、僕を洗わなければならないのだろう、と」。

二〇〇〇年五月、二〇歳代のイアンに脊髄膿瘍ができた。彼は歩いて病院まで行ったが、不幸なことに、首への圧迫を緩和する手術の際に脊髄が損傷を受け、四肢麻痺になった。車線からはみ出して運転したわけでも、酔っぱらって階段から落っこちたわけでもないという事実は、事態を一層困難にした。まだ入院していた彼に会ったとき、彼は丸一年もの間そうした事実に苦しんでいた。また自分と他人の両方に対する見方も、過去には考えることができなかったような形で変わっていた。

「日々を送るにつれて、僕はある程度ラッキーなんだと気がつきはじめた。僕はC７の四肢麻痺だけれど、いくらか腕が動くので、色んなことが自分でできる。感覚が少しだけあるので不完全型なんだ。胸と右足の外側の二本の指にもいくらか感覚がある。最近、ふくらはぎの内側にも感覚が戻ってきたんだ。ついてないことに、戻ってきた感覚のほとんどは痛みだけどね。ふくらはぎをひっかくと痛む。他にも少し痛みがある。排尿処理するために、間欠的にカテーテルを使っているんだけれど、カテーテルを引き抜くときに、かなりの感覚がある。すごく痛いけれど、それは良いことなんだ。以前は完全に無感覚だった。痛みは何とかなることだし、自分が生きているということのあかしなんだ。

最近、足の指を動かし始めた。何も意味がないし、僕が歩けるようになることを意味するわけでもない。それが示しているのは、一つ二つの神経細胞が機能しているということだ。だけど、この運動は僕を身体に結びつけてくれるので、これができて良かった。歩行器の中に入るのと似てるよ。歩行器に入るのも気分がいいし、そこから色んなものを見おろすのも良い。僕は自分の背の高さを忘れていたからね。骨密度のためにも良いらしい。だけど、理学療法士や他の人たちに、僕がどれくらい背が高いのかを見せられるのも気分がいいよ。

僕は、請負で働く電気技師だった。自分で運転して仕事に行って、毎日屋根裏をはいまわっていたよ。誰にも手助けを頼む必要がなかった。それを特に誇りに思ったことはなかった。日常の一コマでしかなかった。今こういうことはみんななくなってしまった。

夜、何が起こったのかを考えながらベッドに横になる。一番やっかいな時間で、誰か別の人間になったような気がする時間だ。だって、設定値《パラメーター》が変わってしまったんだから。今はずっと制限された視野で考えている。もう、「あれができたらいいな」とは思わない。できないって分かっている。そんなことを考えると、自分を苦しめるだろうと分かっているんだ。回復をあきらめてしまったという意味ではないけれど、それがありそうにないのは分かっているから、できることを精いっぱいやるさ。自分の足に触ったり、ベッドに横になって、腕で自分の足を持ち上げて、これが自分の足だと見ているとき、僕は、その位置を変えると体のバランスが変わるという意味でしか、それを感じることができない。ハムのかたまりを拾い上げるみたいなんだ。人間のものじゃない感じさえするよ。

過去に自分の体にもっていたプライドは、手放したよ。自分の腹筋をコントロールできないから腹が突き出て、僕はまるで小さな仏様みたいに見える。これには大分まいっている。身体の形を変えてしまったんだ。これには悩まされる。身体を鍛えようとは思う。車椅子に乗っている他の人たちの体型を眼にする。その姿はまさに僕で、自分もその体型をしているんだ。だけど鏡に映った自分を見ると、これは自分じゃないと思う。

僕は赤ちゃんみたいなものだ。必要としている物理的な助けだけでなくて、考え方の話でもあるんだ。あんまり助けが必要なものだから、始終助けてくれるように頼まなければいけない。すべて、自立することの話に戻ってくるんだ。感情的にも同じだ。すぐにものすごく腹を立ててしまうんだよ。ドアを開けてもらったときの親切に対してすら腹を立ててしまう。母には「助けがいるときは自分で頼むよ」って言い続けている。継父は、車椅子を押して色んな所に連れて行こうとしてくれるけれど、もし彼が何かにぶつかったら、僕はふっとんでしまうだろうから、それもかえって危険なんだ。自立したいよ。意外なことに、自分で思っていたよりもプライドが残っていたのだと分かった。排便ケアや、寝返りのために夜起こされること、全面的に他人に依存していることによって、自分の自尊心は崩れ去ったのだと思っていた」。

違うルールの違う世界

私は、排便管理のように行われなければならないことを自分自身から切り離して考える方法はなかったのだろうかと思った。

「痙攣とか、目に見えるものが重要なんだ。この発作のせいで、しょっちゅうベッドやイスから放り出されたけど、今ではバクロフェンポンプ〔筋肉の緊張をやわらげる薬剤バグロフェンを持続的に髄注するため体内に植込まれたポンプ〕を使っていて、すごく助かっている(1)。いちばんひどかったのは、ベッドに入れてもらっているときに足が痙攣を起こして看護師たちを蹴ってしまうときなんだ。僕は看護師を蹴ってしまうんだけど、やったのは僕じゃないので、「本当にわざとじゃないのね」と言われる。けれど、自分で制御できる行動ではないんだ。僕がやったことではないんだよ。痙攣をどうにかしようとして脚にわずかな疼きが生じることはある。けれど、自分でどうにかしようとしていようがいまいが、誰か他の人間に動かされているみたいに、どうすることもできない。そんな痙攣状態にある自分の脚を見るのは、本当に奇妙だ。それらを自分の脚として認識しているけれど、コントロールできない。腸に関しては、自分ではないとは言えない。反対側を向いて、何が起こっているのかを見ることができないのはやっぱりすごく嫌だよ。今、排便処理は自分でしているよ。後ろが見える鏡を使っているけれど、見ているんだから自分とつながっているんだ。これも自分で自分の体を制御する一つの方法なんだ。

以前にはしょっちゅう夢をみた、悪夢を。今では、ようやくなくなった。日曜日に車椅子でサッカーの試合にいるんだ。子どもたちがボールを蹴っているのだけれど、そのボールが自分に向かってくる。蹴るために立ち上がろうとするんだけれど、衝撃を感じる。立ち上がろうとしてもできない。そして目が覚めるんだ。同じことが別の状況でも起きる。僕はよく商船に乗っていて、〔夢の中でも〕船に乗っているんだけど、それが沈んでいくんだよ。逃げようとしても椅子から立ち上がることができない。こういう夢には沢山のシナリオがあるけれど、いつも同じ結末なんだ。

以前は目が覚めると足の指を動かそうとしてた。今はしない。僕の両足は切断されて、ないのと同じだよ。たとえば、僕は足から何も感じない。自分で足指の爪切りをしないように注意されたよ。だから思わずやってしまったけれど、爪を切って、何も感じないまま、血がでているのが見えるんだ。奇妙な経験だよ。自分の肉体を切って、そこから血が流れるのを見ながら、何も感じないでいられると分かるなんて。自分自身を傷つけてなおかつ痛みを感じないとは、驚きだよ。

脊髄損傷を負っているということは、違うルールの違う世界なんだ。僕はただ、そのルールが何なのか分かっていれば良かったのにと思う」。

初期の段階で、少し感覚があり、新しい身体と新しい運動を探究していたにもかかわらず、イアンはもどかしさを覚えるようになった。

「損傷のあと四、五週間、僕は意識がしっかりしていて、動きたくてたまらなかった。初期の進展は、本当にゆっくりだ。最初は本当にのろいんだ。脊髄損傷には数えきれないくらい多くのものがついてくる。たとえば、筋萎縮がそうだ。一週間かそれくらいのうちに、痛々しいくらい異常なほどに痩せてくる。仲間の一人は倉庫業者で働いていたけれど、今では棒きれのような腕をしている。

それにもかかわらず、身内の人間たちはいつも、無理だろうと言われているときでさえ、自分の息子、「自分のぼうや」は、何かを取り戻せるだろうと言うんだ。まるで、やる気でどうにかできるというようにね。そうではないってことを教える親切は、残酷だよね。一週間かそれくらい前に病棟に来た十九歳の若いやつは、ギタリストだった。音楽は彼のすべてだった。彼はケガを負ってからずっと、二本のギターを持っていた。上等なのを一本と普段使いのを一本。十中八九、もう二度とギターを弾けないだろうと言われたんだ。彼は落ち込んで、何日も泣いていたよ。そしたら先週、シスターがベッドから一本ギターを取り上げて、物置に入れてしまったんだ」。

シスターは善意でそれをやったのだが、そのタイミングは残酷だった。イアンは、それがあまりに早い切り替えだと思ったのだ。「世界の終わりじゃないって気がつくのには、時間がかかるんだ」。

新しい身体に慣れるのに時間が必要なのとちょうど同じように、自分の世話をするのに必要な新しい動き方を習得するのに時間が必要なのは明らかだ。昔から、習慣は一生続く、と言われる。運動パターンは、ひとたび発達すると、何年も同じであり続ける。歩き方、靴ひもの結び方、あるいは筆跡といったものは、確立してから何年も何年も考えられることなしに用いられてきたものである。プロのゴルフ選手がスイングを変えることの難しさは、こうした習慣の修正がいかに困難であるかを示している。

脊髄損傷のリハビリを受けている人々は、移動するため、食べるため、書くため、着替えるため、そして自分の膀胱や腸の世話をするために、学ばなくてはならない多くの運動や習慣に直面させられる。ただいすに座ってバランスをとること、頭をコントロールすることにも、努力や集中力が必要な場合がある。これらはまた弱った筋肉で行なわれ、さらにバランスをとる場合には、首から下の筋肉がほとんど、あるいはまったくない状態で行われる。そのうえ、これらはすべて、ケガのあと、まだ弱っているときに行われなければいけない。イアンは、しばらくの期間、これらの問題に頭を悩ませてきた。

「修得するのに長い時間がかかるものもある。たとえば椅子からベッドへの移動とかね。以前は、板を使って移動するのに、かなり長い時間がかかった。今は、板を使わずに、ほとんど何も考えないでやっている。けれど、このレベルまで来るのに一年近くかかったよ。身体が安定して、筋肉群が落ち着くと、少しは上手くできるようになる」。

彼にとって最も難しかったことの一つは、姿勢筋なしで椅子に座ってバランスを取れるようになることだった。多くの人がイアンの手が機能するのを見て、彼は四肢麻痺ではなくて、損傷レベルが下のほうにある下半身不随だと思った。このことが事態をある意味でより困難にしていた。バランスと運動が困難なのは、単に力が弱いからではない。体の感覚がないため、彼は目を向けて自分がどこにいるのかを見なくてはならない。光の加減が悪いと、自分がどこにいるのかよく見当がつかなかったので、車椅子で動くのは難しい。自分がまっすぐで安定しているのかどうかを知るために、彼は壁の一点を参照して自分の位置を特定し、そこからすべてを割り出さなければならない。

「歩道の縁石に上ろうとするときや通りを渡ろうとするとき、僕は車椅子を押している人をとめなくてはいけない。そうしないと、自分がいつ動くか予測できなくて、世界や車椅子とのバランスがすごく崩れる可能性があるんだ。車椅子から落ちてしまうこともあり得る。暗い中を車椅子で進むとき、椅子の中で自分の上半身がどこにあるかがなんとなく分かるように、肘は自分の脇につけたままにしているんだ。こわいよ。最初はそれが分からない。頭で理解するには何ヶ月もかかるんだ」。

会話の間中、イアンは腕や肩のみならず、椅子の中で全身を使って身振りを交えていた。話すとき、ほとんど無意識に車椅子を前後に揺らしていた。そして、車椅子の前輪をあげ、少し後ろでバランスを取って、どうやってバイクがするようなウィリーするのかを見せてくれた。印象深いのは、これをやったとき、彼の両眼が自分の正面の壁を凝視して絶対に動かなかったことである。揺れるとき、彼はこの領域から世界内の自分の位置を参照することに全面的に頼っていたのである。

「縁石に乗り上げるとき、自分が空間のどこにいるのかを知るために、一つの対象に眼を固定しなくちゃいけない。縁石に上るとき、一連の滑らかな動きでやってみようとしている。これをやるには能力と、誰にも監視されないでやる自信が必要なんだ。前に進まなくてはいけないし、一度上に上がったら、頭と首が前に行ってしまうのを防ぐために、また前に進み続けなければならない。店にあるエスカレーターと同じだよ。これをやるのは大好きなんだ。おかしいと思われるだろうね。上りは簡単だ。車椅子を進ませ、素早く手すりを握る。手すりが動いたら手すりに引っぱっていってもらう。下りは後ろに進んで素早く手すりをつかむ。いいストレッチだよ。車輪が下り口につっかえると、下りは危ない。車輪が急に止まって、前に飛び出してしまうかもしれないから。これは難しいよ。エレベーターも使うけれど、人の反応が好きなんだ。僕は自己顕示欲が強いんだ」。

自己顕示欲。誰もそれを否定しはしないだろう。私に語っているときでさえ、彼は最初の頃の絶望から、自分の新しい身体を引き受け、それを楽しむ覚悟ができた状態まで変容してみせた。彼は人生の喜びを取り戻していた。

発見の旅

習得が困難なのは、車椅子の動きだけではない。排便と排尿にも、同じくらいの時間がかかる。

「間欠的カテーテルのことだね。結局、ベッドの上に漏らすこともあるよ。日常的に安全にできるようになるのに、何カ月もかかることがあるんだ。これをやり始めた最初のとき、尿路感染症になった。看護師のジャッキーに、大目玉をくらったよ。僕は自分なりに最善を尽くしていたから、手も洗ったし、見せてもらったようにやったのにどうしてこうなったのか聞いたんだ。そしたら、あなたのテクニックは最低だって。それが僕に耳を傾けさせる唯一のやり方だったんだ」。

彼は、セッションでやり方を見せてもらい、指示どおりにやった。ところが彼には、正しい順序とタイミングに必要な新しい動きをする能力が、身体的になかった。自分の頭を弱った首でコントロールし、いすの上でバランスをとりながら、力のない手と肩でカテーテルを膀胱に通し、さらに自分のやっていることを見るという課題もある。これらのことは、彼の最善の努力を超えていた。しかしそれからゆっくり、一日に数回これをこなして数か月を経た後に、彼は自分のやり方を見つけた。

「カテーテルの蓋を取り、潤滑剤を開け、包みを分けて便所に置く。小さなチューブを一つ出して、カテーテルを取り出すあいだ、それを口にくわえる。足をひきずって車椅子まで進み、ズボンを脱いで、出すものを出す。チューブとカテーテルをつなげて、カテーテルを通し、トイレの上に置く。認知的困難が脊髄損傷の一部なのかどうか知らないけれど、これほど簡単にできるようになるには六ヶ月もかかったよ。手順を忘れたり、カテーテルを引っこ抜くと、まだ尿がぼこぼこと出てきたりすることもあった。今ではめったに手を洗わない。それほど簡単なテクニックなんだ。それでいて感染症はないよ。

排便処理も同じで、発見の旅なんだ。二週間、つまり十四回で、何をすればいいか、分かったような気がするだろう。けれど、それでもアクシデントは起きるし、もっと下りてくるかどうかも分からないものなんだ。六ヶ月が経って、今は簡単にできる。終わったかどうかも、自分の身体がどうしたがっているのかも、分かる。手袋をはめて、指を中に入れ、排便を促すために指を動かさなくてはならない。少し待っているともっと降りてくる。刺激しすぎると、下りてくる量が多すぎる。いつも便秘なんだけれど、そのほうが都合がいい。排便処理が楽になるんだ。説明も受けたし、何度も自分でやっていたのに、それでも数ヶ月かかったよ。こういうことはみんな時間がかかる。実践的な側面が重要なんだ。

二本の指と尻が麻痺しているときに排便処理をすることを想像してごらんよ。宝くじみたいなものだ。排便処理をするとき、ポータブルトイレに座って、足まで上体を伸ばさなくてはいけない。けれど、そうすると、前に屈むことになり、とても不安定だ。前に落っこちてしまうかもしれないから、落ちないように目の前の洗面台か壁にもう片方の手をついていなければいけない。前に行き過ぎたときに自分を止めてくれる姿勢筋がないだけに、特に長い道のりに思われる」。

彼はまた最初にブレーキをかけることも覚えていなければならなかった(2)。

「最初のとき、座薬は使っていなくて、何時間も便所に座って、何も出なかった。すると、後になって漏れてくるんだ。今では、座薬を入れていて、それについて何とも思わなくなった。だけど、椅子が左右のお尻のほっぺたを押しつけるせいで、かなり難しくなるんだ。すべりやすいから、何度も座薬を落としてしまう。可笑しいよね。

これはベテランの看護師でさえ、きちんと分かっていないことなんだ。特に、トイレを空けて欲しいと思っているときなんか、そうだね。用を足して、それからシャワーできれいに洗うのに一時間かかることもある。ちょくちょく問題が起きるので検査を頼むんだ。自分の体を知り、身体と調和するには、長い時間がかかる。普通の生活では、人々は自分の体に耳を傾けていないんだよ。

今では、カテーテルをいつ膀胱に入れる必要があるのか分かる。通常は、四時間ごとにやるのだけれど、そうしない場合にも、膀胱がいっぱいのときに知っておくべきことが分かった。下腹部の左側の、かすかな感覚、ただの弱いうずきなんだけれど、それがサインなんだ。膀胱がパンパンな感じではないんだけれど、以前には感じなかった、はっきりとした感覚がある。

そうやって、僕は自分が省みないできてしまったもの、自分が育んできたものについて考えているし、楽しんでいる。飲むものを制限して、午後四時までは放っておこうとする。その時間になるとその感覚があって、カテーテルを通すと、ちょうど百ミリリットルしかでない。だから、この感覚が何に頼っているのかよく分からない。ある意味で、これは脊髄損傷を端的に表しているんだ。ほとんどの人が考える必要のないことや当たり前に思っている多くのことを、僕は考えなくてはいけないんだよ」。

ツボ

これらの多くは悲観的に聞こえるが、イアンがさりげない見事なユーモアの感覚をもっていることは、その語り口から明らかだった。

「たいていのときは楽だよ。辛くなるときもあるけれど、痛みがひどいときだけだ。時々ひどくなって、皮肉っぽくなるけど、たいていは標的は自分だ。たとえば、看護師が僕の排便処理をするときは、いつも可愛い子なんだよ。これがやりきれなくて、更衣室や病棟での冗談がやりすごす方法だと分かった。自分のことをさらけ出すことになってしまうかもしれないけれど、折り合いをつけるための唯一の方法が冗談なんだ。病室でも同じだよ。ここの病棟でやっているような類の冗談を外で言うなんて、夢にも考えられない。痛みがひどいとき、ユーモアは辛らつになるし、たいていは自分に向けられる。それから、今夜みたいに町に繰り出して、何杯か飲んで、クラブで女の子と戯れる。そういう夜を過ごすと、人生って耐えられるもんだよ。

妙な話だけど、車椅子の人間がツボの女性もいるから、口説かれるぞって言われたことがある。本当にそうかもしれないよ」。

それは、車椅子の男性があまり危険ではなく、害がなさそうだからではないかと思った。そうだけど、いつもそうというわけではないし、気づいたときにはもう遅いってことがあるんだよ、とイアンは――眼を光らせながら――説明した。

「車椅子の男が酔っぱらって、女の子も酔っぱらって、それで事が起きるっていうこともあるよ。ケガしてから、そういう経験があった。バイアグラが役に立つ。ないのは、たった一つ、感覚だ……だけど、物事のやり方は一つじゃない。相手のニーズに合わせられるようになるんだ、すばらしいよ。若い男の目的は、オーガスムに達することだ。歳をとってくると、相手のことのほうが大事になってくる。これについてあまり「新人類」的な言い方はしたくないのだけれど、射精したとしても、喜びの多くは、いつだって相手の喜びのなかにあるものだし、それはこれからも同じなんだ。親密さの感覚はまだあって、脊髄損傷のために、もっと強くなったかもしれない」。

性的な魅力は、彼と彼の自尊心にとって重要だったが、彼は何かしらより深いものをほのめかした。

「僕にとって最も悲しいことの一つは、脊髄損傷が個人的な人間関係にまで及ぶときなんだ。最近になってやっと、本当に信頼している人と意見を交わすようになった。人に会うとき、その人が僕を好きなのは、僕が車椅子だからだろうか。車椅子だからといって人を好きになることはできないよね。今ではできないこともあるし、できることもあるけれど、それぞれ同じくらいあるわけではない。おさまらない不安がある。パブへ行くと、好きな人がいて、彼女も僕を好きなんだ。車椅子を見るのが嫌だ。すごく無力な気分になるんだ。彼女はいつも僕を安心させようとして、問題じゃないと言ってくれる。だけど、僕が自分自身を安心させる必要もあるんだ。

将来について考えている。道の外れの平屋の中の一人ぼっちの男を思い描く。レースのカーテンの向こうでは雨が降っている。文字通り、それが僕の人生の終わりになるだろう。僕の兄弟の一人は、何年か前に自殺した。男は助けを求めて泣いたりしてはいけない、やることをやるだけだ。彼は、取り返しのつかない最終手段を選んだ。どうしてそんな決断を下したのか、僕には永遠に分からないだろう。その理由を考えたよ。僕の母には三人の息子がいるけれど、一人は癌で死んで、もう一人は自殺した。だから僕は母が生きている間は自殺できなかった。以前はずっと、なぜ、どうして、と知りたくて、気に病んでいたけれど、結論は出ない」。

痛みは友達

イアンは、数回にわたって、ひとしきり話をしてくれたが、痛みについては何も語っていなかった。彼が痛みのためにいくつかの薬を使っていること、他にも多くの薬を試していたこと、そして、現在、脊髄そのものの近くにゆっくり薬を送る硬膜外ポンプを用いていることも私は知っていた。痛みについて語っていなかったのは、痛みを表現できなかったからなのだろうか。あるいは、私がそれを想像できるわけがないと思ったからなのだろうか。結局、私は自分から尋ねた。

「体の痛みは、両手、下肢、それに、両方の足にある。損傷レベルの関係で、手は全体的に痛い。痛みはやってくるんじゃないんだ。毎日二四時間、一年中、四六時中そこにあるんだよ。大体いつも無視できるけれど、痛みがそこにあるのは分かっている。心地よいと、あるいは、友達だと言ってもいいくらいだ。

痛みがそこにあるのが分かって、それが自分の身体とのつながりを与えてくれるんだよ。だけど、こいつが腹を立てているときは、うんざりさせられる。それが十二時間、二四時間、三六時間……と続くこともある。この週末、一回耐え抜いたところだけれど、我慢できないくらいだった。

痛みは、お尻と下肢から始まる。内側が熱くて、針が出てこようとしているみたいなんだ。足は、まるで誰かが自転車の空気入れで空気を入れているような感じで、今にも破裂してしまいそうに膨らんでいるように感じるんだけど、妙なことに、見おろしてみると普通の大きさなんだ。少なくとも二倍の大きさに感じるのだけどね。頭がおかしくなりそうだよ。ベッドに横になっていても変わらない。一番ひどいのは、ひざの裏から上、尻や腰にかけてだ。尻や足首なんて、気が狂ってしまいそうだよ。尻は、本当に熱くなっていて、潰瘍ができているに違いないと思うのだけど、でも実際にはそういうわけじゃない。同時に、下肢が氷のように冷たくなっているように感じるんだけど、触ってみるとそんなことはなくて、ただ感覚がないだけで、それでいて痛い。

何をしても良くならないし、悪くもならない。ベッドに入ってうつ伏せや横向きになろうとする。それで状況が良くなるという確信はないんだけど、痛みに対して何かできるような気分になるんだ。つい最近、椅子から降りられるようになった。ナースステーションに行って、看護師たちと自分に、お茶を入れる。手で何かをしている間は、ほんのちょっと楽な気がするんだ。静かに座っていると、と単に痛みが戻ってくる。

ただ耐えるより他にない。僕は、皮膚パッチ、トラマドール〔オピオイド鎮痛剤の一つ〕やカルバマゼピン〔てんかんや向精神薬として使われる薬の一種〕、そしてポンプで痛みを管理している。けれど、それらを使っていても、ひどいときにはひどい。気を紛らわせてテレビを見ることもできない。これが起こってから、ここに来てからずっと、見ることができない。起きて、外に出て、一服して、何とか気を紛らわせようとする。こうなってから、快適な夜が一度もなく気が休まることがない。いつも痛みがあって、僕は動くことができない。夜中になると何かしら違和感が出てくるんだ。それはけっしてなくならない」。

たとえば、朝の一番始めなどに、目を覚まして、何が起こったのかを忘れているときはないのかと尋ねた。

「ないね。夢の中でさえないよ」。

身体に何の感覚もないにもかかわらず、痛みがあるなんて、本当に奇妙に違いない。

「僕は、つながりを得るために自分では何もすることができない。けれど、そうやってつながりがないにもかかわらず、すべてを意識していなくてはいけない。というのも、あらゆるものが僕に、僕の思考と観察にかかっているんだから。たとえば、手を伸ばすときは、バランスがかなり悪いので、転倒の可能性があることを意識していなくてはいけない。自然なことではないから、僕はいつだって意識しているんだ。自分の脚をつねっても何も感じない。痛みがつながりなんだ。痛みは友達なんだよ」。

イアンは痛みと脊髄損傷と共に生きるという比較的新しい経験のために弱り切っていて、風変りなガールフレンドより他のことにかける時間がなかったのだろう、と思われるかもしれない。けれど、そうではなかった。彼は夏に病院の中庭の一つに鉢植えを置き、花が育ち、自分のイチゴが熟すのを眺めた。それ以前に育てたことがあるのは大麻だけだと話してくれた。彼はこの空間、病棟の小さな中庭、彼の中庭を清潔に整えて、煙草の吸い殻などないようにした。さらに、彼は病棟の他の人たちの世話を始めた。上頸部損傷を負うある男性のために、長いワイヤと洗濯バサミでシガレットホルダーを作った。これで、この男性は自分の煙草を支えることができるようになった。病棟で、彼は長老となり、尊敬される人間になった。

退院

病院での一年の後、イアンは外で直面することを心配していた。何回か外泊したとき、アクセス面での物理的な障壁は乗り越えがたいものだった。私は、きっと良くなっていくはずだと彼を安心させようとした。

「十分に変わることはないと思うよ。社会の中で、僕らはそれほどちっぽけなグループだ。設備があるときは、再び社会の一員になれたようないい気分になるよ。最近、病院の玄関をうろうろしていたら、ちょうど新しい庭がオープンしたところで、それについてどう思うか聞かれた。僕は、否定的になりたくはないけど最低だ、と答えた。病院の正面玄関には玉石が敷き詰めてあって、車椅子やベビーカーは通れない。びっくりしたよ。駐車場と分離するための縁石もない。そして敷石はジグザグに配置されているから、目の悪い人が目で見たり杖を使ったりして、それに沿って歩こうとしたら困ってしまうだろう。

新しい彫刻展示の中央に立つ五つの大きな石は、触れるようになっているはずだけれど、車椅子では近づけない。病院に入っている障害者への配慮のなさに、本当に唖然とするよ。初歩的なことだ。車椅子の人間が利用することは考えていなかったと言うんだ」。

脊髄損傷から回復しつつある人の生活のメインイベントは、退院日である。その人が身体的にも気持ち的にも準備ができているかという問題から、あまりに長い入院生活は非生産的で、依存につながりかねないという問題まで、医者や看護師、作業療法士が考えるべきことはたくさんある。さらに、すべての人の背後にリハビリを待っている別の人がいることも気にかけられなければならない。イアンに退院日が言い渡され、その日が過ぎた。

「半年後かそれくらいに退院するよう言われた。医者には「いつまでもここにいることはできないよ」と言われたんだ。退院はしたくてたまらなかったけれど、安全だと感じられるまでは嫌だった。あるシスターは、僕がベッドを一つ占領しているから、出ていってほしがっていた。僕には個人攻撃のように感じられた。ホームには入れなかった。病院の関心は、人を病棟から送り出すことにあって、最終結果にはないんだ。一たびリハビリを終えたら、興味を失うんだ。いったん出てしまえば、地域社会とのつながりがある、建て前ではね。だけど、本質的には自分は一人ぼっちだろうと分かっていた。脊髄損傷の経験が初めてじゃない人なんていない。病院は、僕を追い出そうとするのが早すぎた。今は、準備万端だけどね」。

これは数ヶ月前のことだった。彼は、国の健康制度がどのように機能しているのか、どうやって自分に適用させるのか、ほとんど分からなかった。住む場所を見つけて、もらえるはずの補助金を手に入れるまで、ややこしい手続きを踏まなければならなかった。彼には何の手がかりもなかった。

「僕が入院したとき、この制度がどう機能しているのかを説明する手間を取ってくれる人がいなかった。僕はOT（作業療法士）が何をする人なのか知らなかった。今は知っているよ。できるだけ自立した生活を家で送れるようにしてくれるんだ。理学療法士は、手の運動機能を担当してくれる。つまり、手や筋肉が動くようにしてくれて、OTは、手の使い方を教えてくれる。関節が動き、筋肉がつくようにしてくれる。理学療法士は、感覚のない手でどうやってカップを使うのか教えてくれはしないけれど、OTは教えてくれるし、着替えの仕方も教えてくれる。

前に、理学療法士が彼らの仕事、つまり、利用できるものを再利用して、残されたものを最大限に生かすためにセッションするのは、どちらかと言うと簡単なのだと教えてくれた。彼らは、患者が回復しているときに一緒に時間を過ごすんだ。作業療法士は、それを受けて、現実世界に応用しなければならない。彼らは、一方で、障害者を無視している世界の中で、患者たちができるであろうことの限界を教えながら、他方で、環境にできるだけ上手に対処できるように患者を励まし、方法を伝授し、能力を与える、という困難な道を進まなければならないんだ」。

自分から退院したくなりつつあったとき、イアンは第三の心強い味方、ソーシャルワーカーについて学んだ。病棟には、脊髄損傷の患者のニーズを熟知した二人の優秀なソーシャルワーカーがいたが、間もなくして、彼はそうした知識の欠けた住宅課に困らされることになった。

「ダブルベッドが必要なんだ。欲しいんじゃなくて、必要なんだよ。着替えたり、移動したりするためには、ダブルベッドが必要。病院の中では、落ちたら助けてくれる人がいるからシングルでもいい。一方に車椅子、もう一方にポータブルトイレかシャワー椅子が必要だから、二部屋必要だ。けれど、住宅課やこのソーシャルワーカーは、僕が独身だから、一部屋のアパートじゃないといけないって言うんだ。引き出しタンスも必要だし、車椅子のスペアを置く場所も必要だ。だから僕は一部屋のアパートは辞退した。OTたちはここでの問題に気がついているのだけれど、それを住宅課に理解させることができない。僕が知っている限り、退院する人たちはみんなこの問題を抱えている。僕は手があるから、四肢麻痺者にしては運が良いよ。手がなかったら、二四時間介護が必要だっただろう。シンプルな革ひもを手にかければ、自分で食事をすることができるんだ」。

彼は、下半身麻痺のグループと一緒に水上スキーをやっていた。自分と同じ四肢麻痺のグループと一緒にやるのではなく、下半身麻痺の人たちについていこうと頑張っていた。

「自立しようと、死に物狂いで頑張っているよ。病気じゃない限り、誰の手伝いも必要ないし、欲しくない。このことを住宅課に分からせなくてはいけないんだ。小さなベッドから落ちるというなら、呼び出しボタンを持つこともできますって提案するんだよ。けれど、サポートネットワークは頼りにならない。母親は歳をとっているし、いずれにしろ時間がかかりすぎるから、誰かが僕のところに来てくれるまでに床ずれになってしまうよ。彼らに、脊髄損傷が何を意味しているか知っているのか聞いたら、知っていると答えた。けれど分かってないのは明らかだよ。

　記入用紙を渡されるんだけど、最初は記入用紙に書き込めない。痛みや膀胱、バランスを取ることにすっかり気を取られてしまって。何ヶ月も、記入用紙を仕上げることができなかった。車椅子に座っていることなんてまったく些細なことだ。もしも、排便、排尿、性機能、痛み、色んなものへのアクセスがないこと、移動手段、パブでカウンターが高すぎるときの問題がなければ、車椅子に座っていることは我慢できる。やがて一本の藁が駱駝の背骨を折ることになる〔英語の諺。「最後の藁が駱駝の背骨を折る」とも言う。駱駝の背中に藁を積めるだけ積んでいった場合、ついには一本の藁でも追加すれば、駱駝の背骨が折れてしまうことがある、という意味。「過ぎたるはなお及ばざるが如し」に近い〕（残念だけど、ぴったりの表現だよね）。そして身体的な問題だけじゃないんだ。感情的な側面もある。「彼、砂糖を入れるかしら」症候群がひっきりなしに起こるんだ。[3]

　今、住宅協会を追いかけて、住宅課とそこのソーシャルワーカーと交渉しなくてはいけないんだけど、僕が患者であることを理由に直接に話をしてくれない人がまだたくさんいる。かといって、ここの職員がしてくれるわけでもない。僕が会いに行ったソーシャルワーカーの責任者は、共感することに長けていた。僕は腹を立てていたけれど、彼女は五分もしないうちに僕を落ち着かせてくれたよ。そこまでは彼女の計画通りだった。僕は小さなアパートを見に行った。一九六〇年代に、健康な独身者用につくられた、最低基準のアパートだった。そこに四肢麻痺の人間が暮らせるわけがないよ。

　この二、三ヶ月、退院の準備はできている。ある日、電車でエクスターに行く用事があって、駅に行ったら、自律神経の反射異常が出た。損傷より上の範囲に、どうしようもない汗をかいて、膀胱の中が煮えたぎっていた。カテーテルが詰まっていたので、駅で洗い流そうとした。もしも電車に乗っていたら、反射異常は一層ひどくなって、血圧が急上昇して、卒中を起こし、ピクリとも動かなくなっていたかもしれない。何が何でも行きたかったけど、そうすることはできなくて、引き返したんだ。そしたら十分と経たないうちに、異常はおさまった。膀胱の痙攣だったって気がついた。今まで一度も起きたことがなかったことだ。今は、その徴候も鎮静法も知っている。脳卒中を起こすところだった。気分が悪くて膀胱のせいだとも思ったのだけど、カテーテルの詰まりを取り除いても焼けつくようだったから、尿路感染だと思った。ところが、看護師が言うには、一杯になった大腸が膀胱を圧迫、刺激して、そのために反射異常や感覚があったんだ。そんなことが分かるわけがないよ。そのうえ、これでは脊髄損傷になじみのないソーシャルワーカーに、自分がミーティングに顔を出さなかった理由を説明しようがないよね」。

私は、背骨を折った駱駝についてのイアンの発言を理解し始めていた。最初、彼は準備ができていなかった。今は、退院したくてたまらないが、住宅課に自分の当然のニーズを理解してもらえないために退院できないでいる。そのうえ、彼は社会福祉について知識のないまま、ほとんどの作業を一人でやらなければいけなかった。自分の身体について学ばなくてはならなかったのと同じくらい多くのことを、社会福祉についても学ばなければならなかった。続いて彼は、最近経験した別の冒険の話を始めた。

授精能検査

「脊髄損傷を負ったことによって、僕は自分を助けてくれる人たちの言葉に注意深く耳を傾けるようになったし、誰の言うことを聞き、誰を尊敬するのか、誰が信用できないのか、すぐに判断できるようになった。看護師と医者は誰一人として信用していない。いい勉強になったよ。僕は、多くの医者や看護師よりも自分についてよく分かっている。病棟にいる人たちを含めても、そうだと思う。たとえば、脊髄損傷者は精子数が少ないので、僕は授精能検査を受けたかったんだ。

伝統的なやり方で精子を採ろうとしたけれど、失敗だった。だから、電気プローブを使った。肛門に差し込んでスイッチを入れて、精液を出させるんだ。「ペニス搾り」をしないといけなくなるかもしれないと言われたけど、その意味は分からなかった。説明してもらったのだけど、まったくおかしかったよ。

いよいよその時が来ると、医者に女医が二人見学してもいいかどうか尋ねられた。勉強に役立ててほしいと思ったし、それに何が起きるのかよく分かっていなかったこともあって、僕は「どうぞ」と答えた。僕は横向きに寝て、ズボンを下げた。医者は尻にプローブを滑り込ませ、スイッチを入れた。途端に叫んだよ。彼は見学の医者たちに、肛門が焼けつかないように気をつけなければならない、と言っていた。僕が再び叫びをあげると、医者は感じるかどうか訊くんだ。僕ができるだけ穏やかに、感じること、僕が内部感覚を含むいくらかの感覚をもったC７であることを説明した。

何度も何度もやり直すんだ。毎回、一種の拷問だった。前に感電したことはあるけれど……。そこではそんなことはなかった。ボルト数が低かったのを神に感謝するよ。何にせよ、すぐに勃起するだろうと思っていたんだけれど、そうはならなかった。

そしたら、医者が、ペニスを搾れるか、つまりマスターベーションできるかと訊くんだ。それとも、私たちが搾ってもいいかとも訊いてきたが、それはひどく恥ずかしかった。しかも医者は、僕が左利きで、そのとき左側の腕を下にして横になっていたことを忘れていた。手をあけるために、僕を動かして、右側を下に寝かさなくてはいけなかった。最終的には何とか成し遂げ、精液も大丈夫だった。十パーセントのグレードAだ。なかなかいいよ。

女医の一人は若くてスリムだった。さすがにちょっとキツかったね。彼女たちは大丈夫そうに見えたけれど、彼氏に話すんだろうなと思った。「ペニス搾り」。自分が二人の女性の前でマスターベーションすることになるとは思わなかった。しかもそのうえ結局ペニスが勃起しないとは思わなかったよ」。

精子数を気にするのは良い兆候に違いないが、当時はっきりしなかったのは、なぜ彼が検査をしたいと思ったのか、ということである。後になって初めて彼は、自分が地元のパブの女性バーテンダーと不倫関係にあったこと、「ほんの数人しかそれを知らない」ことを私に話してくれた。火のように広がるであろうニュースだ。幸運なことに、彼は何とか画策して、プライバシーのない病棟の四人部屋からハーフウェイハウス〔身体障害者や高齢者が日常生活への復帰に向けて予備的な訓練を受ける施設〕の個室に移された。イアンは、彼らの結婚生活は破綻していると言っていたが、何と言っても女性バーテンダーはまだ夫と暮らしていたので、安心できる事態ではなかったのである。それに、笑い事ではないと思う夫がいてもおかしくないだろうと私は思った。

イアンは静かに笑った。「脊髄損傷って、おかしな旧世界だね」。私は、誰か他の人になるというのがどのようなことなのか興味があると言った。イアンは、脊髄損傷を負うことは他の人になることに似ていると返した。一年の間に、彼は多くのことを学んでいた。

第7章　探究

自己と他者

イアンが最初に考えたのは、自分ができないこと、自分はもう自立できないのだということ、そして家庭をもてないのだということだった。これらはすべて、自分と自分が失ったものに焦点が絞られていたが、それも当然のことだろう。デイヴィッドの記憶は、たしかに年月を経てからのものだったが、彼ができるだけ創造的な仕方で自分の身体と新たな生活を探究し始めた経緯に関するものであった。脊髄を損傷した人の扱いに熟練している人たちは、損傷が同じでも、それぞれの人に対する結果は、その人の態度によって様々だと言う(1)。

脊髄損傷を負って間もないころに人が自分の状況に心を囚われてしまうのは、非常によく理解できる。一つに、学ばなければならないスキルが多くあるからである。車椅子で生活することは、比較的に受動的な存在になることではなくて、私たちが通常子どものころに習得するようなものと同じくらい難しいスキルや判断を必要とする。私たちは、歩いたり、よじ登ったり、書いたり、さらにはお尻を拭いたりできるようになるのに何ヶ月も、何年もかかったことを忘れている。脊髄損傷の後、多くの新しいスキルが必要とされ、それらは古くなってあまり柔軟でない大人の脳によって学ばれなくてはならない。イアンは一人でカテーテルを使い、排便処理をできるようになるのに何ヶ月も費やした。彼はそんなにも時間がかかったことに当惑していたが、大人が新しい運動スキルを習得するのは極めて困難なのだ。これらすべてを車椅子でバランスの悪いなかで、上半身が動かない状態で、さらに弱くなった腕でやらなくてはならないことが、なお事態を測り知れないほど困難にしていた。

やがて人々は周囲を見回し始める。しかしこれもまた困難なのだ。ロバート・マーフィーは自分の麻痺が、自己と他者とのバランスを変えてしまった様子を記述した。彼は社会から引き下がり、自分自身に引きこもってしまいたい欲望を覚えた。

まさに大人になろうという時期にあったイアンとデイヴィッドは、そのような誘惑をまったく感じてなかった。しかし二人とも、内省的で懐疑的な段階は経験した。大学を出たてだったデイヴィッドは、十年間は順風満帆の生活を送ったが、その後、二度目の大きな身体的疾患によって魂の探究へと引き込まれた。それと対照的に、イアンは、病院で自己の内面を見つめて数ヶ月を過ごした後に、周囲に目を向けたり他者に興味をもったりするようになった。彼は、臨床心理学者のナイジェル・ノースが語ってくれた男に酷似している。

「配管工のこの男は、非常に良く仕事ができ、正確さと速さに自信をもっていました。彼は、強くあること、肉体派であること、敏捷であること、そして何よりも物事を素早くこなすことに心を注いでいました。それが彼の世界観のすべてでした。彼は十ヶ月間、首から下が麻痺していました。最初の六ヶ月は、自分の気持ちを話すことも、自分の状態について考えることもできませんでした。非常にぶっきらぼうに、最悪だと言うだけでした。「もう、何にもなれない。ガラクタの山の上の役立たずだ」。

本当に徐々にですが、彼は脊髄病棟にいることに対する思い、他の人々を見ること、他の人の悲劇を感じること、その人たちと話をして気持ちを聞いてあげたいのだと語り始めました。ほとんど気づかれないうちに、彼は感情や思いやりの言葉を育んでいたのです。以前には思いやりがなかったと言っているように聞こえるかもしれませんが、そういうわけではありません。しかし、彼のまなざしは仕事や自分自身に向いていました。今ではそれが変わって、他の人たちと語らうことや、彼らを支えることに向いています。さらには、悲しみや陶酔感など、なお自分に残されているものについて話すことに向いているのです。現在、彼は人生の目的を理解しようとしています。配管工の世界を後にした今、人生の目的は何なのでしょうか。彼は新しい言語を獲得したのです」。

イアンもまた損傷と環境の変化によって、自分自身の別の一面を探究しなければならなくなり、おそらくそのおかげで彼はいっそう社会的な人間になることになった。デイヴィッドは見事に損傷から立ち直り、脊髄損傷をできるだけ無視することで、その後の十年間を満喫した。これが非常に上手くいっていたので、彼はこの頃をとても懐かしそうに振り返る。しかし、その後、いくつかの深刻な疾患と緊急手術とによって、彼はとても悪い状態に陥った。自分の寿命についての誤った情報が事態をさらに悪化させた。このような状況下にあって、それまでと同じように生きていける人などほとんどいないだろう。しかし、そこには何か他の要因も含まれていたかもしれない。

十年の後、彼は自分がほとんど何も生み出してこなかったと感じた。人間関係もなく、終の住まいもなく、生活の大半を自分のために過ごしてきた。心理学者との面談で、彼は変革の道を探った。彼は両親の家を出ることに加えて、障害の分野で活動していくことを心に決めた。彼はもはや自分の身体を否定していなかった。彼は自分の身体の探究、および他者の役に立つ方法の探究を始めていた。脊髄損傷を負って生きるためのマニュアルを執筆し、代弁者になったのだ。この点について、彼は聖人のように描かれたり、他者を助けることに真価があるような人物として描かれたりしたくないと思っている。結局のところ、彼は海外旅行を楽しんだり、他にも自分だけのために多くのことをしていた。けれども、自分の身の回りの狭いサークルだけでなく、医療供給や医療資源というより広い領域のうちに自分の価値を発揮できる世界を見つけることは、社会的存在への復帰の一環であった。[2] 彼は、かつての友人たちやかつての世界に背を向けたわけではなかった。実際、人柄の温かさと社交性によって、彼は大学のかつての友人たちの中心的存在だった。しかし、障害を中心にした新しい世界は、彼に自分の能力と価値とを認識させてくれたのである。

この上ない孤独

運動性、またおそらく感覚喪失といった脊髄損傷の最も分かりやすい側面は、排尿排便の調節や痛みといった問題ほど重要ではない。慢性痛は、通常は薬が効かず、私たちでも味わったことのある急性痛とは完全に異なった経験である。慢性痛は、人生をめちゃくちゃにして、人に生きることそのものを疑問視させることもある。[3]

脊髄損傷を負う人々は、途方もない数の痛みを経験することがある。痛みのなかには、損傷を受けたときに同時に別の箇所を負傷して生じるものもある。この急性痛は、通常は治療可能である。しかし、損傷と関わる脊髄神経根や神経へのダメージは、損傷レベルの部位やその近辺の痛みを引き起こし、その痛みは何年も続くことがある。この「根痛（root pain）」は、治療がはるかに難しい。

後に他の痛みも発生することもある。筋痙攣は激しく痛む場合があるが、一時的で突発的なので発生の予測や治療が困難である。腹部の内臓の痛みは、ときに腎臓や膀胱のトラブルを反映している。コリンがひどく苦しんだもう一つの痛みは、急激な血圧上昇に由来するものであり、これは耐えがたい頭痛を引き起こし、患者に脳卒中のリスクをもたらす。

脊椎損傷を負う人々は、車と椅子、ベッドとシャワーのあいだを移動しながら生活を送る。移動のたびに、彼らは両肩で全体重を支えなければならない。したがって彼らが重度の関節障害を負うことがあるのは、驚くにあたらない。関節炎は、自由に動ける人間には耐えられるかもしれないが、自分の肩を使って移動しなくてはならない人にとっては、大きな問題となる。

最後に、おそらく最も酷いとも言える痛みは、損傷レベルより下位の、感じることも動かすこともできない領域に感じられる求心路遮断痛である。この痛みは、最初の脊髄損傷後、数週間から数ヶ月で発生し、感覚入力の欠如に対する脊髄と脳の反応である可能性がある。中枢神経系の内部に由来するものではあるけれども、この痛みは、足や下肢、尻など、損傷部より下位に感じられる。

脊髄損傷における痛みの罹患率と強度についての研究はこれまでに多くある。それらのほとんどは、脊髄損傷を負った人々の六〇％から七〇％が痛みを経験しており、また二〇％から三〇％の患者がそれを耐えがたいほどのものだと考えていることを示している。(4・5) 痛みを数値で表すことは難しく、そのため個人に対する痛みの影響を理解しようとした研究もある。(6・7) ローズらは、八八五人分の大規模な郵送調査を行い、その四三％が持続的な痛みを伴っていることを発見した。(6) 動けないためではなく、痛みのために仕事に就けない人が九八人、社会活動を中断している人が十八人、睡眠を妨げられている人が三二五人であった。医療の専門家は、治療することができないためか、しばらく慢性痛の重要性を軽視してきた。しかし、このような慢性痛がクオリティ・オブ・ライフに影響することは、それほど不思議なことではない。ローズの論文は、一九八七年に脊髄に関する雑誌に投稿されたとき、患者が自分の痛みを客観的にあるいは科学的に分析できるとは思われないとの理由で掲載を拒否された。幸運なことに時代は変わり、いまでは疼痛治療への注目度は、ずっと上がっている。(8)

身体の中で感覚がなく、動かない部分に感じられる穏やかな痛みは、いくらかのつながりの感覚をもたらす場合がある。しかしながら脊髄損傷を負った多くの人々において、深刻な痛みが大きな問題であることと、また生活を楽しむことと生活を耐え忍ぶことの間の不安定なバランスを変容させうるものであることもまた明らかである。にもかかわらず、私が話をした人々の何人かは、私が尋ねるまで自分の痛みについて語らなかった。有効な治療がないことを知っており、またそれに目を向けたくもないために、彼らは痛みのことを、自分の胸にしまっていたのである。ある男性は、私と出会ってからおよそ一年が経つまで痛みについて語らなかった。それほどひどくはなく、たいていのときは一〇を基準にして二か三だけれど、それでもやはり痛みがあることは疲れると彼は語った。仕事では、昼休みや午後五時を待ち望んでいた。それはただ、痛みをやりすごすと同時に仕事をこなすという精神的な努力から解放されるためだった。

痛みには外的な指示対象がなく、また多くの便利な言葉はあるが、痛みについての明確な共通語彙はない。痛みは本質的に私的な経験なのである。(9) こういうわけで、どれほど人が痛みについての数字、グラフ、言葉を理解しようとしても、最も説得力があるのは、痛みについての個人的な、生きられた経験である。脊髄損傷における痛みについての会議で、ある著名な女性が車椅子に腰掛け、注意深く、ゆっくりと自分の痛みを説明した。それはまるで「誰かが私の下肢を有刺鉄線で包み、それに電撃を流している」ようだと。彼女は、麻痺は人生を阻止しないが、痛みにはそれをする可能性があるのだと付け加えた。「痛みを感じているとき、自分の他の誰もその同じ痛みを感じていないのだと知ることほど、人間に孤立感を与えることは他にない」[10]とマーフィーが語るのも、当然のことなのだ。車椅子で暮らしていて、気晴らしの機会が少ない状況でそのような痛みを抱えることは、いっそう困難であるに違いない。それだけに、イアンがそのような深刻な痛みを伴って生きなければならないにもかかわらず、自分の生活を取り戻したことには、なおさら驚嘆させられる。

人工呼吸器でなく、金なんだ

デイヴィッドは脊髄損傷を負いながら、自殺を考えることもなく十年間を過ごした。自殺を考えたとき、彼は自分の人生を価値のないものと判断し、その判断を脊髄損傷によって理由づけた。振り返ってみれば、その引き金となったのが、疾患と、寿命がほぼ尽きてしまったのだという誤った考えであったのは明らかである。

脊髄損傷を負う人々の自殺率は、符合する一般集団の中での自殺率の約五倍であり、そのほとんどは、損傷を負ってから五年以内におこっている。[11]多くの人は、新しい生活への探究や適応が行われる前、損傷の直後に自殺を考える。あるいはまた少し後に、生きることのメリットとデメリットのあいだの微妙なバランスが挫折によって乱されてしまうときである。さらに後に、人は今までとは異なった関心や喜びをもって、人生の豊かさや喜びを発見する。

私は、理学療法士たちと自殺について議論した。彼らは、自殺は必ずしも悪いことではないと考えていた。患者たちは、自分のことは自分で決めるべきなのだ。一人が、ＦＢＩで働いていた頑健な男の話をした。脊椎損傷の後、彼はリハビリを行い、腕の運動形成と筋肉増加に努めたが、それはすべて自分に向けて銃の引き金を引くためであった。

別の若い男は、自分が人工呼吸器に依存することになるだろうと気がついた。彼は糖尿病であったが、インスリンを投与しないよう頼んだ。何人かの精神科医が彼に責任能力があることに同意したのち、担当医たちは彼の要求を尊重した。

イギリスで最近多くの注目を集めたのは、Ｂさんの事例である。彼女は一年ほど前に脳内出血を起こし、完全麻痺になって人工呼吸器を必要としていた。彼女は人工呼吸器を止めるように頼んだが、数ヶ月にわたって彼女を知っていた医療チームは、彼女が考えを変えることを信じてこれを拒んだ。しかし彼女にはもうたくさんだったのだ。判事は彼女に同意した。彼女は他の病院に移され、それ以上苦しまないようにと適切な薬を与えられ、呼吸器が止められた。医者たちは、時間が経ち、リハビリをして、支援をつけて自分の家に戻れば、彼女は人生に価値を見出したかもしれないと主張した。一般的な数字を個別的状況にあてはめることは、もちろん的確ではありえないのだが、数字は、彼らの主張が的を射ていた可能性を示唆している。

ポール・ケネディは、一九五一年から一九九二年にかけて、ストーク・マンデヴィル病院出身者の中で自殺を遂げた、あるいは試みた人々を分析した[12]。彼は、男性と女性に等しく分布した一三四件の事例を見出した。半分は独身で、三分の一は子どもがおり、驚かれるかもしれないが、四二％は仕事に就いていた。彼らの多くは、投身によって人生を終わらせようとした。彼はまた、鬱病や統合失調症の罹病率が高いことを発見した。四肢麻痺者の中には、過去の飛び降り自殺の未遂によって損傷を負った人もいるかもしれないという事実のため、分析結果の理解は複雑になった。

四肢麻痺を負いながら自らの手で自殺できる方法は限られているため、四肢麻痺者が人に助けを頼んで注目を集めた事例は多い（特に合衆国で多い）。[13] ジェニー・モリスは障害を負った女性歴史学者、エリザベス・ボービアの事例を挙げている。彼女は「魅力的で教養のある二六歳の女性」だった。彼女は自ら精神科病棟に入って、自殺をしたいという自分の望みを告げた。彼女が言うに、彼女は二年間の壊滅的な精神的危機を過ごした。兄弟の死、深刻な財政難、差別による大学院の退学、妊娠と流産、そして最近のものでは、結婚生活の崩壊である。彼女は、死を望む主たる理由は身体的障害だと言った。三人の精神科医が、彼女には責任能力があり、彼女の死の決意が妥当なものであると結論した。彼らは、彼女の心の問題を無視して、ただ一つの事実、彼女の身体のハンディキャップだけに基づいて判断を下した。

ジェニー・モリスは、自分の人生を終わらせるための責任能力があると判定された他の脊髄損傷者について言及しており、その中には、悪名高いマカフィー事件も含まれている。彼は人工呼吸器依存の四肢麻痺患者であり、もうたくさんだと申し立てた。弁護士たちは、これもまた障害を根拠にこれに同意した。結局のところ、彼は深刻な財政難に陥っており、どこで、どうやって生きていくのかを気に病んでいたのだった。事件が解明されると、彼は、問題は「人工呼吸器じゃない。金なんだ」と明らかにした。

脊髄損傷が自殺を望む唯一の原因だと思いこまないよう、注意しなければならない。本当の理由は、生活上の他の出来事かもしれないのだ。外部からの問題の一つは、我々は自分がその立場だったらどのように考えるだろうか、などと自分の観点から考えようとするべきではない、ということだ。そうではなく、内部にいる人の立場から状況を理解しようとしなくてはいけない。ときに、これは共感の問題である。[14・15・16] モリスは、「できなくなった運動」の観点からこれらの論点を論じている。「私たち障害者は、ときに他の障害者の生活をひそかに傷つける罪を犯しています。松葉づえで歩く人々はしばしば、車椅子を使わなくてはならなくなったら、生きる価値はなくなるだろうと考えるし、実際に車椅子を使っているけれども、手や腕を使える人は、完全麻痺になったら自殺を決行する十分な理由になるだろうと考えます。……私たちは、すでに自分自身よりも重い障害を負っている人々の人生をひそかに傷つけているのです」

彼女は、そうしたいならば自らの命を絶つ権利を障害者に認める。またその一方で、彼らの望みを規定し、制限しているのは単に身体の障害ではない可能性がある、という事実が踏まえられていなくてはならないと考えている。モリスは、こうした事例の多くはしばしば市民権の観点で語られており、法律家たちの関心は、障害者に死ぬための権利を授けること、あるいは、それを「勝ち取る」ことにある、と言う。しかし、彼女の見解によれば、「障害ある人々に対する偏見のレベルを考えれば、現実的には、障害のないジャーナリストや医療専門家、法律専門家が、身体障害は生きる価値のない人生を意味しているという前提と闘い始めることを、期待することはできない。私たち障害者は、自分自身で闘わなくてはならない」。

この闘争自体は脊髄損傷に対する取り組みの内部では、すでに勝利で終わっているのかもしれないが、もちろん、ここで表現されている思いに同意することはできる。現に私はモリスの意見に反対する者に会ったことがない。それが自分の選択であり、他の複雑な要因が排除されているならば（この点が徹底されなければならないことは認めるとして）、人々から自分の人生を終わらせる可能性を奪うことはできない。臨床心理学者のナイジェル・ノースによると、「自分の人生は生きるに値しないと確信してしまった人々もいます。別の見方、別の物事を探究すること、別の感じ方を覚えてもらおうと私が頑張った後に、誰かが自分の人生は生きるに値しないと心から言ったならば、それは独立の精神科医と一緒に乗り越えなければいけない壁があるということなのです。私は、そういう人たちが少しずつ前進する手助けをしてきました。人々は、大いに考え抜いた末にこうした決断を下しています。それを軽んじるわけではないけれども、半年から一年が経ってもまだ頑な場合、彼らが決意を変えないのであれば、そのときは……。

彼の声は次第に小さくなっていったが、彼はもう一度語りはじめ、今度はもっと前向きであった。「私はしばしば、同じような損傷がありながら、何とか自分の人生を創りあげた人たちを活用してきました。私が知っている人のなかには、もともとひどい抑鬱状態にあったが、徐々に自分のクォリティ・オブ・ライフに満足するようになった人もいます。ひとつ分かるのは、私は脊髄を損傷していないので、私が何を言うにしても、私には脊髄損傷を負うというのがどのようなことなのか、知りようがないということです。それがどのようなものなのか理解しようという出しゃばった真似をするつもりもないです。けれど、損傷を負い、絶望を経験した後、何とか人生を創りあげた人は、人生というものの非常に力強い擁護者なのです」。

楽しむこと

「神経学のお気に入りの言葉は、「欠損」である。これは言語の喪失や視覚の喪失、器用さの喪失、その他の多種多様な欠如や喪失……機能障害や不能を意味している」(17)。運動、感覚、オルガスム、排便排尿の随意調節が失われる脊髄損傷ほど完全な喪失は、ほとんどないにちがいない。しかし、喪失は機能障害の一面でしかない。損傷の結果として、床擦れ、感染症、そして特に慢性痛など、膨大な数の医学的問題が生じる。

ここまで私たちは、欠損と困難に焦点を絞ってきた。それは単に問題点を明らかにするためではなく、自分の人生を立て直した人たちが成し遂げたことを測る基準を示すためでもあった。そして、これらのすべての問題にもかかわらず、イアンとデイヴィッドは、内省の時期の後、様々な創造的な仕方で新たな生き方を探究し始めた。およそ一年のうちに、イアンは楽しみのために車椅子でエスカレーターに乗り、初めてのカテーテル挿入について冗談を言うことができ、当然ながら、人間関係に十分な自信をもつようになっていた。それよりも時間はかかったが、デイヴィッドは長い自省の時代の後に自分の生活を再び確立し、もし回復できるとしても自分が実際に回復を望むかどうか疑念を抱いていた。すべてをよそに、彼らは人生を享受していた。この点において二人は他の人々と異なっているわけではない。脊髄損傷を負った人のほとんどが人生を豊かにして楽しむ方法を発見したり、創造したりしているのである。

ステンスマンは脊髄損傷を負う人々に、病院やリハビリセンターを退院してからの人生についての考え方、人生の楽しみ方がどのようなものであるかを尋ねた。(18・19) クオリティ・オブ・ライフの自己申告値の平均は八・〇で、これは対照群の平均の八・三とほとんど変わらなかった。対照群と比べて、障害をもつ人々に欠けている機能は重要性が低く評価されており、文化的、社会的活動に費やされる時間が多かった。彼らは対照群の人々とは違ったものに喜びを感じていたのである。彼は、完全な外傷性の脊髄損傷を負った十七人の人々に六回に分けて、合計一〇二回の聞き取り調査を行った。そのなかには、損傷後、六ヶ月の人から五年半の人までがいた。解答には四つのパターンが見られた。五人の対象者は非常に上手く対処しており、損傷後もクオリティ・オブ・ライフの評価値はほとんど変化していない。六人は、損傷直後の悪い時期の後は上手く対処していた。脊髄損傷に適応するのには数年かかることもある。別の二人の対象者は、クオリティ・オブ・ライフは安定していないと報告し、四人の対象者がクオリティ・オブ・ライフは低いまま改善していないと報告した。低い評価をつけた人は、深刻な痛みを伴っており、外傷を受けたときの年齢が相対的に高く、その事故に対して自分は何も罪がないと感じていた。[20] 他の調査も、脊髄損傷の人々のクオリティ・オブ・ライフが良いことを発見した。九三％が生きていることを喜んでおり、自分の人生が不幸である、あるいは非常に不幸であると判断したのは一〇％だけだった。[21]

最初の外傷や数ヶ月のリハビリの後、家庭や生活を落ち着かせるのには数年かかる可能性がある。しかし、このように適応できてからはクオリティ・オブ・ライフが良くなる可能性はあるし、それどころか良くなることのほうが多いくらいである。[22] 脊髄損傷の人々についての研究の一つでは、[23] クオリティ・オブ・ライフが九つの変数に関連付けられていることが発見された。九つというのは、身体機能と健康、自立、アクセスのしやすさ、自発性、感情的な幸福、名誉、人間関係、社会機能、そして職業や財政状況であり、私たちの場合とちょうど同じなのだ。

脊髄損傷についての議論のいくつかの根底にあるのは、私たちの身体と自己認識の関係、そしてそれが四肢麻痺において変容しうる仕方である。これまで見てきたように、身体は四肢麻痺者の意識から消えてしまっているわけではなく、運動や感覚が欠けているとは言っても、身体の生物学的なニーズにより多くの注意を払うことが必要になることもある。

歴史的に見れば、一たび運動が失われると取り戻すことはできなかった。しかし今や初めて、麻痺した部分の運動を回復させる試みも成功している。次のセクションでは、運動を回復するための試験（四肢麻痺の状態で手を再び使えるようにするための試験か、下半身不随の状態で再び立てるようにするための試験のどちらか一方）

に関わった二人の女性が登場する。これらの実験は、被験者に実用的な利益をもたらすばかりでなく、身体所有の感覚と運動所有の感覚の関係についての反省を可能にするものでもある。コンピューターの制御のもとで自分の足が動くのを見る場合、私たちは自分がその運動から疎外されているように感じるだろうか。それとも、自分自身の一部が麻痺から復活し、そこに身体性の感覚が戻ったように感じるだろうか。次の部では、ジュリー・ヒルが、どのようにして自分の足を使って立てるようになったのかを説明する。それに続く章は完全型の下半身不随でありながら、デボラ・グラハムが、何年も麻痺していた右手が機能しているようになったことに対する思いを語る。

第Ⅳ部　トライすること

第8章　だって私はできるから

ジュリー・ヒルはイギリスで最も有名な脊髄損傷患者の一人だ。もっとも、彼女はそう呼ばれるのを好まないかもしれないが。彼女は、神経根に刺激を与える精巧な電極を埋め込んだ最初の一人だった。この電極は、麻痺していた両足に動きを与えるように彼女の損傷のレベルより下位のほうに今も置かれている。しかし彼女の日常生活には、実験台であること以上のことが数多く起こっていた。だから彼女は二八九頁ある自叙伝[1]の二一三頁まで、自分に名声をもたらしたこの手術に触れていない。彼女の担当編集者は「どのようにして科学は悲劇を偉業へと変えるのに役立ったのか」とか、「医学史における偉業」という宣伝文句をつけて自叙伝を売りだそうと力説した。けれどジュリー自身は、脊髄損傷患者として生きることをざっくばらんに、そして一見容易なことに見えるかたちで語っている。

ずっとヘリコプターに乗ってみたかった

タイヤが破裂したのは、彼女が前の車を追い越そうと加速したときだった。彼女は車外に放り出され、土手を越えて地面に叩きつけられた。彼女の最初の記憶の一つは、背中に感じる痛みの他に、両足に感覚がないということだった。二〇分、いやそれよりもう少し後になって救急隊が到着したとき、彼女は自分の両足が目の前に上がっていて、思った以上に露出していると思いながら痛みに苦しんでいた[2]。「両足が宙ぶらりんなので下ろしてください」と彼女は隊員に言った。地元の病院で一晩過ごすと、彼女はソールズベリーにある脊椎センターにヘリコプターで運ばれた。そのとき、彼女は「前々からヘリコプターに乗ってみたかった」と父親に言った。どこかで彼女は母親が再び取り乱すのを聞いた。

脊椎安定化手術が終わった。焼けつくような背中の痛みが、鎮静剤によって断続的に軽減されるだけの日々が過ぎる。その後で、彼女は自分に起こったことを理解した。彼女の脊髄は胸椎中部（第九胸椎、T9）で切断されていた。彼女の脊髄は打撲ではなく、伸長でもなく、切断されていたので、予後について一切の曖昧さがなかった。彼女は、完全麻痺と腰から下の部分の感覚の喪失によって、自分が二度と歩くことはできないと分かった。

「私は自分の人生を完全に台無しにしました。……私は皆にとってのお荷物になろうとしていました。……多分、ケヴィンは私を捨てる――彼が変わらず私の傍にいてくれたとしても、それは崇高な義務感に他なりません。子どもたちは生涯、車椅子に縛りつけられた母親という社会的障害を背負って大きくなるでしょう。私は無用な不具者。身体障害者。破損品でした[3]（p. 34）」。

担当看護師は、彼女をとりまく状況のポジティヴな面や、彼女が患っているのは腰から下の部分だけなのでラッキーだということなどを繰り返し話した――彼女の病棟にいた多くは四肢麻痺の患者たちだった――。ジュリーは、自分の障害を看護師が言うように見ようと懸命になった。けれども、しばらくすると怒りに我を忘れたり、とくにセックスができないのではないかと自己憐憫に駆られたりした。彼女の不安は、一人のニュージーランドの看護師によって少し和らいだ。その看護師の英語は訛っていて、自分たちがまるで「オーラル・シックス（oral six）」について話し合っているかのような感じがした。

その頃、彼女の足は血栓のせいで腫れていた。他のことはさておき――それはどのみち命に関わることなのだが――両足に対するこの新たな執着は、彼女が記しているように、足が使えないということを納得する役にはまったく立たなかった。

「自分の両足をじっと見つめ、動けと願い、私は座っていました。その努力と集中力のせいで、私は額に玉のような汗をかいていました。私が両足をもう一度動かすことができたのは、おそらくてこでも動かない決意と意志によってです。それが無意味なことだと気づいたのは、つい数日前でした。私は自分の思考プロセスと筋肉との間の繋がりを取り返しがつかないほどに切り離してしまったのです」（p. 120）。

膀胱障害（bladder problems）と尿失禁によって彼女はさらに苦しんでいた。彼女は、最初に見舞い客が訪問したときのことを記述している。見舞い客が彼女のことを「よだれを垂らして、意味不明なことをまくし立てる、すえた尿の臭いがする廃人同様の人」ではないのだと理解するまではひと苦労だった。「ひとたび私の笑顔を見ると、彼らは明らかに安心しました。その後で、私たちはいつもどおりに振る舞うように、とにかく最善を尽くしました」（p. 94）。

しかしながら「いつもどおり」とは相対的なものだった。早朝の回診のとき、スタッフが排便を手でするのは、彼女の最初の月経期間と同様に、最も気がめいることの一つだった。次に彼女の最初の車椅子が届いた。職員は喜んだ。車椅子のおかげで彼女はベッドから出られるからだ。ところがジュリーのほうは愕然としてしまった。なぜなら、この先ずっと、この車椅子は彼女が何者であるかを決めてしまうからである。

「病気のときは病院のベッドで寝かされます。回復したら起こされて、帰宅させられます。……私は終身刑に処されたの。まさにそういうこと……。私はこの車椅子が大嫌いでした。自分の姿を鏡でちらりと見てみる……残りの人生、私の外見は不格好な装置にどっかりと腰をおろしたぼろぼろの身体。……私の自尊心は地に落ちたのです」(pp. 113–114)。

ジュリーは車椅子に座った自分を見ている家族について書いている。彼女の夫は固い表情で心配そうにしており、彼女の母親は泣き崩れていた。そのときジュリーが最も恐れたのは、四歳と六歳になる彼女の二人の息子たちの反応だった。彼女の息子たちは口を大きく開けてニヤニヤ笑い、病室の周りを乗ってみるようせがんだ。この車椅子は、息子たちにとっては自分の母親があちこち移動するためのたんなるもう一つの手段だった。

新しい生活習慣と安全対策を身につけつつ、下半身不随の状態で生きることを学ぶ状態が数カ月続いた。

違う人間なの？

自宅に戻ることは安全な病室から離れることであり、それもまた試練だった。多種多様な医療器具が必要で、そのせいで家の中を散らかしてしまっていると思った。彼女は車椅子についた泥と一緒に家の中に入った。彼女の膀胱はまだうまく機能していなかったので、排尿排便の随意調節を行うためにいくつもの機械が必要だった。最初の年、自宅で過ごす時間と病院で過ごす時間がちょうど半々くらいだったせいか、自宅はますますよそよそしいものとなっていた。彼女はその数ヶ月間の間で、自分の弱さだとか、あるいは自分をよそ者だと強く感じたりしたときなどには、もう一度自分を母として、妻としてやり直そうとしたと本の中で書いている。

自宅が試練の場だった頃、「現実世界」はさらに大変な場所だった。彼女が母親と買い物に行きお金を渡しても、レジの人はお釣りを母親に渡す。校門の前で集まって、子どもの帰りを待っている親たちの会話の輪から、彼女はきまって外された。けれども彼女は、ユーモアとフランクさによって、そうした仲間はずれを止める手立てをすぐに見つけた。彼女はある母親にこう言った「あなたが私を軽んじているのは分かります」。気を揉む夫、両親、心配する友人たちもまた、息をつく必要があった。自宅で夫のケヴィンに対して、彼女は車椅子の友人たちを慎重に紹介しなければならなかった。友人たちが同席すると、ケヴィンとジュリーとの違いを際立たせる結果となった。

自著の中で、ジュリーはこうした問題を避けなかった。それらの問題の多くは――ほとんどとまでは言わないが――脊髄損傷からではなく、他の人間からもたらされた。「私は心の中では、以前と変わらず、同じ人間でした。私は同じことを考え、同じことを感じている。けれど、みんな私を別の人間のように扱いました。私は病人、よそ者です。私の事故は、まるでみんながもっていた私の記憶を消し去ったみたいです」(p. 143)。

病院の設備から離れた普通の家で、ジュリーがどれだけ奮闘したかは言うまでもない。彼女によれば、回復は週末の旅行をきっかけに始まった。それは特筆すべき週末だった。この旅行は、脊髄損傷患者の人たちにスポーツをする機会を提供する、チャリティー活動の一環として企画された。アーチェリーやバスケットボールはできなかった。彼女の最初の旅行は四日間で、水上スキーをする旅行だった。その後すぐ、彼女はアブセーリングやヨットをしていた。

「一度シットスキー〔足を乗せるようになっている細長い板〕に乗って、湖の周りを回ったら……身体障害に関するあらゆる先入見は飛んでいってしまうでしょう。私は怖かったのですが、やがて夢中になりました……それは、ほぼ一夜にして障害に対する自分の態度を変えたのです」(p. 154)。

家に戻ると、彼女はより自分自身に気を配るようになり、自分自身をもう一度大切にするようになった。他人に自分はどう見えているか、どんなものを着ているかを気遣いはじめたのである。

歩行介助装置

二年後のある日、ジュリーはオルズ巡査という若い警官についての記事を新聞で読んだ。オルズ巡査は下半身不随だった。捜査の最中に、銃弾が彼の脊椎を傷つけたのが原因である。彼はもう一度歩くと誓った。新聞は彼の挑戦に対して熱心に資金提供をし、彼のことを記事にした。このマッチョな若者にとっては、歩くことこそがすべてだった。あらゆる試みが失敗すると、彼は自ら命を絶った。

この記事は彼が試した新しい技術、歩行介助装置（Reciprocal Gait Orthosis）、通称RGOについて取り上げていた。[1] それは、巨大な洗濯ばさみのような装置だ。患者には体を支える装具と一緒に、両足それぞれを固定する装具がつけられる。こうして、胴体や両腕で足を前に揺らすことで、はさみのような動き方で、操り人形のように「歩く」ことができる。この装置は体にぴったりとしていて、着脱がとても面倒で、加えて見た目が不恰好だった。けれどもこの装置によって、下半身不随の患者は「立つ」ことができた。あるいは少なくとも、ほんの少しの間、直立状態でいたり、揺れたりすることができるのだった。

ソールズベリーのスタッフは、ジュリーがRGOを入手できるよう手配した。けれども、この装置の着脱の際には助けが必要だった。しかも暑くて不快だった。さらに、この装置は、彼女の外見を目立たないようにするどころか、実物よりももっと悪くみせ、人目を引いてしまった。車椅子で動き回ることのほうが簡単であり、社会に受け入れられ易かった。彼女はRGOを数ヶ月懸命に使用したが、その後は捨てた。けれど、この数カ月は、彼女にトライすることへの関心、しかも立つことへの関心を呼び起こした。

求人広告

そのしばらく後の一九九三年、ジュリーは脊髄損傷患者向けの雑誌を読んでいて、新しい形の刺激を実験するための、つまり脊髄神経根への機能的電気刺激[2]（FES）を与える実験のためのボランティア募集を見つけた。以前のFESは、足の筋肉、あるいは神経に取り付けられた電極が必要だった。FESが難しい技術だというのは以前から分かっていた。取り付け可能な神経や筋肉はほとんどなく、しかも電極を正しい位置に置くこともその位置を維持することも難しかったからである。神経根に隣接させて電極を埋め込むことは、神経根が身体の奥深くにある脊髄から出ているので、少なくとも術後には、より良い、安定した刺激が見込まれ、わずらわしい問題を抑えることが期待される。研究チームはこの新しいシステム、腰仙前根刺激装置移植[3]（LARSI）によって立つことができるようになると考えた。

さらに、ジュリーはすぐに気づいたのだが、巨大な洗濯ばさみやずらりと並んだワイヤーと比べると、ワイヤーのないFESは彼女にとって、どんな動きもずっと自然なものに見えたのである。

「松葉杖を試しました。松葉杖はいいのですが、使うためには血のにじむような作業が必要でした。松葉杖は目的を達成するための道具ですが、機械的で面倒な道具でした。これに対してFESシステムは良い選択肢に思えました。骨格と言うよりは、自分の一部である筋肉を、再び使うことになります。埋めこまれたものには一本のワイヤーもなく、すべては身体の中に入っているので、より自分であるように感じました。足につける蓄尿袋とおさらばするために膀胱の手術を受けたように、コントロールできることでさらに自分らしくなれるなら、それは精神的にいいのです」。

彼女は最初の試行の候補者グループの一人として、そのプログラムの適用が認められた。八人くらいでの実験が計画されていたが、当初は一人分の資金しかなかったので、誰が最初の一人になるかを巡る競争があった。彼女は長期にわたる事前評価と訓練を開始した。彼女の骨密度が測定された。これは、何年にもわたって使わなかった彼女の骨が、彼女の体重をきちんと支えることができるか確認するためだった。彼女の脊椎はレントゲン撮影された。これは、彼女に手術することができるか確認するためである。さらに、褥瘡《じょくそう》に対する耐性があるか、彼女の肌がテストされた。九ヶ月の間、一日最大三時間、彼女は衰えた筋肉を増大させるために外付けのＦＥＳを使用した。彼女は懸命に頑張り、その結果最初の一人となることが決定した。外付けのＦＥＳを使って筋肉を増大させたので、指導を受けると次第に彼女は立てるようになった。彼女が外付けのＦＥＳを子どもたちの前で使用したとき、彼女は高いところから彼らを見てなんて小さいのかと驚いた。彼女は一回に十分間立っていられるようになった。しかしそれ以上は難しかった。というのも筋肉は疲れ、痙攣を起こすようになり始めたからである。(4)

研究チームは、最後に二人の患者のうちのいずれかを最初の被験者として決定しなければならなかった。この決定は非公開だったが、選ばれたのはジュリーだった。

研究チームは非常に経験豊富で、独創性に富んでいた。チームは、様々な神経補綴を以前に開発していた。そこには初期の人工内耳インプラントや、視覚を模倣するために脳の視覚皮質を直接的に刺激しようとする視覚インプラントが含まれていた。彼らは下半身麻痺患者のために、様々な辺縁的神経を刺激する電極によって、埋め込み型のＦＥＳシステムも開発していた。しかしこのプロジェクトには、電極の破損や感染症がつきまとった。彼らは脊髄損傷患者の男性の精液を集めるデバイスを発明した。このデバイスによって、患者たちは父親になるチャンスを得ることができるのだ。彼らは色々な開発を行ったが、おそらく彼らの開発したものの中で最も有名なのは、仙髄根の刺激システムの開発だった。

ソールズベリーの病院には外科医や理学療法士はいたが、技師たちはロンドンにいた。彼らの設計では、神経根の周りに十二個の電極を取り付けることになっていた。それらの電極は皮下の、肋骨上に置かれたレシーバーにつながれるのである。この上の、肌の上には、プログラムで制御できる送信機が置かれることになっていた。これを埋め込むために、地元の外科医トニー・トローマンズは、空き時間を使って、病院の霊安室で実験をしていた。

ジュリーが選ばれるまでには、外付けのワイヤーや支えがなくても麻痺患者が立つことができるようになるかもしれないということがニュースになっていた。テレビの取材班は、最初の被験者が決定される前から、早くもニュースとして取り上げた。そのとき、取材班は、最終候補者の二人を見て、ジュリーがよりテレビ映えするかもしれないとほのめかし、決定を込み入ったものにした。けれども、このことは研究チームに影響を与えなかった——実際、ほとんどその逆だった。

一九九四年十二月の手術前夜、ジュリーはロンドンから来た技術部門の中心人物であるニック・ドナルドソンとデヴィッド・ラシュトンに初めて会った。彼らはジュリーに考え直すための最後の機会を与えた。彼女の家族や友人と同じく、医師団、技術者たち、テレビの取材班など、このプロジェクトに関わっているすべての人は、ジュリーがこの企画から手を引くのは難しいと思っているかもしれないとはっきりと意識していた。彼女はそんな考えはまったくもっていなかった。

手術は九時間かかった。トニーがそれぞれの神経根を識別し、続いてわずかな色の違いを手がかりにして、不必要な知覚繊維を重要な運動神経線維から慎重に切り離した。二センチメートル程の小さな手術野の中で作業しながら、トニーは二〇の神経根の一つひとつを見つけ、それらを一つずつ電極に配置しなければならなかった。これは、技術者たちがどの筋肉群が刺激を受けたとき収縮するか分かるようにするためだった。このようにして、彼らはそれぞれの神経根をゆっくりと慎重に識別し、それに小さな恒久的な電極を取り付け、エリア全体を閉じて、電極をレシーバーにつなげたのである。

オンにする

九時間におよぶ手術からジュリーが回復するのには数日を要した。それから間もなく、決定的な瞬間が訪れた。医師、看護師、技術者、テレビの取材班、そして家族が病室に押しかけた。送信機を通して電極にゆっくりと刺激を与え、彼らは見守った。手術の際の測定にもかかわらず彼らは与えられた電極からの刺激によって、どの筋肉群が動くのかについて自信をもっていなかった。実際、どちらの足であるのかに関しては特に自信がなかったのだ。「こんなに多くの目が、私のことを穴が開くほど見つめているのをこれまで経験したことはありません。みんなの注意が私の足に注がれていたので、私は足を動かしたいと誰よりも強く思いました」(p. 228.)。

最初の検査は膝伸筋、大腿四頭筋(quadriceps)の検査だった。

「皆は、私の(大腿四頭筋を含んだ)腿の様々な筋肉が収縮して、私の足を一インチ引き上げているのを凝視し続けました。

「不快かどうか教えてくれないかな。大丈夫?」

「大丈夫です」と晴れやかな気持ちのままで私は言いました。「とってもいい感じです!」

これこそまさに私たちが目標として作業していたもの。しかも、とても素晴らしいものだと感じました。ワイヤーは一つもなく、目につくところに電極もなく、とにかく何もありません。ただ私と私の肌と、それから数フィート離れたところにとても複雑で高価な送信機があるだけ。確かに、電気入力は外部からなされます。でも、四年ぶりに私の足を持ち上げる私の筋肉に作用しているのは、紛れもなく私の神経。それは私のもの。しかもどんな障害物もない。私は支配権を手に入れたんです。素晴らしい。私が父を見ると、彼はウィンクをしました。私にできたのは、溢れる涙を止めることだけでした。

「これを楽しんでいるみたいだね。違うかい、ジュリー」

「すべて楽しんでいるわ」。私はこの事実を興奮気味に理解しつつ、そう大声で言いました。

私たちは何度も何度も試しました……。あるとき、私の足をベッドから上げて、足を高く上げて踊るフレンチ・カンカンのようにリズミカルに曲げました。それは本当に素晴らしいことでした。一時間後にスイッチ入力のテストが終わるまでには、私はくたくたになってしまったけれど、それでも私はほとんど有頂天になっていました」(pp. 229–230)。


彼女は、自分の筋肉を再び強くするのにほぼ一年を費やした。彼女の麻痺した身体は、外付けのＦＥＳを介して一変した。これは彼女の毎日を占拠した。その結果、今や彼女の身体は外部からの刺激がなくても動いていた。彼女は運動を意志すると、その達成は目に見える形ですぐそこにあった。「私の神経、私の足。私自身のもの」。十二個の電極はすべて働いており、しかも神経には手術によって付けられた損傷は何もなかった。みんな高揚した気分になった。

次にやってきたのは、運動を作り出す最良の刺激の組み合わせを明らかにしようとする実験の連続だった。私たちが通常立っているとき、そこには骨盤、腰、膝関節、足首の関節にわたって生じている、筋肉の活性化の複雑なパターンがある。立っている間、筋肉の活動は記録されているとはいえ、誰もそれを刺激から再び創りだそうとはしないし、使用されているのがどの組み合わせか、強さか、タイミングか誰も知らない。セッションは長く、ジュリーにとっては退屈だった。疲れもあった。というのも、彼女の筋肉は一日中刺激にさらされていたからである。彼女はこのセッションのなかで、知的努力を費やしたわけではなくとも、肉体労働は行っていたのである。ときおり彼女は息をきらし、しょっちゅう汗びっしょりになった。

二月までには、彼らは平行棒の間で最初に立つための用意を始めた。電気技師のティムが信号をオンにしたときには、研究チームとテレビ取材班が再び結集した。ジュリーはゆっくりと立ち上がった。彼女の腰は一方にねじれ、まったく安定しなかった。ジュリーはバランスを取ることがほとんどできず、ましてや立つことはできなかった。それは外付けのFESよりも悪かったし、本当に期待外れの結果だった。最初に電源を入れたときは大成功だったのだが。彼らは、ハッピーエンドを熱望するテレビの取材班からのプレッシャーに苦しめられて、必死に努力した。

ジュリーが立てるように、筋肉の刺激の最良の組み合わせを選び出す長い実験が続いた。しかし問題は、最初に電源を入れたときから明らかだった。与えられた神経根は筋肉に様々な動作を与える。そのようにして刺激は、彼女の身体を折り曲げつつ、膝関節をまっすぐにし、また腰を伸ばす。効果を無効にしてしまう他の筋肉に伝わることなしに、一揃いの筋肉に力を与えることができるか、彼らは知る必要があった。(5)数ヶ月にわたるこうした長いセッションは、特にジュリーにとって死力を尽したものだった。「それぞれのセッションは朝の十時から午後の四時まで続く。ときに、私は二本の足以外の他にはなにもないように感じました。私はどんどん落ち込んでいき、この意気消沈した様子をラテン語風に「グイネア・ピギーティース（実験台）」と呼んでいました」（p. 241）。

マルチモーメントの椅子

彼女の願いは、一度は成功を収めたが、ゆっくりと失われていった。研究チームは、それぞれの筋肉、それぞれの刺激が作り出す力の把握の難しさを理解した。関節ごとに、働いている極めて多くの筋肉の力を、どうやったら計算できるのか。彼らは、動いている足元にいくつも設置した体重計を使った、大雑把なシステムを準備した。しかし、刺激からの力を把握するためには、それぞれの関節にわたってトルク〔回転〕を計算しなければならなかった。ニック・ドナルドソンはこのことを想定しており、マルチモーメントの椅子と呼ばれる装置を開発していた。これによって、彼らは刺激に続く動き、力、そしてトルクをコンピューターで処理することができるようになった。そして彼らが望んだように、ジュリーの刺激のパラメータの改良ができた。ちょっとした問題は、ジュリーが椅子よりも動くことができるということだった。彼女は、月に一度か二度、ノースロンドンまでの二〇〇マイル〔約三二〇キロ〕を往復した。

椅子は「幅が三フィート〔約九一センチ〕で、長さは十フィート〔約三〇四センチ〕、木と金属でできていて、四分の一トン〔二五〇キロ〕の重さでした。私はそれが嫌いになりました。身体全体を束縛するように、私はそれにきつく結びつけられました。私の足はそこにつながれ、私の膝は固定化され、制限されていた。テストは何時間も続いたのです。私は実験を眺めてのんびりしたり、本を読んだりしました。唯一の休み時間はランチ、紅茶ないしはコーヒーのとき。珍しいことや面白いことが起きたときはさておき、全体としては、朝の十時から夜の六時まで退屈でした」(pp. 242–243)。

プログラムは、彼女が初めに思っていたより複雑だったし、より骨の折れるものだった。ジュリーにとって、毎回毎回が全身運動をするようなものだった。というのも、足の筋肉は六時間にわたって、断続的に活性化されていたからである。彼女はあまりに疲れたので、時々車で家に帰ることができなかった。

時に彼女はテストの最中に眠りに落ちた(6)。

研究チームは、興味を引くディテールをつかみつつあったが、彼女は機械を憎み始めていた。彼女の立ちたいという望み、自宅で日常的にＬＡＲＳＩを使用したいという希望とはまったくかけ離れているように思えた。

「学術的な経歴が作られていく一方で、私はますます自分を歯車の歯の一つのように感じていました。私が望んだのは、ある種の具体的な結果でした。私が、自分で望んで身を置いた状況によって、自分自身ががんじがらめになっていると感じたときが幾度もありました。私は立ち去ることができませんでした。たいていの場合、私は実験を望んでいませんでした。精神的に、肉体的にこたえることが何度もありました。セッションに次ぐセッションのなかで、計算したり採点したりしている最中、私は立ったり座ったり、座ったり立ったりし、その運動のせいで汗が滴り落ちたのです。こうしたプロセスの全体がどれほど心身を疲弊させるのか、それまでの自分が分かっていたとは思えません」(pp. 246–247)。

けれども、ジュリーの興味を継続して引いていた事柄がいくつかあった。彼女は、事故以来、感覚しないと思っていた領域から刺激を感じることができたのには非常に驚いた。「機械的に刺激を与えられていたとき、私は足がどんな位置にあるのか、じつはそこにはまだなんの感じもてないのですが、それでもなんとなくは分かっていました。でもその機械的な刺激を止めて、それから眼を閉じ、私の足が誰かの手で動かされたとしたら、私は自分の足が伸びているのか曲がっているのかまったく分かりません」(p. 247)。

けれども全体的に見て、彼女の忍耐と希望は残り少なくなっていた。ある段階では、実験が前進しないことで不満が溜まり、彼女は研究チームに最後通達を渡した。彼女は自分のためのものが欲しかった、あるいは実験を中止したかった。研究チームはプログラムを切り替え、立ち続けるのではなく、いくつかの短いステップを目指して進んだ。多くの努力によって、この目標はどうにか達成された。彼女は麻痺患者としては、外側から固定したり、ワイヤーを使ったりせずに立った最初の人間だった。テレビ番組は、パブで飲み物を頼む彼女をエンディング映像に使った。けれども、彼女はそれがどれだけの努力だったか、自分がどのくらい不安定か知っていた。

刺激を与えている間、必要のない筋肉の活性化を避けるために、彼らはそうした筋肉に麻酔を打ち、そして続いて、一時的に麻痺させる作用物質、ボツリヌス毒素の投与を試みた。しかしいずれもうまくいかなかった。なぜなら問題となっていたのは単一の筋肉ではなく、それぞれ多数の筋肉だったからだ。どんな場合でも、ある一つの運動にとっては必要でない筋肉が別の場合には必要なことがある。彼らは行き詰まってしまった。

メディアスター

ところが、この行き詰まりと時を同じくして、彼女の手術と進捗状況のテレビ映像が公開された。突如として、彼女はメディアスターになった。ジュリーは無数の新聞記事やテレビ番組で特集され、その上、一九九六年の「ヨーロッパ女性功績賞」を授与された。こうした関心は、やや落胆していたチームに、自分たちが成し遂げたこと、つまり切に必要とされていたことが何であるかをしっかりと自覚させた。けれどもその一方で、新聞やテレビは「歩く奇跡」のような見出しを使ってセンセーショナルな報道を行った。

ジュリーはインタヴューを受けているときは、つねにとても慎重だった。インタビュアーは自分たちの考えを彼女に押しつけた。彼らの考えでは、彼女は正常に見えるように、もはや身体障害者に見えないようにするために歩きたかった、ということになっている。彼女はそうした彼らの考えを修正しようとして、このシステムによって立つことができるし、何歩か前に出ることはできるが、歩くことはできないと精一杯話した。しかし彼らはいつも耳を貸さなかった。

「メディア、とりわけタブロイド紙は恐ろしかったですね。彼らは私にもう一度歩くことを当然のこととして要求しました。私が数歩進んだにもかかわらず、椅子が元の位置に置かれることはありませんでした。彼らは「物語」を求めていました。私はニュースのネタでした。私は「違う、そうじゃない」。この装置は車椅子の代わりではない、私に選択することを与えてくれたのだといつも言っていました。私はオウムのようにくり返しこう言いました。「私が立たないのは私が立ちたくないからですが、もし立とうとするなら私は立つことができます。つまり立つ立たないは、私の自由な選択なのです」。

歩くことがすべてではないし、目的でもない。それはあまりに厳しく、難しい。では何が言いたいのか。私は自分の車椅子の操作に長けている。ＬＡＲＳＩは、私が立ちたいと思ったときに、立つチャンスを与えてくれた——もちろんとても上手に立つことができるわけでもないし、本来あるべき立ち姿ではないかもしれないが——。そこが私たちの間違いだったのでしょう。けれども、身体を整えることでいい気分になっていました」。

メディアが神経学的な障害をもった人の運動性について議論する場合、もっぱら歩行に目を向けて、その結果、ジュリーはいかにして障害者であることを脱し、正常な人たちの中に戻ったのかという点に話題が集中した。「物語」にとってさらに良いことには、この背景に、それらの役割を説明したり、役割を遂行したりするための良い技術者と医者のチームがあった。

三輪車の時間

研究と実践で大わらわだった期間は長続きしなかった。ジュリーの人生は続いたし、LARSIからの独立が必要だった。ある日、自転車に乗った息子たちをケヴィンと見送っているとき、彼女は、LARSIシステムを使って自転車に乗れるかもしれないとひらめいた。彼女はバランスをとったり、立ったりする必要はないし、彼女の体重は支えられており、運動そのものはきっとより簡単なはずで、腰の安定性の問題はなかった。彼女はすぐにチームに電話した。彼らは同じく強い関心をもった。

彼らは自転車用の車輪で試し、FESを使ってこぐ足を制御するのは「比較的」簡単だとみなした。向こう数ヶ月にわたって、このプロジェクトは、三輪車にうまく適合できるにつれて、息を吹き返した。FESを使ったときの問題の一つは、移植したものが筋肉の活性化をコントロールしているのもかかわらず、足や足と地面との間の関係からのフィードバックがまったくないということだった。自転車では、フィードバックはペダルの位置から供給される。それは運動のデザインとコントロールという点から見て大きな強みである。彼らはペダルの回転とそれぞれのペダルに適用される力を計算できるシステムをすぐに設計した。これは、筋肉の正しい活性化を決定するため、コンピューターに伝えられる。

ほどなくして、ジュリーは短い距離なら自転車に乗れるポータブルシステムを手に入れた。彼女は、最初に、二人の息子を横に従えて、近くの森の中で自転車に乗った。息子たちと遊歩道を下りながら、顔に陽の光を浴び、髪に風を感じるなどということは、一年前には想像できなかった。それは理屈抜きで美しかった。また、取り組んできたチームにとってはそれだけの価値がある十分な成功だった。彼らは何年も非常にハードに働いた。ここで、ようやく、研究室の外で使用えるものを作り出したのである。

だって私はできるから

ジュリーとそのチームは、大変な努力を費やしてこのプロジェクト全体へ関わった。同時に六人の常勤の研究者と、さらには多くの非常勤の人たちもいた。イギリスの二つの主要な生理学と医学の研究慈善事業から大きな助成金があった。ジュリーに対して、「多くの人がなぜわざわざそんなことをするのかと言いました。私はその質問にはいつもこう答えたのです──だって私はできるから」。

けれども、それだけではなかった。下半身不随は、しばしば筋肉痙攣のように見える。というのも、それは自分の筋肉を増強し続け、足の見栄えを維持するからである。立つことによってもたらされる医学的見地からみた恩恵（できるかぎり改善された肌、膀胱、骨への配慮）や、立ち姿についてのより主観的で個人的な感覚を超えて、LARSIもまた身体を格好良く見せた。ジュリーは、自分の筋肉を増強するためにFESの使用に数カ月を費やした。こうしたことは、ジュリーの注意を自分の身体、言いかえれば、事故以来、彼女が見逃してきた場所、避けてさえいた場所へと彼女を戻したのである。

「ある程度まで、事故後、私は、自分自身は頭や胴体の中にあり、そこに自己をもっているのであり、足のほうでは先細っているものと感じていました。なぜなら、LARSIはこうした感じを助長していました。今や、私はもっと身体全体に拡がっているものと感じています。私はコントロールができて、望めば動くことができるし、足はよりよく見えるからです。私は全身について、前より多くの感覚をもっています。それまでは私の身体とは腰までのことでした」。

彼女の見えている自分がもっと格好良く見えたなら、彼女はその所有者としてもっと幸せであっただろう。さらに、彼女がもう一度自分の意志で運動できたなら、そのときは運動を制御や開始をすることによって、自分自身をもっと自分の身体の中にあるものと感じることができると言っているようだった。彼女は、いつ、何を動かすかを決めることができた。「コンピューターを介してではありますが、私はボタンを押したのです。私はそれを始めるのを決定し、運動を始めるのかもいつやめるかも決定します。それはすべて内面のことであって、あなた方の目に見えなければ、それは存在しないのと同じです」。

私は、スポーツの最中に、あるいは家の中で動いている他人を見ているとき、どのようにしてその運動に没頭するようになったか彼女に尋ねた。ジュリーは、それは事故前に、自分が見たものを「彼女の頭の中にある鏡」に映し出していたのに似ていると考えた。「私はまだボールを蹴っている自分をイメージすることができます」。

私は、どの程度までならLARSIシステムを使うことはこうしたことに似ていると言っていいのかと考えた。彼女はそのように、自分の運動をイメージしているのだろうか。「はい。私はそうしていると感じます。けれども完全な所有者ではありません。自転車に乗っているときにはフィードバックがあるので、自転車はコンピューターにデータを送信しています。私は力をコントロールできています。私は筋肉がこれから使う力の量と、私が費やす努力の量の両方をなんとなく感じているのです。思い出してほしいのは、それは大変な作業で、とても疲れるということです。私の身体はまだ働いているのです」。

「私がFESを止めた理由の一つは、再開したときには、私は身体的に病んでいたということです。私は吐いて、多分、意識を失いました。私の身体はいつもそのようになりますが、その後に改善しました。私は、自分が数ヶ月間運動しなかったことを認めなければなりませんが、幾つかの医学的な問題を抱えていたのです［幾つかの医学的な問題とは、ジュリーが（タクシーの運転手の不手際で）足を骨折したこと、深部静脈血栓症を発症していたこと、さらに膀胱結石の除去を必要としていたことを指している］。それはすべて私に問題を引き起こしましたが、私はまた訓練するつもりです[7]。

私は、ＬＡＲＳＩシステムを使用した長い年月、ほとんどそのシステムにがんじがらめになっていたときもありました。私はそれを止めることができませんでした。なぜなら、それに自分の業績や博士号がかかっている人たちが、あまりにも多くいたからです。今では、それを使うかどうかは私次第で、おそらく私が今それを使っていないのは、使う必要がないからです。それを推進しようとする人が誰もいないのはほっとしています。基本的に、彼らは今私をあきらめています。彼らはどんなサービスでもしてくれるでしょうが、もう資金がないのです。私はまだ自転車を持っていますが、この季節にやるものではない。私は力一杯挑戦し続ける必要があります。まだそこにあるのですから、私はやるつもりです」。

私に、私の、私のもの

私は、彼女のＬＡＲＳＩの運動と、それがどれだけ第二の自然となっているかに立ち戻った。彼女は書いている。ＬＡＲＳＩの電源が入れられたとき、彼女が最初に考えたことは、これは「私の神経、私の筋肉、私のもの」なのだ、ということであった。

「私は知的な努力をする必要はありませんでしたが、私は息を切らし、心拍数は上昇し、腰の上から汗を大量にかきました。本当に息を切らしていました。ＬＡＲＳＩは、ゆっくりとした増加と減少を介して、筋肉を効率悪く使ったのです。それは一見激しいものには思えません。しかしハードです。精神的に苦しいというのではありません、身体が、私の身体がもう十分だと告げていたのです」。

直接自分で指令したものではない運動であるにもかかわらず、自分の身体が生み出す努力によって息切れするということは驚異的なことであるに違いない。車椅子に押し込まれた長い腕を動かす場合、ジュリーは、おそらく喜びと達成感、そして彼女の身体と結びついた感覚によって正常に動かすことができるのだと私は思った。しかしこれはＬＡＲＳＩサイクルの場合には当てはまらない。すでに示唆したことだが、自分の腕を動かす場合には、彼女がその動作を指令しているが、ＬＡＲＳＩを使用しているときはそうではない。……

「けれども、ボタンを押すときは私が決定していました」。

私は、こうしたことがＬＡＲＳＩの運動を、彼女の腕の運動と違った、よそよそしいものにしているのかどうか尋ねた。

この二つの運動の所有者は似ているのだろうか。

「同じものだと思います。私の上半身は完全に正常で、私の一部分です。だからそれについて考えたりしません。ある意味では、私がＬＡＲＳＩを使って作り出す運動や能力は、それら自身ではまったく動かないはずですから、ほとんど特別なものです。なぜならそれを動かせるのは私だからです。けれどもＬＡＲＳＩによる無意識の運動というのはありえません。私は常にそのプロセスについて意識しています。それは間接的ですが、異質なものです。思い出してほしいのですが、私はこれを他の誰とも比較することすらできないのです」。

さきに説明したように、ボールを蹴るときには、私はそれをしようと決め、ついでそれが生じる。自分がしていること、つまりこれはどんな動作かということについてほとんど考えない。ＬＡＲＳＩで立っているとき、彼女は動作の支配権を握っていて、それを自分のものとすることができていたのだろうか。「そうではなかったです。もし動作が完璧ならば、私はそうできたと思ったことでしょう。しかし立っていることは、腰の問題などがあって常に難しいのです。もし外付けのFESだったら、簡単だし、手もほとんど使わず、ただ指先の制御を使って私はリラックスして立つことができました。こうしたことを、LARSIを使ってできるのが私たちの望みでした。もしできていたら、私はもっと所有者という感じがしたでしょう。せいぜい、私が一歩前に踏み出したとき――私は一度も歩いてはいないのです――私はうきうきした気持ちでしたが、それはなぜかと自分に問わねばなりませんでした。それが途方もなく大変な作業だったときには、私は「どうしてあんなによかったのか」と、あの感じを説明しなければなりませんでした。たとえば、私はどこに私の足があるかどうかを下を見て確認しなければなりませんでした。

それは達成感であり、全部が科学によることだったし、それはうまくいっていて、見込みがあったと思います。でも、数歩踏み出すこと以上のものにこれまで至っていないし、現在でもそうです。もっと多く歩けたら、すごかったでしょう。もしそれが完全なものだったとしても、私がどのくらい使うかはまだ分かりません。というのも、それはあまりに大変な作業だからです」。

通常、私たちは考えないで動くので、運動は私たちのものだという感覚をもち続けている。かなり難しくて通常とは異なる運動の場合、私たちはそれに注意を払うだろう。それでもなお私たちには、その運動の所有者という感覚が残る。LARSIの隠れたワイヤーによって彼女により密着した動きが生み出されるので、彼女はLARSIを必要としたのだが、それにもかかわらず、運動に関する未解決の他の問題が、彼女の運動指令と動作の統合を妨げたのである。私が思うに、LARSIは、彼女にとって異物であり続けたのである。しかし、最初に電源を入れた期間やうまく行ったときには、彼女は支配権を握っていたこともあったのだ。いずれにしても問題は解決されていない。しかし簡単で容易な運動が、私たち自身の運動にとってとても必要なようだ。

感覚をマッピングする

彼女の新しい運動についてはもう十分に聞いた。私は、彼女が感覚について書いていることや、感じるはずのない領域を刺激されたことをどうやって知ったのかに興味をもった。

「髪の毛に触ったら、触られたのを感じなくとも、分かります。自分の足に触れたら、分かります」。

他人が足に触れたらどうかと私は尋ねた。

「その場合は、他人が触っているのを見ているのでなければ、分かりません……。でもそういう場合、他人がいることは知っていて、存在を感じることはできます」。

必ずしも触覚に関してではなくとも、足から生じる他の感覚について尋ねた。

「ここに座っているとき、私は身体の内側の芯のようなものを、膝のあたりのブーンという振動や、左の親指、右の足首と一緒に感じることができます。もし集中すれば、こうした感じを足の感覚に、私の足に移すことができます。私の太ももを叩くことは無意味だとしても」。

この振動はまさに共通の経験である。私は、それは神経系への入力をなくした後の、痛みを伴わない「幻の」感覚のせいだと思っている。幻の感覚は分散していて、それを彼女の身体の上に位置づけるには、注意力を要した。加えて、ジュリーは足の触感覚を視覚に依存している――視覚によって維持されている――としている。彼女の足の感覚と損傷レベル以下の胴体の感覚、さらには彼女の自己についての感覚、全体としての身体の感覚は、ある程度、椅子に座った自分の前に見える可視的な自己に依拠している。彼女の肌の上の「触覚」は驚くほど生き生きとしたものだが、その触感覚は、一定の場所を触れているのを見て、そしてその視覚的経験から感覚／触覚経験へと加工することに頼っているように思える。

髪のアナロジーは近いが正確ではない。私たちの髪は死んでいるし、触覚には反応しない——そうでなければ、散髪は拷問になってしまう。しかし髪に触れられたとき、その感じは髪の毛の下の毛嚢や皮膚の下に伝えられる。それが私たちの感じるところである。ジュリーにとって、幾つかの感覚は互いに似ているだろう。彼女の足と腰の大きな運動は、彼女が感じることのできる脊髄の問題を超えたところにたぶん伝えられるのだろう。そして「感じられ」ているレベルより下方で、背後に（無意識的に）投影され返すか、あるいは指示される。しかしこれ以上に、彼女は次のことを示唆しているように思われた。すなわち、見られた触覚を視覚の様式から皮膚の触覚の様式へと送り、そしてこれを彼女の見られた自己の中に十分に加工することができるので、それは実際に足として感じることができるということである。こうしたことは注意を必要とするし、感覚についての「トップダウン型」のやり方である。このやり方ゆえに、彼女が触覚を見ているときだけ触覚を感じることができるのである。

あなたは視覚的知覚を通じて、足に感じられる「幻の触覚」を構成したのだ、と私はジュリーに指摘した。このことが、彼女の身体の所有感を強めているに違いない。

「その通りです。それは私が何年もかけて学んだもので、性的快感についてもそうです。あるコンサルタントは、腰から下が完全に麻痺している私のは感覚のない繁殖マシーンでしかないと思っています。しかし、本の中で言ったように、人は物事を位置づける身体の地図を書き換えることができるし、心もそれに自分を調整するようになるのです」。

その後の気持ちのいい疲労感

ジュリーは工夫し続けた。

「こうした再調整のおかげで、私たちのセックスライフは、今は良い状態です。それは脳から下りてくるように思われます。思考があって、次に身体に下りてきます。私たちは十年間も積極的なセックスライフを送りませんでした。今は前よりも良くなりました。今はたんなるセックスというより、心身一体のものなのです。

私は自分がいったことが分かります。脊髄に損傷を負った何人かの男性もまたいくことができます。ある話の中では、アン・シーマンという性と脊髄損傷の専門知識をもった看護師は、次のように言ったとして私を取り上げてくれました。「私はいつ気持ちがよかったか分かります。というのも、その後には、気持ちのよい疲労感が来ますから」。どのくらいかを決めるのは難しいし、たぶんそうすべきではないのでしょう。それは年月を重ねるにつれて増えています。私だけじゃありません。もしあなたが女性が集まる会に参加するのと同じように、女性の脊髄損傷患者の会場でも一緒に話をすれば、セックスについて話すでしょう。私たちはたぶん男性たちよりも正直ですが、口説き落とした人についてはそれほど話さないでしょう。

ほとんどの人は、何らかのフィーリングや感覚を正しい身体部位に位置づけて、少しいくことができます。それは物理的なことです。あなた自身のセクシュアリティを発見するには、ある程度時間がかかるものです。あなたがもっている可能性のすべてを認識するのにはもっと時間がかかります」。

損傷すると大きな損失があるに違いない、ただし感覚に関する損失だけではなく、自分の身体の感覚のない部分に焦点を絞ったり、集中したりする能力が失われるに違いない。その場合でも、内臓や、膀胱知覚や、圧力の問題やバランス、その他無数の物事についての小さな手がかりを、集中すれば見つけることができることを自覚すれば、人は新しい仕方で自分の身体について学べる。楽しいことが自分の身体にもうまく位置づけることができると気づくためには、もうしばらく時間がかかるに違いない。

性的な悦びがこのように「トップダウン」で位置づけられるなら、どうやって身体と心が快いと感じるのかを知りたいと思った。というのも、そのことがセクシュアリティがうまくいく前提条件になっているように思われるからである。ある程度まで、性的な欲望は身体がベースとなっていて（ジェンダー的な差異については承知のうえで）、このことが麻痺した身体と感覚しない身体にとってかなり難しいものに思われるからである。自分自身の中にこうしたセクシュアリティを見出すこと、つまり、快感を生じる部分、他者に投影して、他者を楽しませることもできる部分を見つけるには、工夫が必要である。これはたぶん、セクシュアリティだけに限らないだろう。

ジュリーは次のように認めている。「個人的なことなので、他の人がどうなのかは答えられない。自分自身を良く感じたり、愛したり、幸せでいること、こうしたことは大変なこと。私は自分が事故にあったとき、幸せではなかった。私は自分自身や自分の身体、とにかく私に関するすべてのものを、二年以上も憎んだ」

「外出する自信をもつこと、身体障害の泥沼に引きずりこまれないこと。また、自分ができることに注目し、自分ができないことには注目しないこと。ある時点では、あなたは、できないことや、前向きではないところを心の中に閉じ込めねばならない。それは脊髄損傷患者には常に起こっているわけではない。乗り超えなければならず、できることを受け入れ、そこにあるものを最大限利用しなければならない。それはそんなに悪いことじゃない」。

しかし端的に言って、ジュリーは、さらに難しい問題、つまり他人に気を遣わせないための準備が整うまでに、二年かそれ以上の時間を費やした。彼女が思うに、ケヴィンや自分の友人たちが、自分のことをもう一度ひとりの人間として接するまでに、はるかに長い時間がかかった。興味深いことに、ジュリーは自分の二人の息子にはこうした能力がはるかにあると本能的に直感した。

「事故にあったとき、私の息子たちは四歳と六歳でした。私は、彼らがより良い人間に成長したと思いました。なぜなら、彼らは障害に気づいており、それが引き起こしうることを理解していたからです。彼らは子どもがするように、まだ私を利用したり酷使したりしますが、これは問題ではありません。ただ、彼らは他者に対してより共感と理解をもっているように思えるのです」。

こうしたことを聞いて、私たちは車椅子の人に対してどのくらい共感できるものなのか彼女に尋ねた。車椅子で生きるということがどういうことなのか知ることはできるのだろうか。

「あなた方が共感できるという確信はありません。もし一日だけでも政治家たちが車椅子で過ごしたら、彼らは理解しようとし始めるでしょうし、交通アクセスの問題について考え直さねばならないでしょう。彼らは、ごくわずかな人たちと話して分かったつもりでいるけれど、本当は分かっていないのです……たとえ一日車椅子で生活したとしても、自発性が欠如してしまっていることなどは分からないでしょう。……」。

自発性は、一時的にやりたいことだけに関わるものではない。それが関わるのは、起きうる可能性のあることなら何にでも立ち向かい、そうした態度を楽しむためには大変な自信が必要とされるということである。外国旅行をする若者は、こうしたことを多く学んでいる。ひょっとしたら、四肢麻痺の人たちは、歩くことがどのようなことかを覚えてないのではないかと私は尋ねた。彼らの経験は今の彼らにとっては正常だった。つまるところ、子ども時代はどんな感じだったかを、私たちはどうやって思い出すのかということだ。それを完全には思い出すことなどできはしない。

「あなたは記念写真を撮るでしょう。思い出せないから撮るのです。自発性は私にとって最も大きな損失です。私はベッドに行って、次の日の服を近くに置く。私はシャワーを浴びて、夜に身体を洗う。それが私にとって都合がよいからです。しかし私は計画を立てなければなりません。外出する場合、交通アクセスについて考えなければならないのです。私はさっと出かけることができません。私はそうし損ねてしまうのです。私は初めに考えなければならないのです」。

私は、彼女が歩くとはどういうことか苦もなく思い出せるか尋ねた。足の指のあいだに砂があるというのはどんなことだろうか。

「もう一度スナップショットに戻りましょう。あなたがしばらくのあいだビーチに行ってないなら、私の記憶はあなたのものと違わないかもしれません。私は夢の中で、ときに困難を伴いながら、まだ相変わらず歩いているのです。車椅子はいつも傍にあって、それを押すことがあります。そして夢の終わり近くになると、私は車椅子の中に戻ることがあります(8)」。

ジュリーは、自分は損傷を選ばなかったし、選ぼうと思ったわけでもないけれど、その損傷は彼女をより優れた人間にするとともに、彼女の家族により大きな共感と他者の洞察を与えたと繰り返して述べた。家族や他の人達の助けによって、世界を別の仕方で見るよりももっと遠くまで見たのである。

「私の障害は、何かをする場合にほとんど邪魔になりません。反対に、障害は人生への新しい欲望を私に与えてくれます」。

彼女は、以前には気づいていなかった他者への関心を働かせることで、カウンセラーとしての新しい一歩を踏み出した。この場合、今彼女はある意味では、前より統一感を感じている。彼女には新しい使命がある。それは再び立つためではなく、「超人的な麻痺者」であるためではなく、「障害があるにもかかわらず」非常に多くのことを達成した人として見られるためでもない。彼女は、巧みに自分自身であることを望んでいる。ジュリー・ヒルとは、他の人と変わらない一人の人間である。彼女に同意するしかないだろう。というのも、ジュリーが言うように、ＬＡＲＳＩシステムを使って彼女は墓から抜け出すことができたのだから。

第9章　私に帰属するものと私に帰属しない「それ」

カクテル

デボラは十七歳のとき、彼女にはふさわしくないAレベルコースを一年学んだ後で、試験に合格する見込みがないことが分かった。彼女はボーイフレンドと一緒に暮らすために、両親のもとを離れ、実家から九〇マイル離れたところに引っ越した。彼女は、「むかついたの」と言った。彼女は自閉症の人たちのための団体に仕事を見つけた。それは非常にやりがいのある仕事だったがストレスが多く、しかも低賃金だった。だから二年経って、ボーイフレンドとの関係が終わると、彼女はソーシャルワーカーになろうと決めた。彼女は両親のもとに戻り、大学進学準備コースに入った。彼女は収入の範囲内でやりくりするためにバーで仕事を始めた。そこですぐに新しい男性に出会った。まもなく彼女は彼と同棲を始め、彼が昇格したとき、彼を追って海沿いから数マイル内陸にある南デボンへと行った。彼らは共にホリデイ・パークス〔リゾート地〕で働くようになり、やがてドーセットのウェーマスへ引っ越した。しばらくの間、勉強は後回しになった。けれどもまたすぐに彼女は落ち着かなくなり、ボーイフレンドと別れて、シルクスクリーンプリントを始めた。それはようやく彼女が愛することになったものである。

彼女は小学校の教師（一年生から四年生担当の教師）になろうと決め、教育大学への入学資格を取得するための授業に登録した。生活は管理しやすかったが、一週間に二日の授業と、自分の収入を補うためのシルクスクリーンプリントとバーの勤務で忙しかった。彼女は、ウェーマスから東に一〇〇マイルにあるウィンチェスターの教職課程への入学が認められた。彼女は勉強とバーの仕事を両立させた。

ある夏の夜ウェーマスの行楽地で、デボラと友人のグループが泳ぎに行こうと決めてフェンスを登ったとき、彼らは酔っぱらっていた。

「午前三時。私は友人たちの股の間から飛び込んで遊んでいた。私はもっと高くから飛び込もうと思ったの。だから私は横からプールの監視員の椅子を持ってきて、それをプールへと引きずって行って、そこからプールに飛び込んだのね。最後に、私は椅子の一番上から飛び込んだわ。プールは深さがそれほどなくて、それは分かっていたけど。私はプールに飛び込み、底にぶつかるのを避けて、プールの中を勢いで進んで。それで壁の反対側に打ちつけられて、首を骨折したの。私は普通じゃないことをするのが好きだったのよね。それで私は股の間から飛び込んだりしたわけ。これは普通じゃないことの一つ。私はこれまで、ケガすることもなく壁に頭を打ち付ける人をたくさん見てきたの。

私はすぐに分かったわ。多分、私はそうなる運命だったの。私はひっくり返ることができず、うつぶせの状態になっていたわ。溺れ死ぬなって思ったわ。幸いにも、私は頭を切っていて。近くでみんなが大慌てしている様子が聞こえた。そのとき私の友人はこう言ったの。「なんてこと、デブス〔デボラの愛称〕が死んじゃった」。彼らは私をひっくり返したの。

救命訓練を受けたことがあって。こういうとき動かすべきじゃないって知ってた。友人たちは救助を求めて救急車に電話した。私たちは壁をよじ登ってプールに入ってたから、救急隊員たちは到着したとき、現場にすぐに入ることができなかったわけ。だから彼らはドアを壊してプールに入ったの。私は長い間プールに入っていた。彼らは冷えた私の身体を暖めるためにウェーマスの病院へ運んだ。いったん十分に暖めた後で、私は脊椎センターに移送されたの」。

この移送は平穏無事なものではなかった。

「かなり飲んでいたので、相当吐いたわ。青ざめていると誰かが言ったのを覚えてる。前夜からのカクテルのせいね。

私は救急車の中のストレッチャーに縛りつけられた。私たちはゆっくりとオッドストックに向かった。私はさらに何度も吐いたんだけど、自分の頭を動かすことができなかったの。だから救急隊員たちは、私が窒息しないよう向きを変えるために救急車を止めなければならなかったの。私は長い髪をしていたのでひたすら謝った。なぜかって？　私は自分の髪の中に吐いたから。不愉快なものでしょう。オッドストックに着いて、ちょうどきれいにしてもらったときにまた吐いた。これはかなりいやなことだったのよ。向きを変えることができないので、外傷救助チーム（クラッシュチーム）を呼び続けなければなりませんでした。というのも、私が吐く度に、吐瀉物を吸い出されなければならなかったからです。

私はあまりよく覚えていません。彼らは私に何かくれたのかもしれないが、私はその後そこにただ横になっていました」。

デボラは運動完全麻痺のレベルC5／6だった。触覚は変わらずあったが、温度は分からなかった。彼女は、病院に運び込まれたときに使用されたパルスオキシメーターを自分の指に感じたのを思い出した。

彼女は九ヶ月間入院していた。そのあいだ中、彼女は退屈しきっていた。

「病院を出たとき、私はそこでの生活に嫌気がさしていた。もっと何かしてくれてもよかったのにって。でも今振り返ってみると、私はそんなに批判的にならないわ。みんな、私には不可能なこと、たとえば自分で食べたり、自分で歯を磨いたりといったことを重視しているようにみえたの。……前向きじゃない人が多かったわ。作業療法士たちでさえ、アイデアがないようにみえたもの。だから、私がアイデアを出したの。たぶん、それが良かったのよ。というのも、少なくとも私がやったんだから。おそらくそんなふうに計画されていたのよ」。

「すべてを教えてもらっていないとも感じた。おそらくみんな型通りのことをしていたのでしょう。肌の手入れをしなければならないと彼らに叩き込まれた。だから私は肘掛け椅子には座れないだろうと思ったわ。夜に車椅子でリラックスできるわけないじゃない。実際、肘掛け椅子のほうが、支えられているって感じで、より快適に過ごせるの。リラックスできる。しかもずり落ちないしね」。C5／C6のレベルであるデボラは、自分の姿勢をコントロールすることができない。

「最初に車椅子に乗ったとき、私は鞍や手綱なしで馬に乗っているような感じがしたわ。今は椅子に座るために、まず私は自分の両腕を椅子の背に廻し手で押しつけて椅子の背を支えとして、次に背筋を伸ばして座って、できる限りバランスを取るの。机のほうに腕を使って前かがみになってより安定した形でじっとするの。お腹のあたりにちょっとした支えがあれば、私はジーンズも履けるのよ。そうしないように言わてたけど、それが心地よく感じる。私は出てきたとき、自分の持っている洋服は二度と着ることができないだろうと思って、全部をくまなく眺めたわ。残りの人生はゆったりしたジャージ姿で過ごすんだなって。でも、私の好きな服のほとんどを着ることができるって気がついたの。誰もこんなことに特別の関心をもっていたとは思えないけど。理学療法のときさえ、彼らが考えているのは、「四肢麻痺訓練をするのは誰だ」ということ。知っての通り、人の手を借りずに移動したり、バランスを取ったりすることはできないので、彼らができることはほとんどないの」。

こうしたことは七年前にすべて終わっていて、彼女は少し温厚になっていた。彼女と話した際、彼女の感覚について尋ねてみた。彼女は、自分が今感じているものが自分の脳がそのように作り上げたから生じているのかどうか自信がなかった。あるいは、温度は感じないにせよ、触覚は現に維持されているということにも彼女は確信がなかった。

「私は運動麻痺の患者だけど、良い感覚を持っていると思う。でも私はこの感覚が良いのかどうか分からないし、私の脳が肩代わりをして、作り上げているのかどうかも知らないわ。触覚は分かるけれど熱いとか冷たいは感じることができない(1)。私は両足の靴を感じることができるし、右のかかとが痛むかどうかも感じられる。そう考えると、はっきりと痛みを感じることができるから、痛みのあるところを示すことができる」。

私は、すぐに軽い触覚と関節位置と運動感覚をテストした。結果は良好だった。けれども、どのようにして正常なものとなっているのかを理解するには、より高度なテストを行う必要がある。

「退院後、私は両親と港の近くのシャレー風のバンガローで暮らしました。私が自宅には住まないと言って譲らなかったの。病院でとても時間を持て余していたし、家を修理する補助金が出ていたけど、準備がまだできていなかった。だから私は両親と一緒に引っ越しました。そうすれば工務店を急き立てることができると思ったの。私は自分の世話をしてもらうために、オッドストックから介護人を引きぬいてきました」。

私は、自分のアシスタントを介護人と呼んでいるか、それとも個人的《パーソナル》なアシスタントと呼んでいるか彼女に尋ねた。デボラは笑った。もしも個人的なアシスタントを公募していたなら、秘書を雇っただろうと彼女は言った。結局、デボラの両親は街の中心地の近くの小さな通りに引っ越した。数年後、彼女は隣の家を買ったが、そのときオーナーの妻は離婚したくて、お金を必要としていた。デボラは自立しているが、でも彼女の両親はすぐ近くにいた。彼女の父親は地元の港湾管理者であり、兄はボートの仲介業を行っていた。デボラと母親も、そこで楽しみのために働いていた。売り上げは出ないので給料は支払われなかった。デボラは時々夕飯を作っていたが。

とんでもない話

「私は父からフリーハンド[1]について聞きました。父が港でブリッジをしていると、ある男が車椅子で父に近づいてきて。父は、彼が下半身麻痺なのか、四肢麻痺なのかと観察し——車椅子の娘がいる人間はこうしたことをするの——やがて彼らは話をし始めました。この男性は腱移行術を行っていて、それを父に見せたってわけ」。

腱移行術とは外科手術であり、筋肉を別の腱につなぎ、筋肉を別の関節で動かすか、あるいは同じ関節で別の仕方で動かすものである。損傷のレベルによって、肘の伸縮をコントロールする筋肉が麻痺していても、肩のところで腕を動かす筋肉は保存されていることがある。腱移行術は、はっきり分かっている損傷のレベルより下の機能を回復することができるかもしれないのだ。

「彼らは、男の人たちがよくやるように、麻痺のレベルと完全度を比較し始めました。私はその男を呼んでもらって話をしました。「良い車椅子だね。どこ製？　どのくらいの重さですか。どんなタイヤなの」。私はまったく知らなかったのですが、それらは格好良く見えました。少年とその玩具みたいでした。

彼は父に自分が新しく得た握力を見せました。父は「行ってデブスに会ってくれ」と言いました。「娘はあなたに会いたいと思う」。彼はやって来て自己紹介したわ。そして、私にカップを摑んだり持ったりするのを見せてくれた。彼は向こうからヤカンを運んできた。彼はペンや錠剤も摑むことができたのよ。私は思った、「これが欲しい。何で今までこれについて耳にしなかったのだろう。とんでもない話よ」。彼は、予約を取るには電話すればいいだけだと言ってくれたわ。

そうして、私はトローマン氏に会いに行きました。私は手術を受けた男性に会ったと言ったの。彼が受けた手術を私もしたかった。私は判断を待った。外科医のホビー先生がやってきて、私にはその手術が適切ではないって。なぜって、彼は腱移行術によって手首を持ち上げる力を半分にできたけど、私には手首を持ち上げるのに十分な力がなかったから。代わりに彼は、私にはフリーハンド・システムがぴったりだと言うの。そのシステムについての知識は多少あったけど、それは嫌だった。それは完全な電子システムで、私ではないと思ったのね。私は腱移行術がよかった。それは私の一部となりうるし、私の手がやっているからね。それはコンピューターではなくて、私だもの」。

「もっと自発的に」

フリーハンド・システム[2]には、皮下の肘から手首までの筋肉の上に八つの電極がある。ワイヤーが胸壁の小さな受信機と結ばれていて、これも皮下にある。これは肌の上に置かれた無線送信機から受信機に送信される。送信機の信号は、患者の肩にある位置センサーないしは変換器を通して、肩の動きに応じて決められる。肩の後方への動き、あるいは前方への動きによって、手を結んだり開いたりすることができる。このように聞くと、このシステムはシンプルなものに思える。

「私は出かけて行って、たくさんのことを見つけた。私はたくさん資料を読んで、フリーハンド・システムを使っている人に会いに行ったの。ジョージと彼の妻は本当に積極的。とりわけ妻のほうが。彼女はそのシステムが彼の人生を変えたって言うの。私は帰るとき、一緒に来た両親に、自分の人生をどうしても変えたいとは思わないと言ったの。彼が以前どのようだったのか分からないし、そういうものを自分が必要としているとは本当に思わなかった。そのシステムは彼に自信をつけさせ、運転ができるようになったって。私だってかつては運転したし、ただ家に座っていたわけじゃない。彼女はジョージの態度が変わって、前よりもっと積極的になったって。

興奮したのは、彼の手が動いて、作業しているのを見たからね。でも、私は十分な身体障害者なのかなって思ったわ。そのシステムが私の人生を変えるとはまだ思ってなかった。私はもっと自立したかったのね。事故前、私はもっとたくさんのことができた。電話を使ったし、カップを使ったし、物を書いて、パソコンに入力してた。でも私はそうしたことをするためには副木を当てなきゃだめでした。書けるけど、上手くはないです。ドライヤーを使えません。髪が短かったから必要ないけど」。

外科医は本当に積極的だった。デボラはそのシステムの使用者の何人かと電話で話し、さらにネットを見た。彼女は失うものはないと心に決めていた。たとえジョージほどには得ることがなくても、食べるのに副木が必要ないのはいいことだ。彼女は、それについてあまり興奮しないよう心がけた。彼女の大きな望みは、実際、もう少し自発的になるということだった。

このときにはもう、デボラは撮影隊を後ろに従えていた。彼女はノッティンガムで、週末に水上スキーを開催し、彼女の近くで身体障害者のための週末の会を準備しよう思うほどにスキーを楽しんだ。彼女はスポンサーをいくつか見つけていて、地元のテレビ会社はそれを撮りたいと望んだ。彼らは五分間の特集映像を制作したのだが、そのときデボラは手術について言及した。彼らはこの手術を巡るドキュメンタリーを撮ろうと決めた。ジュリーの場合がそうだったように、こうしたことは彼女が手術をやめるのをさらに難しくさせた。

けれども、まずは関連する筋肉が増強されなければならない。家族の力を借りて、デボラは電極を筋肉の上の肌に貼付け、十五分間刺激を与えることから始め、三ヶ月にわたって刺激を与える時間を一日四時間になるまで増やしていった。彼女のトレーニングは手術の日に向けて完全に調整されていたが、直前になって十月から二月に延期しなければならなくなった。そこで彼女はまた最初から始めた。[3]

二つの手術が計画された。フリーハンド・システムは物を掴めるようにするものだが、デボラがそうした握力を様々な場面で使えるためには、肘を伸ばしたときにもっと大きな力が必要であった。外科医は、彼女の肩を動かす損傷部より上の神経によって供給されている強い肩の三角筋から、損傷した脊髄によって供給されているがゆえに今は麻痺しているが、正常な場合には肩をまっすぐにする上腕三頭筋へ、腱移行術をすることを決めた。医者は、三角筋を肩から、肘を越えて上腕三頭筋の腱へと伸ばすために、ゴアテックスグラフトを使用した。こうした手術は固定化を必要とする。フリーハンドの場合、電極が覆われるには三週間が必要だった。腱移行術は、ギプスをはめて一週間、副木をしてさらに六週間が必要で、動きの範囲を毎週十五度ずつゆっくりと増やしていく。

手術はうまくいった。デボラは新しい上腕三頭筋と握力を試してみる前に、術後の回復を待たねばならなかった。回復後、彼女はいくつかの新しい運動をしたが、そのいくつかは習得するのが難しかった。以前は彼女の上腕を外側に動かしていた三頭筋は、今や二つのことをしていた。半分は以前と同じく彼女の肩を動かしていたが、もう半分は、今度は彼女の肘をまっすぐにした（この二つの運動は、肩と肘を外側へと動かす場合には、一緒に生じた。しかし、二つの筋肉が違う動作をするときもあった。それは、たとえば、肘が上に上がらない状態で伸びるときなどである）。しかし彼女の脳のコネクションは変わっていなかった。肩よりむしろ肘をどうやったら動かすことができるのか。そうしたことについて考えるべきなのだろうか。私は、新しいやり方でどうやって運動できるか考えなければならなかったか彼女に尋ねた。彼女はある程度までは同意した。

「手術前、私は何も考えずにただ手を使っていたわ。でも私は、弱点になっているところは使い方を考えなくちゃいけなかったわ。運動について考えていなかったけど、何かをきちんと持ち上げられないことがどれくらい苛立たしかったことか。私は自分の指を湿らすために舐めたんだけど、自分の筋肉により多くの力を入れることについては考えていなかった。私は手首の伸展が良かったの。だから私はいつでも持ち上げられました（伸展は手を丸めたり、様々な握り方をしたりすることを可能にする）」。

私たちが運動する場合、ほとんど、あるいは何も考えていない。習慣的に動いている。狭い橋の上を歩いたりする場合のような気を遣う運動のときだけ、あるいは新しい運動を学んでいるときだけ、私たちは意識的に努力する。(4) 事故後、デボラは椅子から前のめりに落ちないで座るにはどうしたらいいか、あるいはどうやって食べたらよいか考えなければならなくなった。こうして、習慣や新しい運動への注意を向けること、さらに彼女にはできないだろうと思われていたことをやる新しいやりかた、コツを見つけることを混ぜ合わせるようになった。腱移植はまったく異なっている。これは彼女の運動に関わる脳の部分が、肩の動きを生み出すことから、肩の運動、肘の運動をときに一緒に、あるいは別々に生み出すことまで、状況に応じて変化することを必要とする。

「初め動こうとしたとき、確かに私は動いたけど、どこか奇妙な感じだった」。

こうしたことに私は驚いた。だから私はもう一度最初の新しい動きをしてくれるようにデボラに頼んだ。それは肘を伸ばしつつ、肩を前に出したり後ろに戻したりする運動だった。運動という点で、これは明らかに以前と異なるものではなかった。それは一つの運動の代わりに、二つの運動を生み出したのである。私は彼女が肩を上げずに肘を伸ばそうと試したときに何が起こったのだろうと思った。

「移植していない左肩と比べることができる。[5]手術をしてから、皮下の、腕の筋肉を感じるわ。今では、自分がしなくちゃいけないこととは違う運動をするときに、よく考えるわね。実際、自分の脳で、新しい上腕三頭筋を動かすために考えることが必要なの。「まっすぐにしよう」と考えるの」。

私は、自分の腕に向かってまっすぐになれと運動の指令を出すのかと彼女に尋ねた。彼女は手術されていない左腕に話を戻した。

「いいえ。左腕を伸ばそうとするとき、私は自分がしたいことを分かっているけど、このメッセージは左腕には届いていない。私は自分の腕にそうしたイメージをする。自分の脳から脊髄に達し、そして行き止まりに突き当たるメッセージを思い描く。メッセージはそれ以上進まないわ。私はどうやってそれを動かすべきか知っているけど、そうすることができないの。足を動かそうとしたときも同じ。私は脳での感じを知っているし、考えるべきことを知っている。折にふれてそれを考えるわ。でも今はそれほど考えない。ベッドに寝ていた別の日には、あまりにも長い間足を動かすことについて考えたことがなかったから、自分の足を動かすことについて考えれば、それで足にメッセージが伝わるんじゃないかって。ベッドで寝ているとき、私の脳がするべきことを忘れた場合には、運動について考えようとしなければならないって思った。そうしないと、動くことができるかもしれない日に、どうやったらいいか忘れてしまっているでしょう(6)」。

私は彼女の右腕に話を戻した。彼女は肘をまっすぐにしようとイメージしたのか、あるいはそうした運動について考えたのか。

「その運動について考えたわ。右腕についてては、肩を上げて肘を伸ばすとき、そうしたことは比較的楽だったわ。でも肩を動かさないで肘を伸ばしたいときは、楽じゃない。たとえばベッドの中では、重力が肘を投げ出すのを助けたわ。でも、お腹の上に腕をおいて横になっている場合、その腕を伸ばすためには、新しい上腕三頭筋だけを使うの。考えないで肩を動かすけど、私がしているのは新しい三頭筋を使うこと。次に私は自分の腕を前に出すことを考えた。新しい筋肉は、まるで腕の中にゴムバンドがあるみたいな感じ。

腕の中にあるこのバンドのおかげで右の筋肉について考えることができる。三週間後に石膏を取り外した。新しい三頭筋はきついゴムバンドみたいだった［ゴアテックス製の接続片の移植のせいである］。私は動いた。動いたときは、バンドがよりいっそうきつくなったように感じたわ。今は、私が以前に送っていたのとおなじメッセージだとは思わない。なぜならそれは違う筋肉だもの。その筋肉は事故以前のような感じじゃないの。たぶん、手術から十九ヶ月たった今でも、それについて考えないといけない。三角筋の運動と、新しい上腕三頭筋を同時に考える必要はなく、新しい三頭筋だけ考えるわ。それは自然じゃないから。腕の中で引っぱられているように感じる」。

私は、もしも彼女に三角筋と三頭筋を一緒に動かすよう頼んで、それから肩の動きはそのままで突然肘だけを邪魔したらどうなるのだろうかと考えた。

「直接抵抗を感じると思う。私は腕の中でそれが働くのを感じることができるし、それがどんなものかも分かるけど、三角筋は感じません」。

はじめ、彼女は以前のように同じ運動指令を出したが、運動からの感覚的応答が奇妙だったのだと思われる（それは外へと運動が向かう肩の外転ではなく、肘の延びであった）。周囲からのこの予想外のフィードバックと、もしかしたら三角筋が結びつけられているところへの古い三頭筋の腱からのフィードバックと、上腕のところにある新しい感覚のおかげで、生じていることが彼女に知らされている。彼女は同意した。

「運動について考えなければ、それはできないわ。腕のイメージを考えているんじゃないの。この筋肉を働かすことを考えます。私は自分の腕を伸ばすために筋肉を動かさなければならないって考えるの。二頭筋や三角筋を動かすときは考えてないの」。

腱移行術は、かなり複雑なようだ。続いて、私はフリーハンドそのものの使用について尋ねた。

フリーハンド／フランケンシュタイン

「最初にフリーハンドを使用したときには、それは変な感じがしたわ。私は表面の刺激を使った。そのとき、肌の上の電極からわずかな振動を感じることができたわ。フリーハンドをオンにしたとき、初めそれを感じることができなかった。フランケンシュタインみたいだなって思ったわ。フリーハンドを使う場合、電気技師がスイッチをいれるのに対して、私が表面の刺激をコントロールしたわ。コンピューターが、かつての私の手をコントロールしているような感じ。

私は痛みではなく、わずかな振動の刺激を自覚し始めました。外側に感じることができるようになる前は、皮下に感じてました。筋肉が、内側からの刺激と一緒にわずかに目を覚ましたみたいな感じ。私はまだ筋肉がそこで働いていることに驚いたの」。

内側の装置によって活性化された筋肉は、数ヶ月間外側の電極を通して活性化されていた筋肉と同じものだった。今や、内側のわずかな振動と外側の装置がないことで、彼女の筋肉が目を覚ますことができる。

八つの電極のうち、四つは彼女の手指の屈筋と伸筋をコントロールする肘から手首のあいだの異なる筋肉に、残りの四つは、親指の正常な運動のために親指の筋肉の上にある。(7) かつて腱移行によって手首は伸ばされていたのだが、今は手首の伸展は随意調節できる。システムは彼女の手首ではなく、手首から先の手の位置を固定する。彼女の指がフリーハンドの使用で曲がるので、それによって彼女の手首は曲がることになる。彼女は自分自身に抵抗することになる。フリーハンドの運動と、そのわずかな振動と、手首や肩のための様々な腱移行術との混合物を介しているので、自分自身が行っていることと、機械が行っていることとに確信をもつのは難しいと彼女が思ったとしても、驚くべきことではない。

彼女は、二つのグリップ（一つは向かい合った親指と一体になっていて、もう一つはそうなっていない）を使って、フリーハンドと彼女の手が結びついた成果を私に見せた。一方のグリップはフォークを摑んだり、物を書いたりすることのできる繊細なものだが、もう一方はデボラのドライヤーのようなもっと大きいもの向けに、粗い作りになっている。初め、彼女は手順が厄介だと決めてかかっていたのだが、いったん動き出すと、それはいとも簡単で、「素晴らし」かった。

彼女はフリーハンドの電源を入れて、様々な肩の動き、しっかりと摑んだ指、そして向かい合っているいないにかかわらず親指で、屈曲した状態に固定化された指、あるいは半分ほど伸ばした指を見せてくれた。

「右のフリーハンドを使うために、私は自分の左肩を動かす必要があったわ。ペンを取り上げるために、私はまずペンを自分の前に持ってきて、次に倒れこまないように左腕を椅子の後ろに回すの。私はこのシステムを胸のボタンを押して起動し、左肩を後ろに回すと、右の手首が伸びて、手が開きます。次に、肩をゆっくりと、ほんのわずかに前に動かすと、手首と手が閉じる。反対のわずかな運動で手は開いたり、閉じたりするの。

肩は前へ、後ろへ動くの。私の手が私の望むように摑むと、自分の肩をひょいと動かして、このシステムをロックするの。考えなくても握り拳を作ることができ、肩を独立に動かすことができる。自分の手を離したいときには、肩をもう一度ひょいと動かして、手を広げるの。そしてもう一度胸のボタンを押して、電源を落とす」。

デボラはこれを何回も見せてくれた。彼女は自分の手や手首をまるでレンチのように使っていた。彼女の手がペンを満足のいくように摑むと、手を固定し、身体のより近い部分の運動によって前腕と手を動かすことができるが、この際、彼女はパワー不足の故障によってしか自分の手と指の固定された位置が解除されることはないという知識をもっている。

「私は、わずかにそれがロックされたとき以外は、筋肉の上で何が起こっているか感じることができない。まるで私の腕に電流が流れているかのような感じよ。筋収縮は感じません。これには、電流の流れを邪魔な振動として感じているからという理由もあるわね。指が手のひらに押しつけられているときには痛みを伴うので、指を感じることができるわ。一方、私は自分の指先を感じますが、その動きを感じることができません。なぜって、振動によって不明瞭になっているから。しかし、指の位置についてはわずかですが分かる。というのも、違ったわずかな振動があるから。私の手が開いているとき、そのうなりは閉じているときよりも小さいの」。

彼女は、最先端の試行錯誤プロセスを通じて、その使用方法を学んだ。オッドストックでは、技師と理学療法士が肩を色々と動かすための様々なチャンネルの電源を入れ、彼女と彼らは一緒に筋肉の活性化のレベルと、左肩の動きがものをつかむのに十分か調べた。これは多くの微調整を要した。ときに、彼女はあまりに動きすぎて、収縮が非常に強くなることがあった。それはあまりにも複雑なので、「第二の自然」とは程遠い。彼女はこの微調整を行う際に、いつもそれについて考えた。

「自分がしていることはつねに分かってるわ。動くと決めるのは私。話をペンに戻すなら、ペンを持って所定の位置につき、次にフリーハンドを使って手を開き、そしてわずかな動きによって、最適な姿勢を取ることになる。続いて、肩をすばやくひょいと動かし、手を固定。私は自分の肩を動かしてしまうと開くと分かってる。だから私は自分の肩をすくめることができないの[8]。

私は手を見ているけれど、肩のことを考えてます。私はどんなやり方でも、腕や手の筋肉について、あるいは肩の筋肉については考えないの。私は自分の肩を動かすことを考え、ペンを目で見て正しい位置に置くことについて考えてる。ひとたび固定されると、私はさらに自分の腕全体で書かないといけない。なぜなら、ロックされた自分の指を使うことができないからね。だから私の筆運びは、まだ自分が望むものじゃないの。けれど以前よりは易しくなったわ。だって、ぴったりのグリップがあるからね。

以前は、強く押さえることができなくて、ペンは私の手からを離れてしまってた。だから私は書くために腕全体について考えてる。以前、つまりフリーハンドがないときは、手に焦点を合わせていました〔彼女はそれを使うか否かを常に決定することができた〕。私は本当に他に何も考えることができないの。私は呼吸をとめなければならなくなっちゃう。本当にそうしています。私はきちんと書くことを考えるの」。

彼女は、自分の名前を何度も何度も紙切れに書いて見せてくれた。その際、フリーハンドを使った場合と使わなかった場合があった。フリーハンドがないと、彼女の筆致は弱々しく、少しグラグラしていた。フリーハンドを使うと、よりはっきりと、安定した筆致になるが、それにもかかわらず、見てすぐ分かるほどに同じ変わらない筆跡だった。

「フリーハンドがないと、まっすぐ座ることについて考えなくちゃならない。そうするとしっかりして、そう簡単には転がり落ちないの。後ろのほうに体重をかけるためには、自分の腕を宙に突きあげないとだめ。〔いま〕私が考えているのは書くことだけ。フリーハンドをつけると、私はグリップについて考え、次にそれを固定。私が考えるのはきれいに書くことだけね。私はそれと同時に話したり、息を吸ったりすることもできる。おしゃべりしない方が好きだけどね。それでも座ったり、バランスをとったりすることを考えなければならないわ。ですが、まっすぐ座ることについてたくさん考えなくてはならないってわけではないの。なぜなら、フリーハンドがあるということは、私がテーブルに前かがみになることができるってことなのよ」。

私は掴む動き、あるいは掴んでおく動きについて知りたかった。

「肩とフリーハンドのグリップを準備する。そのとき、運動について考える必要はないの。行為とその目標物を考える。いったんロックされると、任務完了。手はヘアブラシのために固定される。フリーハンドは物を掴むための道具。いったん準備できると、私は目標に取り組み始める。ヘアードライヤーを正しい位置に置いて。するとそれは私の手からは落ちないようになるの。そして作業を進めるってわけ。

兄の仕事の電話に応対するのは少し難しい。受話器の後ろに指を引っ掛けて左手で持ち、相手の名前をフリーハンドによって固定化された右手でタイプしようとするからね。タイプするためのゴムのついた金属のペンを買ってあるのよ。その際、自分の肩を動かさないように慎重になったわ。また私は、タイプを安定させておくために、左の肘に体重をかけるの。もし私が電話を置きたいなら、「ではさようなら」と言って、電話を置き、肩を引いて手を開く。そして私は主としてその人の名前を正しく書くことを考えるの」。

「少し難しい」というのは、控えめな表現だと私には思われる。彼女にとって電話の応答は、たいていの人たちの日常動作より複雑である。デボラはそれを椅子に座って行った。その際、腱移行術、フリーハンド・システム、バランス、そして決断という形で、胴体や肩や腕の様々な運動に精神的に集中をして、これらすべてをうまく調整していた。おそらく、車椅子の生活は受け身で、活動がないように見えるだろうが、こうした理解は真実とはかけ離れている。フリーハンド・システムの習得には時間がかかったと想像できる。そのシステムとの付き合いがほぼ二年になる今、動きは以前より自動的かどうか尋ねた。

「最初は目標物よりもこのシステムについて考えていたわ。フォークを取るとき、私の注意は、食べるためにフォークを使うことよりも、肩の動きや、私のグリップの中でのフォークの位置に向かってた。私の注意は、今はもっと行為に向かっていて、手に対する注視は少なくなった。今は、以前より自分がしていることに注意が向かうけど、もちろんこのシステムが固定化されていないときは、準備をすることに意識を向けるわ。私の注意は、今は手よりも目標物に向かっている。私が学習しているときは、もっと肩に注意が向かいます。今は、対象に注意を払ってるかな」(9)。

　私は最初、彼女は動くためにフリーハンドを使用しているのだろうと思っていたが、位置の固定に使用していることが明らかになった。位置の固定によって彼女は、腕により近い運動を通じて手を使うことができる。「実はフリーハンドを使って運動しているんじゃないの。私は運動を準備し、自分で運動を作り出しているの」。

　これによって、彼女がどれほど手やその運動を自分のものだと思えるのか、私は興味をもった。これに答えるのが難しいのは明らかだった。なぜなら、彼女はまだシステムの制御が完全であると思ってはいなかったからである。

「私がこのシステムを制御したとき、それは私になる。なんというか、ある種、自分なの。システムが作動しないときは、本当に忌々しい。作動しているときは、私だというのは、私が自分の肩を通してそれを制御しているからね。でも、私はフリーハンド・システムを使うとき、自分の手を別物として見てる。それは未だ完全に私というわけじゃないの。未だに異物で、別の何かなの。というのも、それは私の椅子の後ろに置いたバッグの中のコンピューターによって制御されているから。フリーハンドがない状態は、たとえうまく動かせないとしても、完全に私です。フリーハンドが作動している状態は、システムとシステムを制御している私です。しかし、それはまだ完全には私じゃないわ。

　完全にそれを自分で行っていない。私は指が手につながっているが分かっている。けれども自分の指のことを……、私は「それ」と言うの。……それでも物を探しているのは私の指。私はそれを制御していません。だから探しているのは「それ」なの。もし私が完全にコントロールしているなら、探しているのは私ということになるけど。

ですから私がしたいことをしているとき、たとえば物を書いているとき、それは私です。でも全然やりたくないことのときは「それ」なんです」。

これは幾分おどけた言い方ではあるが、同時に彼女の内面深くから出た言い方でもある。彼女が望んでやりたかったことをしているとき、彼女自身の肩のように、つまり健常であるように振る舞うとき、フリーハンド・システムはよりいっそう彼女の一部になり、彼女自身の身体になった。命令や行為と一体になったとき「それ」は彼女だった。

「ひとたびロックし、それをコントロールすると、私は身体を自分のものにします。けれどもそんなときでさえ、私はコンピューターのことをけっして完全に忘れることができない。それはつねに望むことを確実に行えるわけではないの。だからいつも妥協があります。優れた装置だけど、制御が十分じゃないの。このことも忘れないでね。これは私の手だけど、ここには手を動かすための電流が流れている。それがいつも感じられるんです」。

今や、デボラは私の次の質問を予想していた。「私の手をあなたが動かして、フリーハンドによる運動と比べたとすると、それがまったく違うということが分かると思うわ。なぜなら、フリーハンドの場合は、自分がやっていることや次にやろうとすることが分かるけれど、あなたが何をやるのかは分からないもの」。

どのような装置であれ、成功の重要な目安となるのが、日常生活のなかでの使用頻度である。これによって、どのようなときにこの厄介なものにそれだけの価値があるのかが分かる。

「自分がその時々で何をやるかによって、これを使います。普通の日は、髪をとかすときに使う。介護者が服を着せてくれるし、どのみち、着替えに使うには、車椅子の上のこのコンピューターは大きすぎるのよ。どのみち、面倒すぎるの。家に居るときには、食べたり、物を書いたり、髪をとかしたりするのに使う。店では、物を書くのに一日中使うかな。家では、ビデオをセットするのに使うこともあるわ。冷蔵庫を開けたり、ジャガイモをオーブンで料理したりできるときは、見ることも使うことも楽しめる。フリーハンドに接続していなくても、肩を使ってグリップを準備する方法がだんだん分かってきたの」。

私はアメリカ航空宇宙局NASAのロボットについて話した。ロボットの腕の動きを制御する人の腕にマーカーと位置センサーがある。「バーチャル・リアリティ」のセットを通じて、ロボットの腕をとらえる。腕を動かす数分のうちに、――ロボットの腕の動きをとらえて、ロボットの腕を動かすというゴールに集中していれば――完全にロボットと一体になる[10]。それ以上に、ロボットの使用は異様なほど興味をそそるし、のめり込ませるし、実際のところかなり楽しい。私はフリーハンドも動かすときは、特にそれを準備するときに、若干の楽しさを与えるものと期待していた。私は、彼女がとられた手と一体化しているか尋ねた。それは彼女だったが、フリーハンド・システムによって動かされている。

「今は考えるようになったわ。たぶん……はっきりした自信がない。今、ロボットの手について考えている。たぶん私は完全にフリーハンドを制御していないのね。自分が望んだことをやるようには使えないから。でも、たぶん、フリーハンドのおかげで、以前よりはできている。じゃあ、どちらがより私なのかな?

システムを使うことや、準備することは、私じゃないわ。それについて考えなくちゃいけないし、肩を動かす必要があるから。でも、一度準備ができると、それは、前より私になる。何かを取り上げようとするとき、知らずに自分の手に話しているのに気づくわ。何かを取り上げようとして手を開くとき、手を見て、手に話しかけ、「それを取れ」って言ってるの。その際、自分の肩については考えておらず、むしろ自分がやりたいことをしている手について考えてる。システムを制御すると、より自分になって、食事がとれる。自分がやりたいことをやらないときは、私じゃないわ。自分の左肩について考えていない。私の注意は、1ナノ秒も肩には向かわず、やるべきことをやっていない自分の右手に向かうの」。

フリーハンドのどの部分の操作に関わっているか、また、その進行がどれだけうまくいくかに応じて、デボラの注意は、装置を付けた肩か手かに分かれ、またそれらの間を行き来しているように思われた。より精通することで、注意の焦点は肩から手へと、そして次にはおそらく、手から目的へと移った。そして手が固定されると、彼女の焦点は身体の中心に近い腕の筋肉と、丁寧に書くことに向かった。

「フリーハンド・システムはいつも正確に動くわけじゃないので、イライラすることもあるけど、私はそれが好きだ。ぞっとするのは、以前、私の人生は完全にうまくいっていて、副木で何とかやっていたということ。今、副木を使う必要はないけど、心の奥深くでは、フリーハンド・システムが故障したら副木に戻らなければならないかもしれないと思ってる。でも、そうなったら残念だわ」。

私は彼女の新しい三頭筋に話を戻して、これを新しいグリップと比較することができるか尋ねた。新しい三頭筋を動作させるために、動かしたり、使ったりするときには考えるが、他方、フリーハンド・システムを使うと、運動を準備するときには考えなければならないが、おそらく一度準備が整って、システムが固定化されると、それほど考えなくてもいいのだろう。彼女は、ある程度、この意見に賛成した。

「腱移行術をしたり、新しい三頭筋を使用しているときに物理的に考えなければならなかったりすることは、いったん使いはじめるとそれについて考える必要がなくなるフリーハンド・システムよりも「私」じゃなくなってることだ、と考えていらっしゃるんでしょう。腱移行術は、まさに自分で自分を使うことよね。フリーハンドは私じゃないけど、自分の手で私のことをするあいだはフリーハンドについて考えなくてもいいわ」。

今では、デボラは「遊び歩いて、美味しい食べ物を調べる」ために出かけたくてたまらない。彼女はまた、脳がうずうずするとも言っていた。正直なところ、私の脳も少しうずうずしていた。

第10章　トライすること

直立状態であること

歩いたり、立ったりすることに関わる以上に、脊髄損傷後に生じるものの見方《パースペクティヴ》の抜本的な変化を説明するものはほとんどない。大半の健常者は、車椅子を使用する人には歩行は不可能なこと、と同時に、彼らが切望していることであると考えている。車椅子に座っていると直立状態が不可能になる。直立状態の社会には、それ自体で価値と恩恵がある。

ケイ・ツームズはこのことを次のように論じている。「病気の経験を考察する際、直立状態の姿勢に与えられている価値は、低く見積もられるべきではない。英語で「自分の両足で立つ」と書いて「自立する」という意味になるのは、比喩的な意味以上のものを含んでいる。垂直の状態は、自立に直接関わっている。幼児における自立や独立の感覚は、直立姿勢や姿勢の維持の能力の発達によって向上する。……それと同様に、直立の喪失に伴って、それに応じた自立の欠如がある(1)」。

彼女は、歩行の文化的効果を、見上げたり、見下ろしたりといった観点から、力や権力のメタファーとして記述する。また、実際には同じ時間であったとしても、そばから見下ろす形で覗き込むよりも、ベッドに患者と一緒に腰掛けているほうが、患者にとっては、医者が自分に費やす時間がより多く感じられるということを明らかにした研究について記述している。マイケル・オリバーもまた、歩行は単なる行動ではなく、象徴的で文化的な行為だと示唆している。たとえば、ポピュラーソングでは「彼女の歩き方にある何か」とか、「胸を張って堂々と歩く」とか「天使みたいに彼は歩く」などと歌われている。オリバーが個人的に好きなのは、ケニー・ロジャースのヒット曲「町へ行かないで」《Ruby, Don't take your love to town》の「足が曲がって麻痺している人を愛するのは難しい」という強烈な一節である。(2)

直立の姿勢は、自立した運動や目と目を合わせることを可能にしたり、意味したりするだけではない。それは、豊かなジェスチャーや非言語的なコミュニケーションを可能にしているのだ。立っているときでも、座っているときでも、私たちが話しながら動いたり、ジェスチャーしたりする自由がないと、私たちにとってぴったりのスタイルとか、他人に対する自分の表し方は貧しいものとなる。四肢麻痺の患者のひとりは、みんなが座っているときのほうが、はるかに等しく他人と話していると感じられると語った。他の人たちが立っている場合、とりわけドリンクを持っている場合、パーティーは試練だった。なぜならその場合、車椅子を動かすための手がふさがっているからである。

私たちが他人と交流する際に垂直の姿勢が影響しているとすれば、周囲世界と私たちとの関係にも影響するのだろうか。私たちは、自分自身の身体に関連して周りにある物理的空間や、そうした空間が動く可能性を経験する。メルロ＝ポンティは次のように書いている。「自分とすべての物との間にある物理的な距離や、幾何学的な距離の傍らに、「生きた」距離は私にとって意味があり、私にとって存在している物に私を結びつける。……この距離は私の生の「範囲」をあらゆる瞬間において調整している[3]」。

トームスはこのことを、病がどのようにして生きられた空間の性質を変容させるかを論じる際に取り上げた。狭い入口は、単なる通路ではなく、難題となる。正常な運動は、空間を開き、新しい領域や、自分の身体と世界との間の新しい関係の自由な探索を可能にするが、病気や疾患はこうした可能性を制限する。近くにあったバスルームは、今や多分到達するのが難しく、手が届く高さを超えた対象に手を伸ばすのは難しい。トームス自身、車椅子の生活者だが、リンカーン記念館の第一印象が「その建築美に対する畏怖の念」ではなく「たくさんある階段に対する失望」だったと語っている。彼女はまた、運動の限界は、空間や距離を経験する方法だけではなく、時間に関する変化ももたらすと指摘している。私たちは通常、次にすることを考えつつ、景色に感嘆し、おしゃべりし、女の子を見たりしながらある場所から別の場所へと歩くが、もし〔なんらかの支障が生じて〕運動が問題となったら、運動のためには私たちの継続的な注意が必要となり、そのようにして運動は私たちを現在に根づかせている。私たちの生は、過去、現在、未来の混合というよりは、困難な現在の継起となるのだろう。

たとえ欠如をめぐる多くの側面が実際には理解されていないとしても、健常な人々が車椅子の人々の欠如について気の毒に思うであろうことは理解できる。けれども、コリンや他の大半の人たちにとって、おそらく歩くことは排尿排便の随意調節や痛みよりも重要ではないだろう。車椅子の生活のあらゆる制限にもかかわらず、車椅子の人々が出かけたがり、行く必要のあるところに行ける手段をもっている限り（非常に広範囲な「限り」であるが）、歩くことは大きな問題ではないだろう。

ジュリー・ヒルは、LARSIの試行の可能性を手に入れたが、それは歩くためにではなく、自分自身のために立ち上がるためにでもない。彼女がそれを行ったのは、そうしなければ、彼女の可能性が否定されるのを認めたことになるからである。

「私は、ＬＡＲＳＩは車椅子の代替物にはならないだろうといつも言ってきました。そうではなく、ＬＡＲＳＩは私に選択を与えたのです。私はオウムのように繰り返しこう言ってきました。「もし立っていないなら、それは私が立つつもりがないからで、立ちたいときには立つことができる。私には選択権があるのです」。歩くことがすべてではないし、究極の目的でもない。それは血がにじむほど難しいことです。重要なのはなんでしょう。私は自分の椅子を使うのに非常に長けている」。

彼女にとって、プロジェクト全体の中で非常に重要な面は、直立の状態でいるときに、自分の身体を使ったり、自分の身体を重力の作用に繰り返しさらしたりする機会だった。(4) これは骨量や長期間にわる心臓血管の健康、そして肌の耐久性に影響を与えるものである。またそれによって彼女は特に自分の身体や自分自身を良いものだと感じられるようになり、次第に全身にわたって自分が住みついているように、自分の意識が全身に行き渡っているように繰り返し感じられるようになった。

デボラのフリーハンド・システムは、一見すると、握力や手の使い勝手をよくするという、より控え目な目的をもっている。デボラ自身は、自分の比較的良好な機能を前提として、それが本当に必要なものかどうかを問題にしていた。それによって彼女はヘアブラシを使って、髪をとくことができるようになった。人また彼女がそれによって仕事中にメッセージを書いて、世の中に出ていくことができるようになった。人によっては、手の機能の回復が、世界との関係の更新や、新しい信頼をもたらす。運動技能のわずかな増加によって、個人に重大な影響がもたらされうるのだ。

事故にあってからすぐジュリーは、動こうとすること、何らかの仕方で損傷より下の部分を自分の身体に再び結びつけようとすることに何時間も費やした。「私が両足をもう一度動かすことができたのは、おそらくてこでも動かない決意と意志によってです。それが無意味なことだと気づいたのはつい数日前です」[5]。

ジュリーへの刺激は、立つことを期待させたし、ひょっとしたら、これによって健康が改善されたのだ。しかし実際これらのシステムが期待させたのは、運動だけにとどまらない。そのシステムは、ジュリーとデボラがもう一度運動そのものを自由に扱うことができるために、思考のプロセスと筋肉との間を再度結びつける可能性をもたらした。

したがって問題は、こうした運動が自然な運動に近いように拡張することである。FESが再接続として感じられるための必要な条件は、ジュリーとデボラとの話し合いから導かれた。このシステムを使用するのは大変難しいので、彼女たちにとって、このシステムは私たちにとって通常そうであるようには、なかなか自然なものにならなかった。ジュリーは、LARSIを使って一、二歩前に進み出る難しさは言うまでもなく、垂直のバランスを取ること自体いかに難しいか、したがってその使用方法がもっと簡単にならない限りそれがけっして自分の一部にはならないだろうと書いている。フリーハンドを使うと似たような経験が生じる。たとえそれがもっと小さく、シンプルで、握り易く設計されていたとしても、使い始めるための準備がとても難しく、騒音を伴うので、それが上手く動作しているときでさえ、デボラはそれを自分の一部だとまったく感じていなかったことを表している。これらの装置は、そのユーザーが使っていていることを忘れるほど使い易い必要がある。これが瑣末なことではないのは、デボラがフリーハンドを使っているとき、それはより彼女の一部となっていて、使っていないときはそうではないと言ったからである。

感覚のこだま

事故にあって最初に彼女が考えたことの一つは、救急隊員があられもなく宙に足をつき出した自分を見るだろうということだった。感覚入力が突然失われた後、最初に感覚的な幻想や幻覚が生じることは、脊髄損傷やその他の感覚器官の損傷の場合に生じることはよく知られている。クリストファー・リーヴは事故にあってから数日の間に起こった、似たような出来事を次のように記述している。

私は、集中治療の一ヶ月とリハビリの六ヵ月の間に現実に直面し始めた頃、事故前の私の人生の様々な瞬間が次々と頭に浮かびました。それはスライドショーのようでしたが、過去の画像はプロジェクターの中でランダムに置かれているように、文脈を外れていました。長いプラスティックのチューブが私の首を通して挿入され、体液貯留を取り除くために私の肺に押し込まれたとき、私は突然メイン州の海を航海していました。けれども、次のスライドが私の心のスクリーンに映し出される前に、分泌物はチューブで吸い上げられました。少し経って、ダナと私は愛しあっていました。田舎で馬に乗っていて、石壁を飛び越えていました。劇場でカーテンコールに応えていました。ニューヨークで最初に住んだアパートの中に箱を運んで、階段の四段上で家具を引きずっていました。

もっと後で、より多くのイメージがスクリーンに表れましたが、たいていの場合は、事故前の健康で自由だったときの記憶のスナップショットが表示されました。[6]

様々な種類の感覚が失われた後で生じる最も広く知られた「幻覚」は、腕や足を失った幻影肢の知覚である。[7] しかし、こうして形成された経験はしばらくして現れるように思われるし、さらにこうした現在の幻覚よりも長く続くようである。不思議なことに、脊髄を損傷し、感覚を喪失した人で、稀に持続的で生々しい感覚的な幻影があると報告する人がいる。[8]

突然視覚を喪失した場合、いくらか似たような経験がある。その場合に形成された視覚的な幻覚は、失明した後も数時間、数日間生じる。こうした状況で、チャールズ・ボネット症候群〔1〕として知られている患者たちは、レンガのような幾何学的な形を見ることがある。それは入力を奪われた視覚野の活動を反映している可能性がある。もっとはっきりした形の表面や場所のイメージがみられることがある。それはより高次の皮質の領域での活動を反映しているのかもしれない。[9・10・11] 後者のような知覚経験や、リーヴのようにはっきりした形の知覚経験がチャールズ・ボネット症候群に等しい知覚経験かどうかは、まだはっきりしていない。

リーヴの幻覚が第一に視覚的なものだから、彼は航海している自分やアパートに引っ越す自分を外側から「見ている」のか、あるいは彼の経験は水面下にある一人称的な感覚や運動のアスペクトをより多くもっているのかどうかは興味深い。彼は「スライドのような一瞬」について書いている。もちろん、視覚、触覚、運動は、緊密な相互関係をもっているが、クリストファー・リーヴの記憶は感覚的に統合された要素をもっており、視覚的に再現された経験以上のものであることが予測される。

チャールズ・ボネット症候群や脊髄損傷後の幻覚は、両方とも、数日、数週間から数ヶ月の間に消失する。したがってそれらの幻覚は、たとえば耳鳴りとは別のものである。耳鳴りは聴覚の消失に続いて、数ヶ月、数年の間続く。またそれらの幻覚は幻影肢の痛みとも違う。その痛みは一度起こると続く傾向がある。幻影肢、あるいは「求心路遮断」後の痛みと呼ばれているのは、脳や脊髄への感覚入力の消失に続いて生じるからである。それは脊髄損傷後において非常に大きな問題となる症状である。幻影肢出現のタイミングと継続期間は、最初にあらわれる現象――救急隊員が到着したときにジェリーに生じていたあの現象――よりも、もっと後になって生じる脳内の可塑的変化の結果かもしれないということを示している。

感触を見ること

通常、触覚と視覚は、重なり合うものとは考えられていない。実際、たとえば単語を耳で聞く場合に強い視覚的なイメージをもつような共感覚[12・13]の場合を除けば、感覚の様相の間の回路の分離を失わないようにするのは重要だと思われる。さもないと、触覚を見ることと、それを感じることが混同されることになる。仙髄領域に知覚、運動機能が残っていないタイプの脊髄損傷患者や、深刻な感覚消失を負った患者のうちの数名は、いかなる感覚ももっていないにもかかわらず、自分の足や胴体の位置が分かる。私が診たある女性は、首から下の触感覚や位置感覚をもたなかったが、求心路遮断後の痛みがあり、自分の足がある場所が分かると言っていた。彼女に質問してみると、これは二種類のメカニズムに基づいているように思われた。彼女は、椅子かベッドで、一つか二つの〔決まった〕位置に四肢と胴体を置いて生活しているようだった。彼女は、自分の足がどこにあるかを「知る」ために、視覚を使用したり、椅子に座った自分の目の前の足の位置に関する長年の知識を使用したりしている。足がある場所が分かるという感覚は非常に強く、何らかの仕方でこうしたものについて末梢のフィードバックをもっているという幻覚が彼女には非常に強かった。だから私が、基本的には視覚や習慣にもとづいてそのような知覚を作り出しているということを説明すると、彼女は驚いていた。

対照的に、ジュリーは、足から触覚を失っているにもかかわらず、ものを見ているときに、大腿部に物の触覚を「感じていた」。しかもＬＡＲＳＩシステムが彼女の足を動かしているときに感じていた。こうしたことにはおそらく、わずかに違った原因があるのだろう。彼女は求心路遮断域より上部に刺激を感じたのかもしれない。あるいは、彼女の脊髄損傷は、しばしば起こるように、知覚、運動機能が残っていないタイプの脊髄損傷ではなく、あるいは何らかの感覚が、腹部の内臓に供給される無傷の脳神経に付随する神経を介して、彼女の脳へと達しているのかもしれない。より驚くべきことに、彼女が見ているときは生じる脚の生々しい触覚は、見ていないときには生じないのである。ここにはおそらく別のメカニズムが含まれている。

彼らが実験を行った驚くべき理由は、やや不明瞭である。ボトヴィニックとコーエンは、ラバーハンドを自分の腕の上に置き、そのダミーの手を叩いた。[14] 少し経って、被験者は叩いている感覚を自分の手の中に感じ始めた。彼らは、触覚を「視覚的に把握する」ことを経験した。こうした「クロスモダリティ」、あるいは感覚のマルチモダリティ統合に関する多数の文献がすでに出版されて以降、[15] 触覚が感じられるためには、ダミーの手は、ラバーグローブも同様に、実際には写実的である必要はないとされている。[16]

想像できるように、これは実体験と相容れないものではない。日常生活において、私たちは感覚的モダリティが別のものへと作用したり、影響したりすることに継続的に関わっている。私たちはときに、対象の視覚的な大きさを基本にして考えることで、その重さの判断を誤ることがある。私たちは大きな対象は軽くなくて重いと思っている。異なる感覚入力は、おそらく脳へと至る経路で別々になっている。しかしそれらは知覚として統一された際には、個々の違いはおそらく弱められているのだろう。

だから、ジュリーや他の人達は感覚のない領域のなかで触れられていることを視覚でとらえ、それを触感と結びつけているが、この触感は、ヴィジュアル・キャプチャー〔複数の感覚の中で、視覚に優位性が与えられた状態で感覚が統合される現象〕の高度な形式を反映しているのだろう。感覚皮質に感覚入力がなくても、視覚的な入力はもっと支配的になっていくと想像されるかもしれない。もしもこうしたことが、対照被験者において二、三分間ラバーグローブが叩かれているのを見ているあいだに起こるなら、脊髄損傷を負っている人たちにもまた起こるかもしれない。ひょっとしたら、ジュリーはそうしたトップダウンのやり方、つまり、最初はそれを見て、次に触覚を作るという仕方で触覚を感じていたのかもしれない。彼女は視覚なしでは感覚を喪失していたことに同意したし、また気づいていた。「トップダウンというのは、私の経験を上手く記述しています。シャワー用の椅子に目を瞑って座ると、もう一度目を開くまで、何がどこにあるか分かりませんから」。

ひとたび自分の足を見ることができれば、彼女はそこに触覚を感じるのである。

自分を見ること

身体を見ることによって、知覚のない他の手足に感覚を呼び入れることになるだけではない。私たちが自分の身体を他人が見るように見るのは、視覚を通してである。また、私たちが自分のボディ・イメージ、つまり身体化された自己についての感じや知覚に関する何らかの知覚を獲得するのは視覚を通してである。私たちが自分自身を世界の中で表現し、とりわけ自分を異性に対して表現するのは、相当程度、視覚を通してである。したがってジュリーは自分の感覚を早い時期に記述している。「自分の姿を鏡でちらっと見てみる……残りの人生、私の外見は、不格好な装置にどっかり腰をおろしたぼろぼろの身体なのだ……私の自尊心は地に落ちた」。

ジェニー・モリスは、脊髄損傷を負った女性と一緒に働くなかで、変貌した身体像と折り合いをつけるのが非常に難しいことの一つだということを理解した。好むと好まざるとにかかわらず、外見は他人と関わるときの重要な要素である。(17) これ以上に、女性にとって(ある程度は男性にとっても)、身体的な風貌は女性らしさ(男性らしさ)、そしてセクシュアリティの重要な側面である。モリスがインタヴューした女性たちは自分の経験を次のように記述した。「事故後の数カ月の間に経験した精神的な辛さの大半は、ボディ・イメージの変化に関わっている。私たちは違う身体に慣れなければならないの」。「最初、私は骨と皮ばかりになった自分の身体を見て泣き叫んだ」。別の女性は自分の身体を嫌っていた。「筋肉のついた腕、広い肩、脂肪のついたお腹、そして小枝みたいな足、げっ!」「私の足は、パイプのように筋肉がなくて、足首は異常に膨らんでいる。私のお腹は脂肪がついていて、私は車椅子の上で背を丸くしがちなの」。「そう‼　美しいボディ・イメージは私を苦い気持ちにさせ、ひどく苛立たせるの」「私は自分の身体を受け入れようと戦ったわ。でもそれは負け戦。美しい身体像は私を打ちのめした。私は自分の欠陥を隠しているの」。

問題は外見だけではない。何人かは、別の仕方で惨めな状況に置かれていることを敏感に察していた。「上半身でのボディ・ランゲージは動きが制限されていますし、相手に制限を与えてもいます。男性と女性のどちらにも向けられる友情のジェスチャーは、今や自然でよどみないものから、ぎこちなく不器用なものとなりました」。

よどみなさは失われ、行為と経験全体に変化が起こった。幸いにも、モリスと話をした女性たちは、これまでとは違う身体、そして違う自分として生きていく仕方を見つけた。彼女たちは、自分自身と他人を、その外見からではなく、人間として評価することを学んだ。彼女たちは、歩けようが歩けまいが、完璧な人間などいないのだと理解し始めていた。知覚や態度に表れたこうした変化は乗り越えたり、記述したりすることが非常に難しいが、とても重要である。なぜなら、彼女たちは努力したにもかからず、自分の身体から自尊心を完全に切り離すことができなかったからである。

時間と創造性で

生の中で最も身体化された面の一つは、セクシュアリティであると思われる。セクシュアリティをめぐる問題は、克服不可能だと思われた。コリンは次のように述べていた。「欲望はまだある。完全に。そしてはけ口はない。オルガスムに到達したり射精したりすることはできない。あの圧倒的な快感とその後の解放感がないということは、今までもこれからもけっして乗り越えられない。健康な身体をもって、オルガスムを経験したことのある人には、それを経験しないのがどのようなことなのか理解できないと思うよ」。

これは男性だけの問題ではない。モリスが女性に行ったインタヴューの一つは、次のように述べている。「正直言って、セックスは麻痺に関わるその他の局面よりも私を苦しめることの一つです。実際、私の人生は強迫観念に乗っ取られました。性的感覚のない人間は正常ではありえません」。

心理学者は私に、彼は脊髄損傷で入院している若い男性のためのセクシュアリティの講座を開いていると語った。それはほどなく生々しく卑猥なものとなった。[18] 彼らの意欲は確かに傷を負っていない。私は脊髄損傷におけるセクシュアリティとセックスについての授業をとっているアン・シーマンに、生殖器に感覚がなく、また動く能力が極度に制限されている場合、[19] どうやって悦びを回復させることができるのか尋ねた。彼女の答えは、ジュリーが指摘していたことに類似していた。それは、時間と創造性によって、性的な関係は結ばれうるし、もう一度享受されうるというものだった。人はまず、自己自身において、彼あるいは彼女が好み、共有したがるものを見出す術を発見しなければならない。

彼女はまた、負傷した多くのクライアントにとって、またスタッフにとってさえ、セクシュアリティやセックスがいかに個人的なことであるかを話題にした。彼女は多くの場合、セクシュアリティの回復は彼らが退院した後で起きているが、これは単にこうした事柄にとって病室は適さないという理由によるものではなく、時間の経過が理由であると考えた。「彼らは、後でそのように成長していくのです。そしてそれは、初めは優先度が高かったわけではありません。いったん退院すると、彼らは一度に一つのことをするようになります。一年は家のために、次の一年は休日のために〔費やし〕、その次に、彼らは自分の性的関係について考えるようになります」。

多くは、個人の年齢と経験によりけりである。セックスを経験したことのない十七歳の子と話をするのと、成熟した男性や女性と話すのではまったく異なっている。経験のある人たちは、より挑戦する気持ちがある。というのも、彼らは自分たちが失ったものを知っているからであり、さらにそうした関係性について何らかのことを知っていたからである。負傷したときにこの関係の中にいたなら、問題は明らかにより簡単であった。少なくともアンにとって、解決の鍵は、すべてを忘れること、また彼らの人生のこの部分をゼロから新しく作り直すことにあるように思えた。彼女はまた、どんな形にせよ誰でも性生活とかパートナーをもつわけではないということ、それは必然というより選択なのだということを指摘した。

私は、下半身が麻痺している対麻痺[2]の人は、上腹部がしっかりしていて、また強い腕をもっているので、バスケットボールのコートで見かけたりするが、脊髄と随意機能や勃起を調整する神経は破壊されているというアン・ジョン・ホッケンベリーの観察に言及した。[20]対照的に、四肢が麻痺している人はわずかな運動調整しかできないが、勃起や射精を引き起こすのに十分な無傷の脊髄がある。だから女の子達と出会って、デートすることもできるのだ。アンは若干ショックを受けていた。[21]彼女はむしろ、ある女性は四肢麻痺患者を、より傷つきやすい者、より彼女を必要としている者、快適さを求め、彼の自信を高めることを必要としている者と見ているだろうと示唆した。勃起することのできるサイズはそれには関係なかった。しかし病室の男性はときに不安そうで、自分の深刻な損傷をざっとみて、病室を後にして、自分の新しい身体を可能な限り試してみようとパブに出かけた。アンにとって、これは自分自身や自分の身体への信頼と大いに関係があることだった。

彼女によれば、男性は生まれながらに自信をもっており、自分を上手く表現することができ、また「切り抜ける」ことができるかつねに分かっている必要がある。一方、女性には自信を高めるために化粧やドレスという小道具がある。男性の中には、別の方向へと向かったり、自分自身を好きであることをやめたり、もっているものを最大限利用しない人がいるかもしれない。アンは二人の若い男性について書いている。彼らは事故後、初めてダンスに行って、病院に帰ってきたとき、以前の魅力と牽引力が失われていたことに非常にショックを受けていた。

それでもなお、脊髄損傷を負った女性がひどい目にあっている状況が見られる。女性患者の数はおよそ八人か九人に一人と、数では圧倒的に負けていて、そのため病院のサービスは男性側に偏っている。また彼女らは、パートナーを見つけるのが難しいと感じてもいるだろう。多くの理由によって、女性は神経障害を負った男性に一層惹きつけられるようだが、その逆は少ない。[22]

私はそれを確保しておく

アンは、長期的にみて、セクシュアリティに関してそれほど悲観的ではなく、オルガスムは事故後、次第に何らかの形で回復するだろうと考えていた。脊髄損傷後の女性についての調査の中で、ジェニー・モリスは同じことに気づいた。[23] ある女性は次のように述べた。「意欲をそがれてはいけません。ゆっくりと、そして忍耐強く、あなたとあなたのパートナーであなたの身体を探索する必要がある。あなたの手がどこにあるのかを知り、彼がどこを、どう触れているのかを知り、そして素晴らしい感覚を受け入れてください。感覚がないということは何の気持ちもないということと同じではありません。あらゆる可能な性感帯を探ってください。これはどのくらいの頻度で愛し合うか、どのくらいの頻度でオルガスムに達するかということではなく、あなた自身の身体とあなたのパートナーの身体を受け入れることなのです」。

オルガスムは以前とは別の仕方で、別のところからやってくる可能性がある。負傷を乗り越えて、満足を与える場所が再配置されたという事例報告はたくさんある。アンは四肢麻痺の男性患者が会話の最中、首を触っているのを覚えている。彼は簡単だがはっきりと「私はそれを取っておいている」と述べた。それは従来通りのオルガスムではないかもしれないが、忍耐と注意によって、単なる記憶としてではなく、それ自体として、何らかのものが再開発され、享受されうるのだ。

ジェニー・モリスと話した女性は、自分の経験を次のように語った。「私には「幻影のオルガスム」と呼ばれるものがあることにかなり確信があります。私たちには新しいチャレンジを行う気持ちが常にあるのです。私たちはうんと口や鼻を使い、顔を撫でる……。私たちはこうしたことによって惹きつけられるの。そして私たちは私に入れている夫と一緒にクライマックスに達します。私はとてもくすぐったがりで、腕の下を撫でられているとオルガスムに達します。愛は素晴らしいもので、あらゆるものを理屈抜きで超え出ているわ」。

アンは続けた。「自分自身のために性的な喜びを与えるものを見つけ出さなければならないの。探して、見つけ出さなければ。それは、すでにもっている人や、記憶とは非常に異なるかもしれない。それを経験したことのない人とも大変異なると思うの。オルガスムのためには、それに取り組む必要があります。彼らは健常者たちよりも深く自分自身の身体を理解してるわ。マニュアルはないのです。自信を取り戻してください」。

愛し合うことから得られる悦びは、自分自身から生まれるのと同じくらい、パートナーを刺激することから生まれるという事例もある。実際、二人は一つになっている。ある男性は自分の経験を記述した際、自分自身の悦びに言及しないまま二時間話した。彼はパートナーから悦びを得て、パートナーである彼女をオルガスムへと導くことを求めていたのだ。損傷から平均二五年たった五〇人の男性についての最近の調査では、良い性的適合や満足の予兆は、パートナーの満足と両者の関係の質にある。(24) 重要だと思われるものは、人が自信をもつことであり、時間をかけることであり、こうした事柄を探求するための関係である。ある女性は、ある医師が結婚している人の四分の三が離婚しているので、一番良いのはダブルベッドを取り去ることだと提案したやり方を話してくれた。

実は、結婚に関する数字はこの医師の発言を裏づけていない。モリスが調査した二〇五人のうち、六六人は負傷したときに独身であり、〔そのうち〕二〇人が結婚した。結婚していた一〇二人のうち、七三人は結婚したままであり、十二人は未亡人である。アメリカでの報告によれば、離婚は負傷してから三年の間に二、三倍多く起こる。ストレスの原因は複雑である。心理的な適応や性的機能に加えて、家事労働の能力の低下、仕事の問題、育児の問題、運動性の問題、そしてお金の問題がある。事故後の三年間、独身者には結婚率の低下が見られるが、後にその率は増加し、事故後の結婚はその前よりも改善される。[25] 脊椎損傷後にはセクシュアリティに関して非常に大きな問題があることは明らかだが、生活の中の他のことをする場合と同じように、セクシュアリティに関することにトライしたり、享受したりする仕方を見つけている人々がいる。

目が覚めてからのイアンの最初の考えは、当然ながら自分ができないことに関するものだった。数カ月のうちに、彼の考えは他人と他者関係を維持することに向かった。ジュリーとデボラにとって、機能的で電気的な刺激は自分たちの選択を広げるものであり、家族とのより深い関係、家族からのより独立した関係を可能にした。刺激は両者にとって、もはや下半身や腕がなくなっているということではなく、前より少し物理的な身体に住み着き、コントロールしていると感じるようにさせている。セクシャリティの探索のみならず、またFESの使用においても、自己の身体に対する欲望が確認されるのである。

これまでのところ、当然のことながら、私たちはケガした本人に脊髄損傷が及ぼす影響を見てきた。けれども、最初に指摘したように、神経学的な機能障害は、けっして他人と切り離された、一人の人間に対して影響を与えるわけではない。こういうわけで、次の二つの章では、脊髄損傷を負った人の妻や夫の考えについて取り上げる。まず、脊髄損傷について話し合い、それが自分の人生や自分たちの関係に与える影響について考えたレイチェルとボブを取り上げる。次に、ジュリーの夫、ケヴィン・ヒルを取り上げる。彼はジュリーの（あるいは二人の）物語のもう一つの側面を与えてくれる。

第Ⅴ部　観察

第11章　ウインドサーファー

脊髄損傷によって生じる経験を、他の経験と切り離して考えるのは誤りである。確かに、患者それぞれの経験、それぞれの反応はある。事故直後のショックと急性疾患は、長いリハビリ生活や、生活そのものを立て直すこととまったく異なるものである。しかし、脊髄損傷が原因となって生じる経験は、一人の人間に生じる経験であるとはいえ、その影響は他人にも及ぶ以上、孤立した経験とは言えない。これまでの章での私たちの見解は、怪我をした人だけに基づいたものである。しかし、患者に見られた適応と変化が、患者の家族や愛する人にも同様に起こるのは当然である。急性期を過ぎると、四肢麻痺患者は、新しいスキルを学ぶあいだ、数か月世界から身を引く。それと対照的に、患者の妻や夫はできる限り家族や仕事に立ち向かわなければならない。

一年ほど後になるかもしれないが、患者が家庭に帰ったとき、家族は、物事の見方が劇的に変わった人間に再び馴染み、共に家庭を作り直さなくてはならない。次の二つの考察では、二人の人間に何が起こったのかを考えよう。そのうち一人は、すでに登場した人物である。

ボブは私を招いて、妻のレイチェルとも話したらどうかと水を向けてきた。彼女は後から来るからと言ってボブは先に話し出した。

「私の話は単純です。ひどい事故にあったんですよ。［彼の妻レイチェルが、筆者に、この事故は車の衝突事故だったと後から教えてくれた。］その後の三週間か四週間は、頭がぼんやりしていた。夢を思い出せます――その夢はまだありありとしています。フランス人の憲兵が、リフトの中の金塊の船積みを守っている。リフトは水平に移動している。客船が海賊に襲われた。そんな夢でした」。

彼の損傷はC5／6で、不安定だった。そのため彼はフランスで脊椎固定手術を受ける必要があった。イギリスに帰ってくるまでには、彼は肩近辺を感じることができるようになっていたが、そこから下は何も感じられなかった。また彼の下肢にはわずかな動きがあった。それでも彼は、自分がもう一度ウインドサーフィンをすることができるだろうと確信していた。病院で療法士は励まし、支えてくれた。とはいえ彼らの仕事はボブにとってはあまりにゆっくり過ぎ、彼はつねにより多くを望んだ。ついに彼は――ようやく――退院したが、なぜ他の人間でなく自分がこのような目にあわなければならないのだと混乱しているように見えた。

「良くならない人もいることは分かっていました。けれど、私のように歩いて出ていく人間もいるんですよ。私とまったく同じような損傷を負って入院している向かいのベッドの若い男は、退院しませんでした。私たちのうちの二人は、自分が回復できるということを彼に明らかにしました……けれど、彼は回復しませんでした」。

回復できる人間がいる一方で回復できない人間もいるのはなぜなのか、理解するのは難しい。損傷のダメージはスキャンでは見えないし、ダメージの直接的な圧迫だけでなく、虚血の原因となる血管の膨張や異常も含まれる。この膨張は、しばらくの間予後診断を困難にする。入院したときは非常によく似た損傷であっても、やる気とは関係なく、回復は様々に異なってくる。

ボブは松葉杖で退院した。「このために、闘わなくてはならなかったんです。私はうまく松葉杖を使えるようにはならないだろうと言われました。けれど、自分はやれると思っていましたよ。薬は疑わしいと思っていました。精神こそが物事を決定するのです。私は逆境に勝ったんです」。

歩くことは、彼にとってすべてだった。

「みんなが私を車椅子生活に追いやろうとしているように思えました。車椅子であるよりも、むしろ最もひどい松葉杖の人間であるほうが、まだましですよ」。

私は、車椅子で快適にすごしている人間はたくさんいると言った。ボブは黙っていた。彼はかつて軍に所属し、その後、会社の取締役を務めていた。いつでもきわめて壮健だった。体の動かしやすさを失うこと、身体に対するプライドを失うことは、明らかに衝撃であった。

「軍隊時代、純粋な筋肉だけで十二ストーン〔およそ七六キログラム〕の体重でした。つねにスタイルが良かったですよ。自分の体が経験してきたことを考えると、よく持ちこたえていると思います。今はそれを告白したくはないですけれどね。ずいぶん体重が減ってしまいました。この変化は気に入りませんね」。

もう一つの問題は、混乱した感覚だった。

「どこに自分の手足があるのかは分かるとはいえ、それには自分の右足の現状を見きわめなくてはならないし、それを置くところを見なくてはいけないんです。そこまで二インチあるなと考えても、そうではないこともあります。まだ、四六時中、歩くことについて考えないではいられません。前のように、意識下で考えているのではないのです。歩くことは、自立を与えてくれます。腕は弱りすぎてしまって、車椅子を進めることはできません。けれど、歩くことはできますよ、一応ね」。

週に三日

彼は弱ってしまっただけでなく、一定の姿勢や運動感覚を失ってしまい、自分の脚がどこにあるのか分からず、歩くことは非常に難しいと自分で気づいているのは明らかだった。しかし、それさえまだ耐えられた。皮膚から得られる感覚が、混乱していたのだった[1]。さらにひどいのは、痛みだった。

「足を水に浸けてみると、濡れていると分かります。けれど、それが冷たいのか熱いのかは分かりません。触覚は過敏すぎます。軽い接触が焼けつくように感じられるのに、もっとしっかりした圧迫は、それよりも優しく感じられます。着替えるだけでも試練です、痛むんですからね。洋服も痛いんです、特に着るときが痛みます。誰でも慣れることですが。

薬の効き目が切れると、痛みがあります。腕の痛み、肘や手首の表面下が分かるようになりました。あまりに私が文句を言うので、万が一折れていたらとX線検査を受けました。それがずっと続いているんですよ。腕の痛みは、ひどく冷えたときや麻痺したときの状態に似ています。そこで温めようと決めるのですが、元に戻ると、なきたいようなくすぐったいような、うずくような麻痺があるんですよ。胃や右側の腰、背中も痛みます。けれど、それぞれ違った痛みなのです。今日は右の足首です。弱っているので、ひょっとしたら痛めてしまったのかもしれません。

ひどい状態です。週の内三日は、たくさんのことはできません。一番ひどいことは、計画したことができないということです。朝、動き出すのに三時間かかります。目覚めるとすぐに、分かるんです。なるべく腕で棚にもたれかかりながら座るように気をつけています。そのほうがほんの少し痛みが和らぐんですよ。

誰にだって、眠れるときも眠れないときもあります。誰でも、何かやってみようとすることも、試すことすらしないときもあるんです。今日は良い日です。痛みがあるけど動くから。誰だって、ひどいときは、縮こまって隠れていようとするしかありません。何とか慣れるものです。他方で、身体的には痛みのためにできないことがたくさんあります。疼痛処理を提案されましたが、断りました。精神状態はかなり良いし、自分にそれが必要だと感じなかったのです。ひたすら耐えなければなりません。場合によっては私はそれらがうまくできるのですが、そうでないこともある。なぜ、できるときもあるのに、できないときもあるのか、よく分かりませんね。この痛みがひどくなると思ってはいません。だから、心の問題なんですよ。

酒をあまり飲まないのは、アルコールで酔うことができないうえ、足が動かなくなるからです。大げさに言えば、中枢神経系に影響するのです。すごいところまで行かされたことがあるけれど、酔っぱらったせいではなく、思考過程が機能しないせいです。大麻を試したこともありますが、役に立ちませんでした」。

こんなに痛みに追い詰められ続けていては、精神的に消耗してしまうに違いない。薬がまったく役立たないと気づいて、彼は気晴らしや趣味に向かった。損傷以前は、彼は感性の鋭い画家だった。彼は再び絵画に向かった。

「ベッドから出るなり、絵を描き始めました。とてもじゃないけれど、ほとんど絵筆が握れませんでしたよ。手を動かせるようになりたかった。体力がなくて、二分から三分絵筆を持っているのがやっとでした。途方もない精神力が必要でした。たとえば、自分の足を持ち上げるだけでも途方もない精神力が必要なんです。神経によって筋肉を始動させるための精神力は、注目に値しますよ。痛みを味方にする……やってみましたよ。けれど時間がかかっています。十時までに外出しなければいけないというルールがあるんです。どこにいようと、どこかに行かなければいけない。ただ、コーヒーを飲むためだけでもいいのです。そうしないと、ただベッドで横になっているのが楽になってしまうのでね。今でも、痛みがひどくて、とても起きられない朝がたまにありますよ」。

弱さに直面するのに努力とエネルギーが必要であることはよく知られている現象であるとはいっても、筆舌に尽くしがたい。おそらく、臨床的に一番良く書かれているのは、脳卒中の後に神経解剖学者によって書かれたものだろう。[2] 痛みと共に生きなければならないという慢性的な疲労が、さらにもう一つの問題だ。

ボブは、かつて財政コンサルタントを務めていて、パートタイムに戻ろうかと考えたこともある。しかし、自分が集中することすらできないのに気がついた。感覚の喪失ではなく、運動の衰えではなく、役に立たない身体でもなく、痛みこそが、彼の機能を妨げたのだ。

「同情は嫌いだけれど、何らかの理解は必要なんです。問題は、自分の状態が、多くの人の理解の範囲を超えているということです。私のクオリティ・オブ・ライフは半減しました。今、自分のできないこと、特にウインドサーフィンや走り回るのができないことが大変な大問題ですね。私は一つ所に繋がれているんですよ」。

繋がれるというのはまったく正しいと思われる。彼は、諸問題のために、遠くに動くこと、速く動くことができないのである。したがって、世界へ至る彼の通り道は、根本的に変質してしまった。取るに足りない距離が、今では超えられないものになった。階段や急勾配の丘は、論外である。いくらか運動を楽にさせる車椅子もなく、彼は、ごくわずかなアクセス可能な場所に繋がれているのだ。にもかかわらず、彼は一度、ウインドサーフィンをした。

「遂に私は、砂州まで行って、戻りました。一時間かかりましたよ。水上にいたのは一分半で、残りの時間は準備です。友達が手伝ってくれましたが、私がもっと丈夫になるまで二度とやらないと言っていましたね。このバランス、コントロール、体力では、とても難しかったです」。

ボブは自分の妻、レイチェルについて話してくれた。「レイチェルはすばらしい人物です。彼女は私のPAでした。スイスから彼女に電話をかけたのです。私は愛人と一緒に古い城に滞在していました。その愛人が、私がいびきをかいていると言ったんです（この時期、女性が恋しかったんですよ）。それが馬鹿げていると思ったので、彼女に寝具をもたせてそれをバスルームに敷き、ここで寝るようにと言ったのです」。「私はレイチェルに電話して、自分の人生には、何か安定したものが必要だ、それで、それが君だと決めたところだよと伝えました。彼女は私のフラットの鍵をもっていたので、四日後に帰るから自分の荷物を運び入れてほしいと言ったんです。彼女は「本当に腹が立つわ。あなたは、あの金髪のバカ女と一緒にそっちにいるじゃないの」と言って、電話を切ったんです。四週間後、彼女は引っ越してきてくれました。彼女は私の人生を切り盛りしています。前に、恋に落ちるよう試したこともあるけれど、うまくいきませんでしたね。私たちは一緒になりましたが、それはすばらしいことでした」。

当然ながら、ボブは社交的で、魅力的である。レイチェルがどんなに彼に惚れ込んだのか分かる。今の彼は、とても社交的であることはできない。

「そんなわけで、自分のことに時間をかけているのです。自分の状態の悪いときに、人に苦労をかけたくありません。私は何とかして、自分を打ちのめしている痛みを回避しようとします。痛みに完全に打ち負かされない限りね。……抵抗しようとしたこともあります。自分のことを可哀そうだと思ってはいけません。隠れたくなるときもあるけれど、進み続けるんです。経営心理学、達成の心理学のやり方に助けられました。何であれ、信じていることが実現されるのです。行動科学は本当に大切です。なぜ、歩く人間がいて、歩かない人間がいるのか分かりますか。期待ですよ。医者たちはみな、この点を強調していない」。

会話の終わりが近づいたとき彼は、自分とレイチェルはおそらく別れることになるだろうと口にした。そしてどちらかと言えばさりげなく、以前にレイチェルが窓から彼の車に家具を投げ捨てていたから、立ち寄ってくれるよう友達に電話をかけて頼んだことがあると付け加えた。

亀裂

ボブは娘と会うためにその場を離れ、彼が言った通りに、レイチェルがやってきた。レイチェルは、ボブがおよそ八年前に、南フランスで損傷を負ったことを話してくれた。車の衝突事故だった。首の固定手術の後、彼は救急医療ヘリコプターで脊椎センターに戻った。

「彼は、もう歩けないだろうと言われたのよ。やる気をおこさせるすごい動機よね、けれど、慎重に使わなくてはいけない。下部に痛みがあったの。過酷な痛みを伴って生きるのは最悪なことよ。彼と話していてそれが分かったし、それが顔に刻みつけられているのを見て分かった。だけど、行動もそうなの。私、ほとんど眠らない半年を過ごしたのよ。彼がすごく痛がっていたので、同じベッドに寝るのは不可能だった。ただ怒りっぽくなって、腹を立てるだけだった……痛がっている彼を見るのは、恐ろしかったわ。

リハビリのために彼が数カ月病院で過ごしたときは、何往復もして走り廻った。でも、一人で生活するのにも慣れたの。彼は週末だけ家に戻りはじめて、それから自分で退院許可を取り、戻って家にずっといるようになった。それは良いんだけれど、そのあとすごく難しくなってしまって、私たちみんな、生活が変わってしまった。彼のニーズと、私たちの娘のニーズが対立して、私はそれに引き裂かれてしまったの。

彼の振る舞いに耐えなくてはならないのも難しかった。家に帰ってきた人間は、私がかつて結婚して一緒に子供をもうけた人間じゃなかった。身体的に歳をとって、小さくなったわ。気分がすごく激しく変わりやすくて、怒りっぽくて、人を苦しめて。……私が思うに、身体的な障害に立ち向かうことはできるのよ。私は実際にやってるわ。二人のためにうまくいくように、三年間すごく頑張ったけれど、子供を育てていくのは難しい。

最初は、私たちが一緒にいた方が娘のために良いだろうと考えていたの。後ろめたさもすごく感じた。私が、彼から離れていく人間の一人だったら、ボブは怒るかしらね。十八歳離れていても、私はうまくやってきたのよ。だけど私は、彼の怒りとフラストレーションの標的だったの。

彼は、自営業管理のコンサルタントだった。軍隊の後、十八年間会社のシニアマネージャーだったの。ずっと彼がお金を稼いでくれていたけれど、突然それが止まった。これは彼の自尊心にとってショックだった。それで彼は不能になってしまって、そこからあらゆる種類の問題が生まれたのよ。私は、それが自分に関係あるに違いないと思ったけれど、彼にとって、それは自分ではどうにもならない別問題だったの。ものすごい怒りをあらわにしていたわ。私たちはお互いに壊し合うだけだった。

それに、他にもあらゆる問題が起こって、保険や補償請求もあった。給付金を得ようとすることは、合理的で分別のある人間にとっては闘争だった。だから、他の人のことが心配になってしまったわ。ストレスレベルがすごく高くて、恐ろしい時間を過ごした。彼は、いくらか動けるのだから仕事に就くべきだと言われたの。彼は、仕事を妨げるのは運動の困難なのではなく、痛みなんだと言わなくてはいけなかったわ。彼は自分に責任をもつことができなかった。ある日から翌日までに自分がどうなってしまうのか絶対に分からなかったのだから。ある日、恐らく痛みがひどすぎて、約束が守れなかったのよ。そのせいで、仕事に就けなかった。結局、私たちは給付金を得た。彼が二度と働けないということを、三人の神経学者に同意してもらわなければならなかったの。それから保険証書が出たのよ。けれど恒久的な障害という診断が出たことは、良くもあり悪くもあった。若い妻と子どもを抱えてもう養うことができないということは、彼の自尊心への大きな打撃だった」。

壁に向かって

「彼の生活すべてが痛みに支配されていて、しかもその痛みがいつどんな形で生じるか予想できないのよ。いつも何らかの形で痛みがあるの。

自分たちの生活のために、私が働かなくてはいけない。何にせよ、彼は子守はできるし、学校の休暇の間、娘と一緒にいることができるわ。痛みがひどいときを除けばだけど。そうなると、突然子守ができなくなってしまうの。時々彼は、ひたすら顔を壁のほうに向けたがる。文化のように、痛みも乗り越えられるものだと私たちはいつも思っている。だから、痛みがあって、それをどうしようもできないとき、私たちは壁に直面してしまう。彼はすごく上手に絵を描くし、そのスキルが失われなかったことを、本当に感謝してる。精神的に緩和してくれるし、彼から苦痛を遮断してくれるから」。

私は、死期に近づき、壮絶な痛みの内にあったルノワールがますます絵を描いたことを思い出した。彼は描いている間は痛みを忘れ、死のその日にもアネモネの花を描いていたのだ。(3)

「ボブのクオリティ・オブ・ライフは、かつてとは比べものにならない。人との交際は彼を苦しめたわ。彼は本当に一人ぼっちなの。彼には、支えてくれる中心グループがあるのだけれど、もしもそれが特別親しい友人たちでなかったら、彼らはボブに耐えられないと思う。

彼は暴力を振るうようになった。私が決断を下さなくてはならなかったのは、この段階なの。経済的には、苦しくなった。彼は、私が知らない間に買い物するの。道楽のためのものを買って、バーに行ってギャンブルしているんだと思う。クレジットカードの請求額が尋常じゃないのよ。今では私はここから去ることができるし、いいわよ、当然の反応よと言うこともできるわ。嘘と偽りで結婚を支えることはできない……。彼は私のサインを偽造していた。そしてそれを突きつけられたら、そんなことしないと言って否定して、怒ったの。痛みと、動けなくなってしまったことが組み合わさっているせいよ。けれど、働けないことで、時間が余っていること、空っぽな時間があるせいでもある。以前は、そんな時間は彼にはなかった。どうやって時間がつぶせると思う？　そういうとき、彼は多分お酒を飲んでいたんだと思う。多分、不能はそれにも関係があって、異性にとって彼は魅力的に感じられないのでしょうね。ひょっとしたら、そういう理由で、他の人を誘惑しようと出かけていたのかもしれない。彼が別の人を見ているのでなくて良かった。そんなことできないと分かっていたから。けれど、見た目にはそうしていたかもしれない。彼は確かに、自分が人を引き付けられるかどうかを確かめようとしているように見えた。彼はお金をばらまいていたの。恐ろしく荒れているときには、私はそこから自分の娘を守らなくてはいけなかった。クレジットカードの請求書が来れば、どこで彼がお金を使ったのか分かるけれど、自分たちに払えないと分かっていた。

セックスは欠かせないものよね……。私は三〇歳だったし、セックスは私たちの結婚の大部分だった。たとえ話せる相手がいたとしても、彼はセックスについて話したがらなかった。私は何とか切り抜ける方法を見つけたけど、彼は私に自分の裸を見せないの。というのも、衰え、損なわれてしまっているから。セックスは、ただの性交じゃなく、触れたり、キスしたりすること全体でしょう。彼は、それにまったく魅力を感じなくて、受けつけなかった。若くて、魅力のある妻が、彼と何もしたがらないと思えないでしょ。私にとって、それは拒絶だった。私は、自分たちに何ができるのか確かめたかったの。

それに、彼の皮膚は接触にすごく敏感で、触れると、焼けつくみたいだった。このことも、あまりやらない原因になっている。彼は、仕事ができて、魅力的な男性だった。この二つのこと、女性にとっての魅力と高収入の生活という二つのことが、彼から突然、失われてしまったうえ、それに痛みもあるのよ。

彼はずっと、嫉妬したことがなかった。実際、私が自分のものだって分かっているから、他の男が私を気にするのをすごく面白がっていた。けれど、事故の後はまったく変わってしまって、私と話す男みんなに対して、怒りの反応を示すの。そんな必要ないのに。私が去ったら、ある意味では苦悩の軽減になるとも言えるでしょうね。彼は、自分が私にふさわしくないと感じている。この結婚をうまく続けていきたいと思っているんだけれど、そんなことありそうには思えないし、私は自分の娘のために出ていかなくてはならなかった。もう何もできないと思うから、出て行ったの。

それ以降は、良くなってきているわ。時々、ちょっとした爆発があるだけ。今、新しい関係の中にいるし、彼もあれから、ずっと良くなっている。責任が移行したという感覚がある。私には彼に対する責任はなくなって、今は誰か別の人が負っているわ。彼は、私が彼の世話をしようとしていること、いつもそうしたいと思っていることが分かっているし、娘とも強い絆で結ばれている。何であれ、私はまだ彼を支えるつもりよ。私の新しい彼氏も、このことは分かっているわ。離婚は、私がしたいことじゃない。まったく正直に言うならば、これは彼が死ぬまでの間のことだって考えているし、なんとなく、そのほうが、娘や彼のためにいいと思っているわ。今、ぜひ再婚したいのだけれど、彼が生きているあいだは、それは正しいことだと思えない。彼がこんなに長生きできるなんて考えてなかった。彼にはひどい敗血症があるけれども、生きているし、あの事故で生き延びるはずじゃあなかったのに。彼は生きたがっている。すごい意志の力よね。それは尊敬している。

彼の一番ひどいとき、痛みがあって、そのせいで手足が動かなくなっているのを見ると、ただ恐ろしいだけ。動けなくなってしまったことは、そんなにひどいことじゃない。けれど、痛みは、私が以前には考えたこともなかった、まったく異なる領域だった。

ボブにとって、これから出会う人々のほうが楽に感じられるのか、それとも今までのほうが楽に感じられるのか、まったく分からないし、彼が分かっているのかも分からない。そういう理由で、彼は多くの時間、一人で過ごしている。前から彼を知っている人は誰でも、彼を憐れむに違いないわ。少なくとも、新しく会った人たちは、今現在の彼を判断している。けれどその場合、彼はかつてほど魅力的ではないから、彼は人に何ももたらすことができないし、それを埋め合わせるために幸福になる努力もしないのよ」。

ボブが、肉体的な存在感を喪失したことはとても辛かったに違いない。彼はかつて男らしく、軍隊時代の誇りやウインドサーフィン、肉体に対する誇りを具現化したような男性だった。彼の損傷は、彼が最も大切にしていたものに影響し、そのことは、他者の眼に映る彼ばかりでなく、彼自身の眼に映る自分の姿をも規定してしまった。

彼の部分的な回復は、良くもあり、悪くもあったのだろう。彼は歩くことができた。しかし結局のところ、厳密な意味で歩いているというわけではなく、また車椅子でもないという真実は、彼から「健康な」アイデンティティも、障害のある人間だという他者による容易な評価も奪った。つまり彼は海のものとも山のものともつかなくなったのだ。さらに悪いことに、ただ歩けることは、かつて自分がどうあったのかをつねに思い出させ、彼が過去を捨て去ることを妨げてきたのである。

おそらく私が素朴なだけなのだろうが、ボブとレイチェルの見解の違いに驚かされた。中でも、彼らの物語は、損傷を負って生きること、動きを失い、仕事と自立を失って生きることの影響をいくつか明らかにしてくれた。もしかするとこれらのことはすべてもう解消されているのかもしれない。しかし、彼の結婚生活、家族、仕事、社会的な人間関係、自尊心に対してこれほど破壊的だったのは、痛みなのだ。それは、集中力、社会性、人間関係、収入を破壊した。痛みは、目に見えない仕方で、ボブ自身を浸食してしまったのだ。四肢の麻痺は人生の邪魔をしないが、おそらく痛みは人生の邪魔をしている。

第12章　両面から見ること

ジュリー・ヒルの『雪に残った足あと』(1)には、彼女が負った損傷とその受け止め方が書かれているが、それと同じだけの分量が、革新的な装置であるLARSIと奮闘するさまに割かれている（誤解されがちだが、実はこの記述は出版社が出した要望ではない）。彼女の説明によると、車椅子生活に対する夫のリアクションと手助けは、けっして表面的なものではない。執筆のあいだ、彼女は自分の考えをめぐって、夫ケヴィンと議論することがあったが、すべての考えを議論したわけではなかった。〔筆者は〕ケヴィンとのやりとりによって、二人の考え方や記憶を比べるとどうなるかということを理解する機会を得た。

ジュリーから見たケヴィン

ジュリーがはっきり注意を促していたように、ケヴィンは、子供が学校に戻ってすぐに彼女が仕事をすることに乗り気ではなかった。彼女は、母親であることを別にして何か他のもの、自分のための何かを見つけようと必死だった。彼女は以前、いくつかの仕事を解雇されたことがあった。そうした経験は、彼女に、仕事での成功をよりいっそう切望させただけだった。しかし、ビール会社の販売代理人の仕事は、ケヴィンがまったく望んでいなかったものだった。これが、彼女が示した、損傷の前も離れ離れの生活をしていた理由の一つである。彼らがお金を必要としていたとはいえ、彼女の新たな自立は彼にとっての脅威なのだと彼女は気がついた。

損傷の後、初期のケヴィンについてのジュリーの記憶は切れ切れである。彼女は重篤な状態であり、少なくともしばらくの間、十分には目覚めていなかったのだ。ジュリーと彼がオドストックに行ったとき、彼が車椅子の人々が通れるように机の近くの隅に腰かけた様子を、ジュリーは語る。「空の車椅子でいっぱいの廊下、磨き上げられたリノリウムに映る見慣れない形……ケヴィンは突然、囲まれているように感じました。……肉体的には風に曝されていたのですが。それは、そもそもの損傷よりもずっと、衝撃の瞬間だった。頭からつま先までがくがく震え、涙を抑えようとして目をしばたたかせました」と彼女は記した。初めのうち、彼は昼夜のほとんどそこにいた。そして、一たび直接的な危険が過ぎ去ると、彼は仕事や子供たちに注意を向けるための空き時間をつくらなければならなかった。彼は、ジュリーが目覚めていたときに彼女のところに戻ってきたときのことを覚えている。「五日のあいだ一日、二四時間、あそこにいました。それで、ちょっとの間出かけたのです。戻ってきたとき、彼女が言ったんだ。「あなた、やっと来たわね」」。

ちょうど仕事を変えたところだったので、ケヴィンは職場の人たちにこの事故について話すのをためらっていた。だから彼は仕事をし、それから毎晩ジュリーに会うために車を走らせた。その間も彼は両親が抱える問題と子どもに必要なものとを交互にさばいていた。初期の厳しい期間を過ぎると、ジュリーは彼が苦闘しているのを見て、職場の人間に伝えさせた。実際、その会社は非常に理解があり、柔軟だった。ほどなく、彼女が自分は二度と歩けないだろうと気づいたとき、彼女がすぐに考えたのは、ケヴィンが自分から離れていくか、恨みや責任を口に出さないかのどちらかだろうということだった。数週間が数カ月になっていったとき、彼は仕事、家族の世話、面会を続けてはいられなかった。何かが妥協されなければならず、彼は病院への訪問を減らした。ジュリーは彼が母親であるのと同時に父親でなければならないことを分かっていたが、しかしそれでも彼の不在は受け入れ難かった。

彼女は自分たちが二人ともこの不公平に腹を立てていること、またお互いに怒りをぶつけあっていることも分かっていた。「なぜ私が」という問いは、車椅子の人々によって問われるのと同じくらいに、車椅子の人々に身近な人々によって問われていると彼女は分析する。しかしそれでもなお、彼女はケヴィンが、自分ではなく障害を見ていると感じた。「最初の晩以来、彼は車椅子について被害妄想的」になっていった。「それまで車椅子に注意を向けたことがなかったので、彼は行く先々で車椅子を眺め始めました。スーパーマーケット、通り、パブ、家に向かう道のりなどを。昼日中、車椅子を見ることは、彼をぞっとさせるのに十分でした。日中、車椅子は彼を圧倒し、夜は彼につきまとったのです」。

ジュリー自身が車椅子に挑戦する時期、ケヴィンは「石のように無表情で、押し黙っており、感情をコントロールするために歯を食いしばったりゆるめたりしていた。……車椅子は、彼の最もひどい恐怖、もはや引き返せない地点を象徴していました」。ケヴィンはジュリーと初めて車椅子で出かけた日に起こるであろうことについて、車椅子から車へのジュリーの移動の手伝い方など、いくつもの指示を受けた。彼はそれに耐えられず、彼の代わりにジュリーの兄弟が彼女と出かけた。ジュリーの二九歳の誕生日にあったのは、不愉快なパーティーだった。ジュリーの病院の友人や看護師たちが部屋の隅にいるあいだ、ケヴィンと彼の友人や同僚は部屋の反対側にいた。ジュリーは、彼から距離を取っていた車椅子の自分の友人について書いており、また「障害が、私と同じくらいかあるいは私以上に彼に影響を与えた」その様子を書いている。しかし、彼女は、「彼は私のもっていなかった選択肢をもっていた」と付け加えている。ケヴィンはまだ彼女自身ではなく車椅子を見ているとジュリーは思った。しばらく一緒に過ごすためにジュリーは休暇を提案し、結局ケヴィンもこれに同意した。彼らは出かけて、数か月の中で初めて共に笑い、心から笑って楽しんだ。とはいえ、ジュリーにとって、自分とケヴィンが実際再び一緒になったのは、数年後彼女がLARSIを始めたときではなかった。それは、ついに彼が自分の問題について語り出したときに始まった。この話が打ち明けられたのは、撮影から一年近くたってテレビクルーと知り合いになり、ある程度信頼するようになったからである。彼が話したのは、率直に言えば、彼らに尋ねられたからなのだ。彼の気持ちがどうなのか誰かに実際に尋ねられたのは、それが初めてだった。

LARSIシステムによる長い実験のあいだ、彼らが設定している刺激を最大限利用しようとしていたとき、ジュリーは自分と同じようにケヴィンが熱中しているのを見て喜んだ。彼は運搬を手伝っただけでなく、自分で提案して手伝った。それはあたかもLARSIがジュリーへの彼の関心を復活させたかのようであった。彼女の本の終わりのほうでは、ケヴィンとジュリーがどれほどの乖離を経てそののち一緒になったのかが明らかであり、彼らがどのように損傷前よりも一層深く互いに理解し合い、どのように一層深い絆に達したのかが明らかである。けれど彼女は、一緒にいる時間がときにどれほど辛いものだったかを語ろうとはけっしてしない。

ケヴィンから見たジュリー

ケヴィンにとって、私と会うことは難しかったに違いない。私が関心を抱いた時期のせいでもあるし、かつて私がほとんど夫と妻との間の通訳の役割を果たしていたからでもある。ジュリーにお茶を振る舞ってもらい、私たちはラウンジに座った。彼は回想し始めた。

「私は警察に起こされた。彼らは、彼女が生き延びられないかもしれないと心配していた。子供たちは四歳と六歳だった。私は義理の家族のところを回って、彼女の母親に留守番をしてもらい、父親を一緒に連れて行ったんだ。病院へ行くと、医者に、彼女は二度と歩けないだろうと言われた。そのときに知ったんだ。その本当の意味は分からなかったけれど。私は車椅子に対して好意的な態度を取りませんでした。それまでほとんど車椅子に注意してこなかったんです。……私は、車椅子に座っている人々は、精神的な問題も抱えている可能性があると考えていた。

オドストックに行ったとき、私は壁際の机の近くの隅に座りました。誰かが車椅子で通り過ぎた。次いで、たくさんの人たちが車椅子で通り過ぎていった。そのとき私は、車椅子でいることの影響と、それが家庭や家、人生すべてに対して何を意味するのかを理解した。最初のうちは難しかった。私は病院が苦手です。集団が苦手だったし、特に、しばらくして彼女が病院で友達ととても快適にやっていたときも、苦手でした。彼らは毎日互いに顔を合わせていたから。私たちはただ外からの訪問者だった」。

ジュリーが集中治療室で苦しんでいたとき、ケヴィンは辛かったに違いない。しかし奇妙なことに、彼女が致命的な病の床にあって、支えや祈り、近くで励ましてくれる人を必要としていたとき、ケヴィンは何が予期されているのかが分かった。恐ろしいことではあったし、以前にこうしたことに関わったことはなかったが、ルールがあったのだ。しかしそれから数週間が過ぎ始めると、彼らを新たな領域に導くような別の時期が始まった。この新たな領域は彼らにとってそれぞれ非常に異なるものとなった。

ひとたび非常事態が過ぎてしまうと、ジュリーのリハビリは〔彼女は熱狂的に、心底これに没頭した〕、外部の人間関係を犠牲にして、とくにケヴィンを犠牲にして、彼女を病棟のコミュニティに引き入れた。彼はジュリーに戻ってきて欲しがり、彼女のやる気を共有し、また驚嘆した。しかし彼は、脊髄損傷について、車椅子について、またリハビリやあるいはジュリーの新たなニーズや要求について、ほとんど何も知識がなかった。彼女に強いられた新たな生活は、彼の新しい生活とかみ合わなかった。ケヴィンの新しい生活とは、フルタイムで働きながら子供や家庭の世話をすることだったのだ。

さらに、彼女は、看護師やセラピスト、作業療法士たちのコミュニティに支えられ、応援されていた。彼女の新しい友人たちは、彼女と同じ境遇にある患者たちであり、人生で想像し得る最も劇的な出来事によって結びついていた。彼らの絆と相互支援はきわめて強力であり、彼らの損傷、支え合いと応援、共にある生活に基づいていた。ケヴィンはこの中に入ってはいなかったし、判断基準もなく、理解や洞察もほとんどなかった。

「自分は取り残されて、より分け、分類された人間を〔物理的、精神的に〕引き受けるだけなんだ。自分のための支援はない。家族や友だちたちはみな「彼女」の調子はどうかと尋ねるが、君の調子はどうかとは尋ねてくれない。よく考えてみると、私がもっと愛想よくして、そこでの助言に従ったならば、私はそれを深く突き詰めたでしょう。それは、先を見越したものになっていただろうし、説明力のあるものになっていたかもしれない。ジュリーがそこにいるあいだに、二組か三組の夫婦が別れました。こうしたことがもっと有効であったらならば、別れることもなかったかもしれない。私は、その外側に取り残されているように感じたんだ」。

ジュリーは損傷を負ったが、世界からの圧力を避けて、新しい状況に馴染めるように手を貸してくれるコミュニティがあった。一方、ケヴィンは一人だった。口数が少なく、自分の気持ちや恐れを表現する相手もなく、聞いてくれる人もなかった。ケヴィンは、子供の学校や、自分の仕事、料理や買い物、子供たちに関して、ほとんどの男性がするように、日課を身に付けた。日課は、重要なものになっていった。あまりに重要だったので、ジュリーが家に戻り始めたとき、彼女はこの日課を壊してしまったのだ。「彼女が週末家に帰ってくるときは、まるで彼女が来客のようでした。毎回私は決まったやり方で家の掃除をしていた。私にとってそれは重要だったんだ。彼女が帰ってきたとき、彼女はそれをめちゃくちゃにして、壊してしまった。彼女に会えるのはよかった。けれど、土曜日曜が終わって、彼女が去っていくと嬉しかった。自分の日課を取り戻せましたからね」。

とはいえ、日課だけではケヴィンには足りなかったし、おそらくしがみつくのに十分なものでなかったのは明らかだった。自殺を真剣に考えるほどに落ち込むようになった彼について、ジュリーは記述していた。彼はそれに同意した。「気持ちが病んでいた。僕はオドストックから追放されたように感じていました。けれど自殺を考えるのと実際にやるのは別のことだ。結局、耐えたんだ」。

この段階は、期間も短く、深刻でもなかった。つまり結局のところ、彼には仕事があり、彼を必要としている二人の子供がいたのだ。彼は続けて話した。「あのとき、このことを話し合ったか分からない。彼女は、私が彼女を人としてではなく障害として見ていることが問題だと考えた。違うんだ。彼女の友人すべて、そして彼女の新しい生活が病院や病棟の中にあり、私がそこに参加できなかったということが、理由なんだ。彼女のリハビリと彼女がそこで新しい生き方を学んでいたために、どちらかというと私が追放されていたんだ。この点については、実際話し合われたことがない。本が出版されたとき、私はこの編者が男性を嫌悪している人間だと言いました。もう一つの側面が、まったく示されていないんだ」。

「当時、とても辛い気持ちだった。様々な側面で対処できないことに対する恐怖があった。彼女の膀胱閉塞のとき、私たちは医者より早く病院に引き返しました。普通、膀胱とか大腸というのは、日常生活の前面に出てくるような部分ではない。彼女は自宅に戻ってくる前の数ヶ月間、病院でこうした器官と向き合って生活していました（さらにこうした器官について病院から教えられていました）。私たちは一緒に、これにも慣れなければいけなかった。私は彼女が学んだことを理解しなくてはならなかったし、彼女がどういう風にやってほしがっているのかを理解しなければならなかった。ちょうど、私がいつ、どうやって彼女を助けられるのかを学ばなければならなかったのと同じように、ジュリーは助けの求め方を学ばなければならなかったんだ。彼女は七ヶ月私に先んじてスタートを切っており、損傷にまつわる医療ジョークにも数ヶ月親しんでいましたが、私にはそうした経験がなかった。今ならば理解できるけれど、当時それは難しかったのです」。

しばらくのあいだ、ケヴィンは車椅子に対する被害妄想があったと書かれていた。車椅子は、彼女の新たなニーズの象徴であり、効用と緩和に関わるというよりは彼の偏見と知識の欠落に関わる彼女の地位の象徴であった。彼はこれに同意する。

「新しい車を買ってから、誰もがそれを持っていることに気づくようなものだ。悪夢だった。どこにでも車椅子があるのです。でもそれは勘違いだった。車椅子に乗って駆けまわっていて、心のバランスを欠いている怪我した人の面倒をみなければならないという思い込みに囚われていたんだ。当時、私はディケンズ主義者だった。他人に依存しているのに、そうした人たちと一緒に生活する機会に恵まれない人間だった。ジュリーが精神的に健康だということは分かっている。……けれど、それでもまだ私は間違った発想、身体的障害と精神的障害は一緒に起こるのだという間違った考えをもっていたんだ。今はまったく違った風に考えている。毎日、冗談を言い、おしゃべりしながら二人一組で仕事する必要があるんです。

私が車椅子の彼女を見ていないのだというのが彼女の見解だった。事実としては、私が思うに、彼女と私を引き離し、私の生活を外側においてしまったのは、病院とそこにいる人たちだったんだ。彼女の二九歳の誕生日は、大失敗だった。家族と、脊髄損傷を負った人たち、看護師がいた。彼らは、緊密なコミュニティの中に入っていた。私たちはそこには含まれていなくて、そのグループは一晩中、部屋の反対側にいた。家に帰っても、似たようなものでした。ひとたび彼女が「家のお客様症候群」を乗り越えると、原因は車椅子やそれを見る私ではなかった。彼女と、自分の見つけたコミュニティにまだ属しているように感じている（そして実際そこから離れてなかった）、彼女の気持ちのせいだったんです。病院にいる人たちや彼女の新しい友達をけなしているわけではない。両方とも、すばらしい。けれど一緒になると、人に分からない冗談を飛ばし合っているんだ」。

こうなってしまったため、彼女は新しいコミュニティからある程度離れなければならなかった。最初のうち彼女はきわめて悪い状態にあったため、それは難しいことだったにちがいない。彼女には、自分を確かなものとして、また価値あるものとして見出せるようになるための、ありとあらゆる助けが必要だった。オッドストックの支援はこの一部である。もっとも、このアイデンティティがどうなるかは、自分の障害と折り合いをつけ、受け入れること次第であり、またそうした障害に対する慣れによって決まるのだが。「私は半身麻痺。けれど、それだけではない」と言いながら、彼女が再び外を見ることができたことを十分に理解することが必要だった。最初のステップは、否応なく内省へと向かった。彼女は半身麻痺患者なのか、半身麻痺を伴う一人の人間なのか。脊髄損傷を伴う彼女のアイデンティティとは、また脊髄損傷抜きの彼女のアイデンティティとは何か。そしてそれらはどのように共存しているのか。それらは、実際誰も手伝えず、話し合うことすらできない、幾多の要素のバランスなのである。下半身不随であること、正確には、下半身不随を負った人生にプライドをもつことを受け入れる人はいるかもしれない。しかし、それでもなお、こうしたプライドが他人を遠ざけるかもしれないということには注意が必要だろう。ケヴィンは次のように同意した。「彼女は、新しいコミュニティのほうに一体化していたし、しかもそこを離れなければならなかったんです」。

病院付属のバンガローのおかげで、退院は容易に行われた。そこで彼らは自活し、一人になるのである。彼らが毎晩少しずつ話しこむようになっていったのは、彼女が退院してからしばらく後のことだったとケヴィンは示唆した。私は、友人、ジェイムス・パートリッジの良く似た経験を思い出した。彼は、身体や顔へのひどいやけどに苦しめられていた。何年かにわたって彼は外科手術を受け、後遺症として顔に大きな変化が残った。この変化のせいで彼は、ほとんどの公共の場所でじろじろ見られる対象になった。彼は素晴らしい手術を受け、医療支援を受けたが、心理社会的な知識は授けられなかった。病院からの退院許可が出たとき、人の眼に自分がどう見えるのか、見当もつかなかったし、どうやって会話を始めるか、どうやってビールの注文をするのかも分からなかった。こうした社会的スキルを習得するための試行錯誤に七年かかった[2]。ジュリーは排便、排尿処理に必要なリハビリ、また、圧力をかけるところに用心し、移動するためのリハビリを受けた。けれど、どうやって他の人と一緒の生活に戻るのかについてアドバイスはなかったし、半身麻痺患者としての彼女と、他の健常な人間との間の距離という問題、とりわけ彼女と彼女の夫との間の距離をどうやって広げたり縮めたりするのかについてもアドバイスはなかった。ケヴィンは、これが教えられるべきだと考えた。「退院したら、家族であろうと新しい友達であろうと、うまくいかないことがあると思う。実際彼らに必要なのは、脊髄病棟で、退院する患者に必要な社会的スキルを学び直すことなんです」。もちろんのこと、新しい世界に属する新しい友人たちと付き合い続けることも彼らには必要だとケヴィンは付け加えた。「二つのプログラムが必要です。一つは、損傷を負った当人が、もう一度世界について学ぶためのプログラム、もう一つは損傷を負った人間の新しい状況を理解することを目的とした、家族のためのプログラムだ」。

「ローデスでの最初の休暇は良かった。障害のある人のための施設があると言われたけれど、私たちはそれを利用したくなかった。だから、行く先々に段差があった。二人組が毎日私たちをラウンジチェアに連れて行ってくれました。階段を超える手伝いをする男がいつもそこにいるんだ。彼らはよく、ジュリーが日焼けしないように、ラウンジチェアを日陰に引っ張って行ってくれたよ。彼らの過干渉は、私たちがユーモアセンスを取り戻すのに役立った。その過干渉によって笑い、またそれに反抗して笑い、一体になって笑った。ユーモアは、結局ひそかに機能するものなんですね」。

これらはすべて、ジュリーが退院して間もないときに起こったことだ。私は話題をドキュメンタリーに、そしてケヴィンがついに自分の気持ちを語ったときのことに移した。

「それまでは誰も私に聞かなかった。撮影クルーは十二ヶ月以上も身近にいたし、良い形で親しくしていました。そこでそれが出てきたんだ。以前はずっと、自分の感情を押し殺していて、決まりきった日課で何とかやっていた。私は、自分が早い段階で失ってしまったものを、密かに悲しんでいたんだ。……彼女が最初に体を悪くしてしまったときではなく、手術が終わって、事態が転調し始めたときだ。当時は誰も知らなかった。友人たちが再び集まり始めて、ジュリーに会いに行った。けれど誰も私に会いには来なかった。しばらくしてから人はよく考え始める。けれど、助けを求めに行ったりはしないんだ。私には日課があったし、それが助けでした。

一ヶ月か二ヶ月の間、私は沈み込み、嘆き悲しんでいたけれど、それ以降はそういうことはない。自分に甘くなったんだ。私たちはお互いを再び見出そうと努める時間を過ごした。一つ屋根の下で一緒に暮らすのは大切なことです」。

LARSI

ジュリーの本では、ケヴィンはLARSIシステムの熱心な支援者であった。それだけではない。ときに、彼の常識と実用主義は技術の真の進歩につながっていた。ケヴィンはジュリーの、もう一つの運動介助に対するやや見当違いの意気込みが仕方のないものであるとはいえ、それが数週間の努力とそれに続く落胆をもたらすことに気がついていた。彼は、LARSIのボランティアの公募が出る頃には、ジュリーの車椅子を介した新しい生活に馴染んでいた。

「私はこうした見方をしていた。なぜ彼女はそんなことしたがるんだろう、と。というのも、彼女が再び歩けるようになるかどうか、私は気にしていなかったからです。なぜあらゆる苦痛と苦悩を味わうのだろう。そしたら彼女は、自分の脚や心臓、後々の自分の骨のための効能を説明してくれた。歩くことはどうでもいいとして、こうしたことで十分だと私は思った。それから、彼女が立てるならすごいことだと。誰も、歩くことについては口にしなかった。彼女が電気刺激作用で筋肉づくりをしているあいだ、数ヶ月にわたって、彼女が良くなっていっていると思えました。

筋肉づくりのすべての目的は、LARSIだったけれど、何にせよ、筋肉づくりや骨形成は彼女に必要だった。手術前であっても、明確な効果が認められると思う。突如として、この背後の論理が見えて、私たちは一緒にこれについて議論することができたんだ。私は、彼女がそれを成し遂げ、前進するだろうと思いました。

私たちには出会いがあり、彼らはすばらしかった。それが起こったとき、私は実際、貢献できた……みんなが聞きたがってくれたのは、良かった。車椅子に関してアイデアが浮かび、何枚かのプレートを作ってもらった。彼らは時々論理的過ぎて、実践的ではないんだ。彼らとも、上下関係でない良い関係ができた。冗談も飛び交ったよ。彼らはたまに、それがうまく機能せず、電源が切れて、彼女がジャガイモのようにつぶれてしまうんじゃないかと思っていた」。

ケヴィンは勢いこんで、これを何か彼ら双方が参加した共同実験のように語った。彼の熱意と実践的技術を考えると、彼はもっと早い段階で、彼女が車椅子に慣れたり移動したりすることを学んでいたときに、助力できたのではないだろうかと不思議な気持ちになる。

「仮定上の答えしか出せない。私の感情の流れは当時、苦労してそうしようとはしていました。もしかしたら、正しい仕方で正しいこと言う正しい人がいれば、私は説得されたかもしれない。でもそれにしてもタイミングが悪かった。調査の後で、それが彼女にとって良いことだと思えたんだ。

私は全体的に、LARSIに熱中した。彼女への効果が分かったし、ユーモアのセンスを備えたすばらしいチームに関わって(別のコミュニティだ)、しっくりきたんだ。そうさ、ときにはイライラさせられた。ひところ仕事を家に持ち帰りたかったのだけれど、だめだと言われた。結局、それは私たち二人の間の冗談のようになった。彼女の障害に直接関わることを話したのはそれが初めてだった」。

ひとたびＬＡＲＳＩに外付けの制御ボックスが取り付けられると、ケヴィンも刺激を共有することが可能になった。そこで彼は共に制御に関わり、彼女が運動を所有しているという感覚に一緒に参加した。これが初期の彼らを再び共にある状態にした。

「私は、医者たちの行く先々で彼らの役に立った。私はすっかりその虜になりました。ある意味で、それが終わってしまうのが唯一の問題だった。テレビ番組ができて色々なところに行くようになったときも、大丈夫だった。けれど、突然みなが去っていき、私たちは取り残されたんだ。それを楽しむことに慣れていたんです。大した副収入だったわけではない。十四ヶ月も周囲にいたチームが、去ってしまったんだ。撮影もない……彼らが何をしていたのか不思議だろうけれど……友達を失うようなものなんです」。

ＬＡＲＳＩプロジェクトが行き詰ってしまった今、ケヴィンはより冷静に振り返ることができる。

「立つことという目標があったし、さらには歩くことの可能性があった。そして私たちは自転車に乗ることに目標を変えた。三輪自転車はうまくいったけれど、ジュリーは難しいと思っているし、うまくいくことがそう多いわけではないと思っている。彼女にとってそれは「うろたえ要因」だったし、「私、本当にこれがやりたいのかしら」だった。というのも、それに乗り込むのにいつも誰か助けてくれる人が必要だったし、自分一人でできることではなかったから。それは、彼女に本当の自立を可能にするものではないんだ。

私たちは、とてもうまくいって欲しかったし、ほぼそうなった。歩くことはなくても、立ったし、三輪自転車もあった。それは自分たちで期待していた以上のことなんです。イライラすることもある、けれど失望はまったくない。私たちは多くのことをやり、いろいろなものを見た。試練や、今あるこの結果について、私はけっして彼らを非難しはしません」。

私は、立ったときの不安定さのためにジュリーはさらに落胆しているのではないだろうかと尋ねた。

「足踏みから随分と離れて、三輪自転車に目標を変えたことで、落胆したかもしれません。一度私たちは、足踏みしたり、家の周りを「歩いたり」できる松葉杖があったらいいと考えたことがあった。でも、そうはならなかった。三輪自転車は自立ではないから、形の上では後退だ。だからといって三輪自転車を馬鹿にしたりするつもりはありません。

ときに彼らは合理的過ぎた。たまには彼らに、その知性で遊んで欲しいと思うし、それで試行錯誤して欲しいと思う。彼らはデータにすごくのめり込むことがある。関係は良かったけれど、言い争った。私たちは期待していたよりも、ずっと多くを得たんです」。

今にして思えば、困難な状況はリハビリの頃に生じ、それから家庭での実験時代に生じた。それはケヴィンとジュリーの二人が立ち会った困難であったが、しかし見方は非常に異なっていた。ジュリーにとって、半身麻痺という新たなアイデンティティと、妻や母親としての役割を一体化させることは容易ではあり得なかった。彼女は支援と、病院の中で得られるコミュニティの感覚を必要とした。そうしたものは彼女をケヴィンから遠ざけたが、この行動様式と仲間意識は欠かすことのできないものだったのだ。

ジュリーは、ケヴィンが車椅子に気を取られ、自分のことを見てくれていないと思っていた。一方、ケヴィンのほうは、彼自身の日常生活とは別のところで、彼女が障害を負った新たなアイデンティティと文化を獲得していると思っていた。こうしたすれ違いを起こさないために、最初の段階で家族や夫、妻をリハビリのプログラムに加えたほうが良いのは明らかである。ところが、ケヴィンはこれを認めるのに躊躇した。最初の頃、彼は病院や車椅子や脊椎損傷に対して、どうしたものかと態度を決めかねていた。というのも、病院、車椅子、そして脊椎損傷という障害は、腰を据えて向き合うにはあまりに大きな事柄で、それについて真摯に考えることが、逆効果を生み出しかねないからだ。最後には、車椅子に対するかつての恐怖は消え、今や、彼は話しかけるために車椅子の人々を探している。もし、その人の新しい生活を知ることによって愛する人の経験に身を置く方法があるならば、脊髄損傷の後に生じうる早期の離婚や別居は減るかも知れない。

現に、ナイジェル・ノースはオドストックで、患者の夫や妻たちのためのプログラムを始めようとしている。しかしそのプログラムが価値をもつのに十分な人数には達していない。おそらく、みんなが障害と折り合いをつけ、実践的なことを学ぶのに、事故の直後ではあまりに早すぎるのだろう。

ケヴィンにとってＬＡＲＳＩは大成功であった。それは単に科学的な前進や、ジュリーに生じたモチベーションのためだけではなく、立つか自転車かの選択がジュリーに与えられたためだけでもない。それらに加え、彼にとってその成功は、ジュリーのケアという観点に、同等な者として参加することが可能になったことにある。「彼女の障害に直接関係のあることを話したのは、それが初めてだったんです」。

肉体的機能障害を負う人々は、日常生活の自分の問題をできるだけ自分で何とかする必要がある。障害や機能障害によって彼らが定義されるかどうか、あるいは他の誰かのように達成や失敗、愛する人々やその喪失によって定義されるべきなのかという議論がなおある。しかし愛する人と自分の生活を共有する道を見出すために、障害を負ったアイデンティティを乗り越えなくてはならないという議論はそれほどないように思える。同様に重要なのは、彼らの愛する人は、パートナーの新しい、変わってしまった生活を共有する道を見出さなくてはならないということである。ＬＡＲＳＩプロジェクトは、ケヴィンとジュリーにもう一度共通の言語と共有された生活とを与えた。

ケヴィンが語ったように、ジュリーの損傷に関して最も苦しんだことの一つは、損傷が彼を彼女から遠ざけてしまったことだ。これはいくぶんか、リハビリの初期のジュリーにとっては確かに必要であった自己本位の結果である。末期癌女性のパートナーであるマット・シートンによって、いくぶん似たことが別の文脈の中で記述されている。「ルースが死に臨みつつあったとき、私たちの関係もルースと共に徐々に死んで行くのだとしばしば感じた。……私はただ、自分がどうにかしてそれを避けられたらとだけ願っている。どれほど願っているか。今までのやり方で死ぬまでルースを愛し、あるいは彼女に愛されていると感じさせたかった。けれど、癌がすべてを変えた。それは私たちの互いの理解を限界まで引き延ばし、遂には離れ離れになることを強いて、私たちを異なる道においた(3)」。

人はどうにかして、自分と損傷を負った人間との間の隔たりを埋める方法を見つけなければならないし、互いの見方を理解し、生活それ自体が変わったかのように生活を共有し続けなければならない。この部は「観察すること」と名づけられたが、しかし実際には、新たに損傷を負ってしまった人間の友人や家族たちは観察よりはるかに多くのことを行う。

さて次に、自分の障害に立ち向かい、世間的に偉大な成功を収めた、四肢麻痺を患う二人の男性の物語に話題を移そう。何にせよ、そうした成功以上に、二人は、運動の障害の中で活動的になっていき、一般的な障害や脊髄損傷を負う人々のための社会的供給の改善に影響をもたらすようになっている。それを行いつつ、彼らは二人とも障害という観念の根底にある考え方に疑問を投げかけ、医者や政治家たちに、彼らの法律や実践を一様に規定し直すよう異議を申し立てた。

第Ⅵ部　エンパワーすること

第13章　障害は重荷になる

決められた医学の道を諦める

スティーブンが生まれたとき、両親はリヴァプールで医者の資格を得たところだった。すぐに二人は研鑽をつむべく、ロンドンに引っ越したが、それもつかの間、サリーやサセックスの洗練された地域に引っ越した。クローリー周辺へ、そして次はエプソムにである。スティーブンは私立中高で学び、医師を大量に輩出することで知られる医療財団の学校、エプソンカレッジで教育を受けた。彼はまるで遺伝的欠損〔アルコール依存症や一〇代の妊娠のような家族性疾患に用いられる医学用語〕の結果であるかのように、当然のこととして医者になったと述べている。彼の長兄はサザンプトンの医学校に行き、スティーブンはロンドンのキングス・カレッジ・ロンドン医学部〔「ガイズ Guys」と呼ばれる〕で学業を修了した。当時、母親は家族計画の分野で働いており、父親は王立ロンドン病院の口腔科で教授になっていた。妹はアカデミックな学位を得なかったので、看護師になったと如才なく言った。

少年時代、彼はヨットとラグビーが好きだった。学校では試験が近いときを除けば、たいした努力をしなくてもやっていけた。必死で勉強することはなかったし、その必要もなかった。医学校に入るための単位をたいした問題もなく取ると、再びラグビーとヨットに打ち込んで、それにまつわる社交の場面に没頭していった。

カリキュラムは伝統的なもので、最初の二年間で彼は基礎科学を網羅した。これまでの学校にわずかに毛が生えたようなものだ。三年目に臨床医学へと進み、実際の患者たちと接するようになった。ロンドンのインナーシティ地区から来る患者たちである。ただちに彼は気詰まりな気分がして、しばしば困惑するようにさえなった。ごく普通の人、特に、これまで一度も話す必要のなかった人々と話すのは難しいと感じた。突如として、自分とバーモンジーの地域の人々の間の文化的齟齬に気づかされるようになった。医学上の症状や兆候ばかりに注意を向けて、人間としての患者と話すことを避ける手段にした。白衣と医学用語が自らを守る鎧であることに気づいた。

スティーブンが友人数名とラグビーの練習に行ったのは、一九八〇年代の前半、医学校三年生の終わりで、マックコール教授と外科の回診をしている間のことだ。スティーブンは前年二軍の主将で、一軍でプレイしたこともあったから、ラグビー仲間の間ではよく知られていた。

「九月二一日午後七時、シーズン前の練習セッションでクラッシュタックルをして、転倒し、私は首を折りました。意識のはっきりするときとそうでないときはあったのですが、私は意識を失わないままそこに何時間も横たわっていました。とても暑い日だったのですが、暗く涼しくなっていったことを覚えています。救急車が一・五マイル〔約二・四キロメートル〕先のキングズから三時間かけてやってきて、彼らは首よりも足のほうが折れていると告げました。キングズの病院へ入院させられて、次に救急車でストーク・マンデヴィルの病院に移ったのです。

私はすぐに理解しました。多くのラグビー仲間が私に言っていました。「そんなプレイをしていたら、いつか首を折るぞ」と。学校にも二学年上に、ラグビーをしていて首を折った男子学生がいました」。

首から下は痛みの他には何も感じられませんでした。

初めての食事はかなり大変なことでした。キングズ病院にいたとき、病院は痛み止めを出そうとしなかったのです。というのも、私の血圧があまりにも低いので呼吸などを心配したのです。私の頭部に穴をあけて、ハローブレイスに乗せました。私はドリルが突き抜けて脳まで到達するのではないかと心配していました。管をつけられていて、話すことさえできませんでした」。

容態が一旦安定すると、ストーク・マンデヴィル病院に移された。教授が来て、二時間、スティーブンと父母と面会した。立ち去り際に、教授はスティーブンがけっして忘れられないことを言った。「心配しないで。医師の資格が取れるだろう」。

「何が起ころうとも、大丈夫だと私は思いました。私の学生生活はなにもかもうまくいく。すべての心配ごとが取り除かれました。これまでほんとうに医者になりたいと思ったことなどなかったのですが、とても安心できることでした」。

話を膨らませ、ユーモアをもたせようとしながら、スティーブンは突然話をやめると、事故の前の生活について大切なことを忘れていることに気づいた。ローズと激しい恋に落ちていたのだ。事故が起こるまえ、十八ヶ月ほど一緒に生活をして、六週間前にプロポーズをしていた。ローズも結婚することに同意していた。

「ローズが面会に来たとき、首から下は管が付けられていました。私はまばたきを始めました。腕も頭も動かないし、話せないと思ったからです。意思疎通をする必要がありました。私はストライカーフレームの上にいました。全身の床ずれを予防するために患者はその上に載せられるのです。私は自分の身体を感じられず、思えば軸平面上を回転されていたはずなのですが、逆さまにされているのだと思いました。ローズは偶然、一回のまばたきがイエスであり、二回のまばたきがノーであることが分かりました。私は泣いていて、ローズは何が起こっているのか何とか理解しようとしながら私をなだめていたのですが、イエス・ノーの区別を探り当てるのに二時間かかりました。次に彼女はアルファベットを書き、私たちはイエス、イエス、イエス、ノー、ノー、ノーとやりながら正しい文字を得て、私は単語をスペルすることができました。幸運にも管はほどなくして外れました」。

暴走族《ヘルス・エンジェルズ》とパントマイムの馬

神経医学者の叔父が米国からはるばる援助にやってきた。

「叔父は父と母を慰めた、というよりは最悪の事態というものを話しました。これは大変重要でした。心拍数と血圧がとても低かったため、病院が鎮痛剤を投与すると私は完全におかしくなってしまいました。おかしくなった理由は二つあると思います。まず最初に薬の副作用。もう一つは感覚が回復しつつあったこと。私の幻覚は四八時間から七二時間続いて、苦しむ私の周りに居座りました。私は暴走族の群れに襲撃され、彼らは私の肌を五ミリごとに至るところ引き裂き、石油を注入しては火をつけます。これには感覚の消失と部分的な回復が関係しているのでないかと私は想像しています。脳は多くの情報を突然奪われたために、その埋め合わせをしようと思ったのでしょう。ひどい経験でした。

もう一つの幻覚は内臓が裏返されるというものでした。何者かが物理的に私の内側に私の口から手を伸ばし、臓器をばらばらにして取り出します。そうして臓器は私の背後にふわふわと浮かんでいるのです。首から下の感覚がないので、あたかも中空にいるような浮遊感が幻覚なのか正しい感覚なのか、さだかではありませんでした。いずれにしても、それは恐怖を募らせました」。

スティーブンは話しながら少年のような熱心さを見せ、生き生きとしてきた。当時スティーブンは人々にこの話をしてみたのだが、人々は信じたことがなかった。

「私はみんなにベッドの背後にしゃがんで道をあけてもらっていました。私が声の限りに「隠れろ、隠れろ！」と叫んでいるからといって隠れているなんてバカバカしくてたまらないと父と母は言いました。荒々しい金属の歯から血をしたたらせるパントマイムの馬が馬乗りになって私を食べていました」。

病院はアトロピンの処方をやめた。

「私はずっと叫んでいたので、病院の完全なやっかいものでした。他の患者は眠ろうとしていました。病院で過ごす時間は居心地のいいものではありません。そして、ずっと両方の腕はほとんど動きませんでした。その後、私は手始めに親指を、そしてにぎりこぶしを前後に動かし始めました」。

私の首の骨は若干安定してなかったため、彼らは普通より遅く、約十六週間で私の身体を起こしました。普通は十二週間だと思います。座っていることがしっくりきませんでした。私は背中に感覚を取り戻し始めたのです。身体の感覚が感じられないことを他の患者はまるでお化けの頭をもっているようだと言っていました。空をさまよっても自分の身体を感じることができません。そのときまでに、私は身体にある程度感覚を感じるようになっていました。だからその感覚をやり過ごすわけにはいかず、しかし始めはひどい震えがあったのです。そのため私の身体は硬直し、回復を後戻りさせる痙攣がありました。しかしその後、私には他の患者と友達になり、いっしょに楽しみました。私たちは運命を共有し、運命を受け入れていたのです」。

私は彼が楽しんでいたことに驚いたが、彼は自分は楽しんだのだと強調した。ある男の子は、ニックネームがスヌーピーで、十六歳の対麻痺の男の子だった。ある日、彼はパブで飲まされ、病院中で吐きながら帰ってきた。彼は数回ベッドから転げ落ちた。彼は一週間病院の外に行くことを禁止されたので、他の患者は、病院のスタッフが交代で忙しくなるまで待って、彼のベットを電動車椅子につなぎ、彼をローカル・スタッフ・クラブまで連れていった。みんなは見つかる前に二杯目を飲んでいた(1)。

スティーブンの感覚は数週間のうちに戻ってきた。彼はC3/C4で運動の完全な損傷を受けていたが、驚くべきことに右手の指はすこし動いており、その部分の感覚を補っていた。だから彼は少しの感触と振動を感じることができる。この片手は彼の生命線で、このレベルの脊髄損傷で通常得られる動きよりかなり役立つ動きをする。感覚の回復は幸運にも、事故後はじめて腸の運動を感じ、何かが起こりそうだと分かることを意味した。彼の膀胱と腸の排泄のケアの必要性は教えられ、「ちょうど今、済んだ」と分かるようになった。

病院で過ごした間、神経科医である叔父が神経医学的状態に関するテープを毎月送ってくれた。父はベッドのそばの車輪のついた三脚にテレビを設置した。ビデオデッキもあったので、病状とその他の医学関係のビデオを見ることができた。病院でテレビが見られるようになるずっと前のことでこうした工夫のおかげで彼の心は活発になり、あまり退屈したりくよくよしたりせずにすんだ。

彼の損傷のレベルが高度であるため、可能な理学療法はたくさんあるわけではなかった。九ヶ月後、彼はそこから解放された。

車椅子の学生

九月にガイズに戻る前にスティーブンは三ヶ月の保養のために両親のところに行った。専門のセラピストがガイズから車椅子で通える公営の寮をなんとか手配してくれた。天井昇降機、斜道、それからスティーブンが操作できるドアも備え付けられた。ローズは二〇代になったばかりで、スティーブンのケアを一手に引き受けていた。ストーク・マンデヴィル病院で理学療法の学生だったが、スティーブンを助けるために一年間休学をしていた。事故が起こって一週間のうちにスティーブンはもう会いたくないとローズに言ったのにもかかわらず、ローズは休学していた。

「彼女に対してフェアでないと思ったので、別れてほしいと言ったのです。こんなやっかいなことを抱えてしまった私に会って欲しくありませんでした」。

彼女は立ち去ることを拒み、そこにとどまった。スティーブンはローズが喜んでそうしているのだと思っていた。しかし二年の間には困難なときがあった。性的なパートナー、恋人、看護者を同時にこなすのはほとんど不可能だ。特に若い人にとっては。幸運にも彼らは思いがけないものから看護者のためのサポートを得ることができた。『クロスロード』は人気のあるテレビドラマ番組で、実在しないモーテルを舞台にしていた（当時、イギリスにはそのようなモーテルが実際にはなかった）。その番組の人気の大部分が、資金難のおかげであった。そのために俳優もセットも相当おんぼろだった。そのとき、一人の役者が、多発性硬化症を発症した。彼をそのとおりに描写するのではなく、番組は彼に脊髄損傷を演じてもらうことにした。そのほうがより社会に受入れられやすいと思われたのだ。番組プロデューサーに、番組が脊髄損傷を正確に描き出していないと投書した人がいた。このことによって最終的には番組制作者たちにケアへの基金が与えられ、クロスロード・ケア・アテンダンス機構〔一九七四年設立。英国とウェールズの登録慈善団体。クロスロードの番組制作局であるセントラル・テレビジョンが一万ポンドの寄付を投じて基幹的な機構を設立した。〕が生まれた。ローズはその恩恵をうけて貴重な休養を得ることができた。

　スティーブンはローズと共にガイズに近い寮に落ち着き、外部サポートも受けた。しかし、そのころのある日、スティーブンの両親が、自宅の地下にスティーブンのための改良をちょっと加えた建築設計図を持ってやってきた。グラニーアネックス（老人用付属部屋）のようなものである。彼らはそれを誇らしげに、サプライズで、ほとんど当たり前のことのようにプレゼントした。

「両親は私のことを愛して気にかけてくれたからそれをしただけで、他意があったわけではありません。これを建てれば、あなたはここに住む事ができるよ、と。私はいつも講演で言うのですが、「私がその計画をそのまま続行して、地下室を作ってもらっていたら、何が起こっていたでしょう。私は、今、どうなっていたでしょう？　それを受け入れていたら、寛容さと親切さによって、私は依存状態へと絡め取られていたでしょう」。ローズと私はそれはしないと言いました。このことをめぐって、ちょっとした家族のいさかいがありました」。

　スティーブンは控えめな言い方を好んだ。

　彼は大学の医学部に戻り、多くの抵抗と闘った。当時、父親は総合歯科評議会にいたので、総合医学評議会と話をしていた。事故の後遺症を問題にせず、スティーブンを早く復帰させるようにと言われた。不運にもロンドン大学はスティーブンを受入れようとせず、彼は別の、しかし同等の価値をもつ選択をした。より古い伝統をもつ王立医学・外科大学の試験を受けるというルートである。

　ガイズに戻ることは素晴らしかった。ガイズの人々は彼のことを迷惑に思ったりしなかった。たとえ大学はそうだったとしても。スティーブンは病理学の最終試験を事故にあう前の元の学年で受けた。学年主任が、スティーブンの脳がまだ秩序を保っているか確かめたいと言ったのだった。スティーブンは合格して、もとのコースに戻った。

「私は白衣をきていました。首の周りに聴診器をかけて、車椅子で走りまわっていました。本来なら患者でなくてはいけなかったときにです」。

しかし、病棟を動き回る仕方以外にも、彼は大きく変化した。患者と話す能力が完全に変わったのだ。

「事故以前に私が患者さんに対するときは、どれほど無能であったかについてお話しましたよね。それが、このときには素晴らしく良くなっていたのです。実際のところ、人間としてこれほど変われたことを私は誇らしく思っていました。事故の経験から私は大きな恩恵を受けたのです。死にゆく人々と話をすることに私は何時間も費やしました。事故の前、私はそこに行ったことがありませんでした。あまりにも恐ろしかったのです。

患者の経験をして、私は人が自分と時間を過ごしてくれることがどれだけ大切なことか知りました。私のストーク病院でのコンサルタントがやってきて、さらに回復が見られるかを調べるために「つま先をあげてください」と言ったのを私は覚えています。私は必死でそれをやってみました。回診のときローズは入ってくるようになっていたので、このときもローズは私のそばにいました。そしてコンサルタントはそれまで三人の患者をみていましたが私は何のフィードバックも得られず、会話もありませんでした」。

こうした変化を過小評価することはできない。一九八〇年代の医学生がこのような患者に対する感受性をもちうるとは期待されていないし、頑強なラグビー選手であればなおさらだった。患者への共感能力は医者として望ましい資質のリストの中では、重要項目として扱われていなかった。病気の原因と対処についての知識こそがカリキュラムの要求するところだった。(2)

膿みの時間

スティーブンが足の内側に小さなあざを見つけたのはガイズに戻って一年後のことで、事故にあってから二年が経過していた。マッコールは彼を家で見て、施術が必要だと決めた。スティーブンに自宅でその場で手術をした。不運にもこの手術は効果がなく、穴をあけた足から再び膿みが流れるようになった。入院しなければならなかった。スティーブンはストーク・マンデヴィルよりはガイズを選んだ。それから五ヶ月間、背中から膿みを流しながら過ごすことになった。

病院では座った状態にさせておくために彼を起こしておいたのだが、彼は眠りたかった。あるとき病院は心理士を入れた。スティーブンは高熱にあえいでいたが、それを心因性のものだと考えたからだ。とうとう病院は、臀部のレントゲンを撮り、骨部の感染により骨髄が粉々になってしまったことを見出した。整形外科医が患部を切開して、死んだ骨部を取り除くために麻酔なしで手術をした。その間、スティーブンはこの経験を「とても面白い」と描写した。バリウムを投与されたが、意識はあった。四時間にわたって骨を切り刻み、その間、スティーブンの頭は音に揺らされて、下方の腰部を見続けていた。止血点を凝固させながら、彼は肉が焼ける匂いを感じた。医師たちはおどけた調子で雑談をしながらいってしまった。彼はひどくおびえていた。

あまりにも身体が辛かったので、こうした気遣いのなさに抗議ができなかった。偶然、ストーク・マンデヴィル病院の担当医がスティーブンがいると知って駆けつけてきた。その医師はガイズにもスティーブンにもひどく腹を立て、スティーブンをストークの集中治療へとまっすぐ送り返した。痛みはなかったが、骨と肉の感染によって彼は体重を大きく落とした。

腰部の専門家がついて、さらなる手術が行われた。一層、大きい排膿口が残された。私はなぜ彼がそんなにストーク・マンデヴィル病院を避けてきたのか尋ねた。

「あそこのことは、もう関係ないんです。もう済んでしまったことです。まったく心理的援助が得られないというのは過酷な仕組みです。あそこでどんなことが行われているにせよ、苦しみ、痛みそして個人的な欲求の軽視を経験しました。語る気になりません。もう帰ることはありません[3]」。

ある段階で大腿部幹腺が患部に巻き込まれ、手術不能と診断されることを病院は恐れていた。こういうことだと説明を受けた。つまり「腐って死んでしまう」だろうと。少し怖くなった。反対側の病床の男性が、目の前で脊髄損傷の合併症で「腐って死んで」しまったからだけではない。そのときには、もう何もかもどうでもよくなってしまうほど体調が悪くなっていたからだ。こんなことを思ったのは事故の後はじめてなのだが、もし自殺することができるのであれば自殺をしていただろう。スティーブンはローズに薬物をくれるように頼んだが、ローズは応じなかった。

何ヶ月か後、彼は再び病理学的に見て良くない状態に陥った。やっかいなことに骨から感染を消失させることができないのだ。よくなるか死ぬかどちらかだろうと言われた。彼は運命に見放されたのである。死ぬだろうと言われたことは嬉しくなかったので、セカンドオピニオンを求めて家庭医のところへ行った。彼の父親もいくつかの調査をして、ロンドン北部スタンモアにある王立整形外科病院で整形外科の手術を受けることを勧められた。

イアン・ベイリーはスティーブンに会って、特殊感染病棟に彼を入院させてくれた（これが二〇余りの手術の一つである）。十四時間に及ぶ特別な手術で、一時は八人の外科医がチームに加わった。

「猛威をふるっていたのは骨髄炎でした。手術室に入ると外科医は、ローズに私が手術台の上で死ぬ可能性が五〇%あると言いました。幸運にも生存したとしても、臀部切除を行わなければならず、そのせいで臀部の片側で椅子に座るのは難しいことになるだろう、と。

私は手術から帰ってきたときのことを覚えています。一番よく覚えていて、今日まで覚えておかねばならないことはトマトスープへの渇望です。私の最初の食事はトマトスープとトーストでした。幸せだと思うと、トマトスープの香りがしてきます。私は生きているという感じがしてそれが良かったのです。これ以上昔のことはふりかえったことがありません。私はいくつかの腫れがありました。何ヶ月か後、外科医がやってきて、膝より下に包帯があるのを見つけました。しばらくそこに入っていたのです。一本の足全体がめちゃくちゃになっていて、それが私の足の片方が他方より短い理由です。だから私はちょっとゆがんだ座り方をするのです。でも問題はありません」。

その後、大学の医学部に戻った。このときは一学年下にである。彼は他の学生に患者を見てもらい、どのような特徴を探すべきか教えた。診察で最も大切な部分は履歴である。患者の言葉に耳を傾ければ、患者が抱える問題は診断につながるような仕方で描出される。スティーブンは今はこの部分がはるかに簡単にできる。彼は口述録音機を使い、会話を文書に起こしてもらった。彼は試験を仲間の学生と一緒に受け、何を書くべきかをその学生に指示した。試験は仲間の学生も一緒に受けた。何を書くのかその学生に伝えるのである。今では彼は名声があるため、ボランティアを見つけるのは簡単である。その当時の若い医師にとって驚くほど努力のいる通過儀礼は宿題であった。彼が徹夜仕事や必要な肉体労働ができるわけがなく、コンサルタントは一年ではなく二年でするように計画を立てた。

始める前からサザンプトンでのリハビリ学の修士号について耳にしていた。医者になる上での問題点を認識していたので、彼はガイズで二年過ごすよりリハビリ学修士号を目指そうと決意したのだ。半年待たねばならなかったので彼は家庭医に何をすべきか聞いた。家庭医は地域のデイセンターに行くことを勧めた。スティーブンが障害ある人々にはじめて出会った。ストーク・マンデヴィルで出会った人々を除いては。

それは天啓だった。

「私の目は開かれました。そうして、これが社会が障害ある人々にしている仕打ちだと思いました。社会が障害ある人々を取り扱う尊厳を傷つけるやり方を認識するようになったのです。それは排除に対する最初の気づきでした。私には障害がありましたが、とても恵まれた立場にいました。両親は私に車椅子でアクセスできる車と車椅子を買ってくれました。問題はありません。すべて解決です。サザークで近くに住んでいる人たちは辛い思いをしていました。社会は障害ある人々を排除することで彼らに答えていました。彼らが障害者向けのデイセンターに行き、大学に行くことや、職をもちたいと思うこともありません。高い望みをもたなければ自尊心は低くなります。そこでは交通機関を分けていたので障害ある人々は公共交通機関ではなくダイアル・ア・バス〔必要に応じて電話をかけ、送迎を予約することのできるバス〕で出かけました。脳性小児麻痺、若年性糖尿病、関節リウマチ、精神障害、視覚障害をもつ人。メインストリームからの排除によって、ごたまぜのグループと化した一群です」。

そこにいるあいだに修士コースのための資金を集めて彼を助けようとしてくれる人々に出会った。リヴリ・カンパニーズ・アンド・ザ・ワーシップフル・カンパニー・オブ・バーバー・サージャンズがいくつか支出してくれたのだ。ラグビー・クラブは国際メディカルと国際ノンメディカルの試合を組織して三万五〇〇〇ポンドを集めた。彼はお金を集めてくれた人々に向かってそれを使って家を建てると約束した。サザンプトンに移るということは病院に近い家を必要とするということだ。病院は看護士向けの住居を売ろうとしていた。そういうおかしな時期が周期的にあり、そのときもそうだったのだ。スティーブンとローズは恩恵を受けた。ローズはセラピストとしての資格を得ていて、経済的に何とかやっていくことができた。スティーブンは自立することに熱心で革製品・布地販売のワーシップ・カンパニー・オブ・ゴールドスミスからもう一つの奨学金を得ることができた。

　サザンプトンではその頃、障害学の分野でいくつかの重要な事柄が起きていた。最初に挙げられる変化は、障害者が自分でケアを受けられるようにケア・アテンダンス計画〔障害者を主体とする介護を提供する仕組み〕が導入され、二人のリハビリ専門医 リンジィ・マクレランとテッド・カントレールによって遂行されたことだ。スティーブンは毎朝ベッドから起き上がるために援助を受け、週に二晩、ベッドに戻るための援助を受けた。

　修士課程はスティーブンを夢中にさせた。世界中から学生が集まっていた。ニュージーランドから三人、香港から二人、アフリカから一人。その多くは女性だった。ゲイの学生も一人いて、スティーブンの目を平等の問題へと開かせた。スティーブンは女性と黒人と障害者の経験の中に共通性を見るようになった。彼らはリハビリテーションから政治へ移り、次に政治からリハビリテーションに移った。このケア・アテンダンス計画は数年の間、ある程度の自立を与えてくれた。そして、彼は自立生活を求めてサザンプトンに行くことにした。そこにはサイモン・ブリセンドンがいた。彼は政治学と哲学で博士号を持っていた。サイモンは車椅子の利用者であるだけでなく、学生組合の長であった。ほどなくしてその中にいた二人が自立生活センターの計画を押し進めようとするようになった[4]。

スティーブンのコースはほとんど終わろうとしていたが、まだ論文が残っていた。自らの経験から、障害者が医師からどう扱われるかは、医学教育に影響を受けると確信していたので、彼の論文は「医学教育が医学生の障害者への態度に与える影響」と題された。

チェックボックスを使ったアメリカの態度研究を発見して、彼は第一学年と医学部学生の最終学年を〔この方法で〕テストし、彼らのキャリアの抱負を聞いた。学生が医学コースを受けるに従って障害者に示す態度が目に見えて悪くなることに気づいた。とりわけ整形外科医になりたい学生に顕著だった。喜ばしいことに、この研究はスティーブンの二つの見立てを裏打ちするものだった。学生たちは医学部に〔人々の病気を〕治すこととケアをすることを求めてやってくるのだが、この人間性がその途のどこかで医学教育によって打ち負かされてしまう。望まれるのはその人間性が経験とともに取り戻されることだ（たとえ整形外科医の中であっても）。

ダウン・アンダー（オセアニア）

まだ医学生だったころ、叔父の紹介で、スティーブンは、アメリカの障害をもつ医師のための連絡会議に参加したことがあった。視覚障害をもつ医師、耳の聞こえない医師、あらゆる種類の進行性障害、そして四肢麻痺をもつイギリスの医学生もいた。彼らはスティーブンに勉学を全うする自信を与え、医学を超えたヘルスケアの側面に目を開かせた。

それからスティーブンがまだ修士をしていたころ、彼はオーストラリアに三ヶ月間行く機会があった。

イアン・ベイリーは細菌学者を手配して彼にトランク一杯の抗細菌剤とそれをいつ飲むべきか書いた指示書をくれた。シドニーとメルボルンで一ヶ月ずつ過ごし障害者によって企画された地域に根ざしたプロジェクトの人々と話をした。彼らはＣＢＲと呼ばれる考え方をもっていた。ＣＢＲ（Community Based Rehabilitation）とは、地域に根ざしたリハビリテーションである。真のリハビリテーションは病院ではなされえないという考えをもっている。イギリスでの経験のあと、スティーブンは障害をもつ人々が自分のリハビリプログラムを実行するだけでなく、自分の専門知識を協議会に売ったり、他の人々のためにリハビリをしたりしているのを見て驚いた。彼は興奮さめやらない気持ちで帰国して、イギリスでも同じことをしようと決めた。

よくあることだが、このことを話すとき、一本の腕しか動かせないスティーブンがどのようにしてオーストラリアにたどり着き、イギリスに帰国したのかは完全に省略していた。彼はこのように打ち明けてくれた。最初にシンガポールに飛んで長旅と床ずれを避けるためにそこで休んだ。彼はこの途中降機の必要性を利用できると分かった。帰途にはハワイで下りて短い休暇を取った。オーストラリアでは彼はワゴン車を借りて、その車の後部に乗って旅して回った。車に乗り込むためには二枚の板を使った。ニュージーランドでは修士課程で知り合った三人の友人に会い、クリスマスをビーチのそばで過ごした。きっと海岸の砂は大変だっただろう。

運が尽きてしまったのは、サンフランシスコでのことだった。夜遅くに飛行機に乗ったのでイギリスへの乗り継ぎがないと言われてしまった。ひどい混雑を通り抜けた後、離陸に向けてバックする飛行機を見たのだ。彼らは窓を叩き、飛行機は彼らを乗せるために止まった。しかし、スティーブンの電動車椅子は役に立たなかったのでヒースローから両親の家までの最後の数百キロは驚くべき旅になった。椅子は両親の車の後部に折り畳まれるように乗せられたのだ。翌日、車椅子は、たしかにその物語にふさわしい姿をしていた。

立ち去る前に、彼は障害学の博士号を取る研究をする手配をしていた。これまでの旅が彼に心を決めさせたのだが、それは同時に自分のアプローチが単なるアカデミックなものではなかったことも認識させた。彼は数年の間にガイズの何も考えていないラグビー好きから、政治的なインテリでかつ障害問題の活動家へと変わったのだ。その後、活動を続けたが、結局、生起しつつある障害問題の運動から距離を取ることになった。まだ学生のうちから、彼は障害問題についての啓発セミナーを始めていた。そして、セミナーに来た人たちや彼の著作に感銘を受けた人々のネットワークを築き上げていた。彼はこのネットワークに正式に対応したかった。

彼は博士課程を「雇用における障害と平等——統合アプローチの要請」というタイトルで一九八九年に始めた。六年かかった。当初のアイディアは障害の啓発のトレーニングがどの程度効果をもつか評価することであった。企業が障害者の求人を促進し、障害あるスタッフや人生の途中で障害をもつようになった人々を継続雇用する、その割合や頻度を十分に変化させるほどの文化的・組織的変化を啓発教育が作り出せたかどうかを示したかった。上級の責任者が計画にきちんと関与し、必要な変化を起こし、すべてのスタッフを教育するだけの十分な予算があった場合にのみ、持続する変化が起こったことを彼は示したかった。単独では何も起こらない。環境の変化が必要であり、それは法律によって支援されなくてはならない。

彼のエネルギーと熱心さを考えれば、イギリスでの六年間の博士課程は長過ぎるように思えるかもしれない。しかしそれを手がけると同時に、スティーブンはもう一つの道を歩み始めていたのだ。

障害問題株式会社

論文を書くのと同時に、彼は自分の障害啓発についてのアイデアを実行に移し始めていた。彼に会社のためのセミナーをするように頼む人々が増えていった。そして、そこからお金を得ることができると確信した。オーストラリアでの展開を見ていたので、彼はリハビリサービスの商業的な提供を始めることができると思っていた。自立のためのサザンプトン・センターがこのようなサービスの専門の提供元に変わっていくことを望んだ。しかし、このアイディアは認識上の大きな飛躍があったことが判明した。彼自身のラグビー馬鹿から活動家への飛躍が大きかったのと同様に。彼は予算を管理する地域の行政機関に信用がなく、このアイディアは却下された。それどころか、自立生活のためのセンターの同僚を説得することもできなかった。彼らは活動家として活動を続けることを望んでいて、サービスを提供するために費用を得るという跳躍はやりすぎだと感じたのだ。サザンプトン・センターにいる人々には障害者向けサービスから利益を引き出すことは邪道であった。スティーブンの目にはそれは常識であった。それは彼の主張を押し進めるものであり、彼とローズを経済的に支えてくれるのである。

「自分を棚にくくりつけておくことで得るところもあるかもしれません。しかし実際には何か変化をもたらすために組織の中に身を置くということは心温まるものですし、得るものを増やすということでもあります。そして、三つ目には自分自身がもっと変わることができるのです」。

筋肉の障害があり車椅子で暮らすサイモン・ブリセンドンと一緒にスティーブンは、ディスアビリティ・マターズ（障害問題）株式会社（DML）を設立した。

その会社は障害の問題のあらゆる側面に関わるが、まず、少なくとも雇用者に関する問題に気づくことに焦点を当てていた。それはスティーブンとローズの居間で始まった。彼が博士課程を始めたのとほぼ同時だった。残念で予期しなかったことに、サイモンが数ヶ月後に亡くなった。そして最終的にはローズがサイモンの分を彼の財産から買うことになった。(5)

スティーブンは論文とビジネスに身を投じた。講演は一晩、二晩に及ぶこともあり、そこで彼は他者による障害への気づきを論じた。大部分の人々は障害を未知の不安な領域と感じていた。この落ち着かない感じを抑えるにあたって最初のカタルシス的段階がどのようなものであるかを話そうとした。このカタルシスのステージにおいて人々は不安や心配事を手放し、障害への理解を得るのである。次にスティーブンは障害をもつ人が組織に持ち込むことのできるいくつかの利点を導入した。障害者は実際の生活の中で多くの問題を経験しているので良い問題解決ができるという「真実」である。障害者は変化を成し遂げることに長けている。なぜになら、つねに自分自身の中で変化を成し遂げているからだ。その後で企業が障害問題について雇用、アクセスをして全体的な見通しとして、どんなことをしているのか聞いた。最後には実際的な手助けをした。たとえば、地域の障害者のための学校にコンタクトを取って、面接を手配し、面接を受けそうな人を探す際の手助けである。これはただの親切心とか一般的な紹介ではない。スティーブンは一度足を踏み入れた以上、変化することに関わることに徹した。

彼はほどなくして、セミナーの依頼に対処できないことに気づいた。二年間論文とDMLに一所懸命に取り組んだ後、サザンプトンから郊外に移り、小さな村の丘の上の小さな家に住んだ。五歳から十歳までの子どもたちが生まれ、(現在は四人の男の子たちがいて、ラグビーをする) ビジネスの拡大とともにスティーブンのオフィスを家へと移し、部屋をいくつか増築した。ついには、DMLをストックブリッジの外にある農場に位置するビル群に移した。

DMLを発展させながらも、彼は自分の論文をおろそかにしなかった。そして、査読を受けた論文をいくつか発表した。雇用対策部からやってきたある人が、スティーブンを障害者のための国家諮問委員会と連絡ができるように取りはからってくれた。それ以降、彼はまさに権力の廊下に足場を拡げることができた。博士論文を仕上げながら、彼は当時の障害者問題を担当していたニコラス・スコット大臣にその論文を未完成のまま渡した(6)。

「この人物はまだ完成していない私の博士論文からたくさんの部分を引用してくれました。下院議会で彼が障害者のための大臣になったとき、私はウィリアム・ハーグ〔DDA法案が下院を通過したとき、社会保障と障害問題担当の大臣だった人物。一九九七年から二〇〇一年まで保守党党首。〕とドーチェスターで食事をして、それからまもなく彼は議会で確かに障害者対策等を促進する議案、障害者差別禁止法（DDA）を提出しました。多くの人々がロビー活動をしていましたが、私自身も政治に対していくらかのインプットができたと感じました」。

実のところ彼のインプットが無意味だったとは言えないことを示唆する理由が他にもあった。前任の大臣は若きジョン・メイジャーだった。スティーブンの最初の助言者はイアン・マッコールであり、上院議会におけるサッチャーのスポークスマンとして貴族に列せられていたが、彼はメイジャーに対しても影響力を保っていた。スティーブンはこの有利な立場が、直後に授与される大英帝国勲章の理由になったかもしれないことを認めた。それは彼の役割から自然に展開してきたことだったが、スティーブンの功績は確かに重要だった。しかし、サッチャー時代の保守主義者たちを彼がどのように説得しおおせたのか、私はいぶかしがらざるを得ない。

「部分的には私の見かけと私の資格のせいもあるでしょう。彼らは聞く耳があったのです。彼らがどこから来ているか理解する必要があります。保守政党は社会福祉にかかるお金を少なくしたいのです。どうすればいいでのしょう。障害に関わる福祉から人間をはずせというのです。どうすればいいのでしょう。差別的雇用を禁じる法規制を設ければ悪質な雇用者たちも障害者に職を与えないわけにはいきません。彼らはそんなふうに考えたことはなかったのです。だからあなたは社会正義を信奉することもできるけれど、議論や聴衆を熟知していれば、悪魔の手先を演じ、これが進むべき道だと思わせることもできるのです」。

他の人々は、障害に関する会議でスティーブンと同じ論調をとっても上手くいかなかっただろうと言った。彼が話し出す前から、差別に向き合い変化を求めて人々を説得するとき、彼の目に見える障害と確固たる権威が功を発したのだ。自分自身が障害をもっている、障害者のための雄弁な指導者を持つことの重要性を低く見てはいけない

「私は彼らの財布に訴えました。サッチャーは失業率を操作して代わりに障害者福祉に予算を当ててくれました。いま二一〇万人がその福祉の恩恵を受けています。それは政治的な奨励策の結果です。私は政党に属したことはありませんが、彼らにどう訴えかけるべきかを学びました」。

このときもう一つの鍵となったのは障害分野における雇用者のフォーラム（ＥＦＤ）という組織だった。そこではカナダ人のスーザン・スコット＝パーカーがスティーブンと同じことをしていた。ＥＦＤはトップダウンの組織で、スティーブンが持っている信頼性や実践的経験を必要としていた。スティーブンがスーザンとＥＦＤに対して交流と自分のアイディアを実践するための受け皿を求めたのとちょうど同じように。

これまで自分はからめとられ、お偉方の世界の中で自分のアイデアにお世辞を言われながらシンボルとして利用されてきたのかもしれないとスティーブンは認識していた。しかし、本当のチャレンジがその水面下でなされたことはなく、粘り強さによって彼はこの状況を大幅に変えることができた。実際彼は自分が、可能な限り上部の人物に到達して話を聞いてもらえたと感じた。上層部につながる窓口や若い人々に丁寧に接することを学んで、一度〔関係が〕確立するとまっしぐらに進む。最近になって彼はマリア・イーグルと、彼女が労働大臣だったときに仕事をしたのだが、彼女は自分のチームのために、障害者への気づきについてのセミナーを一日してくれるように依頼した。スティーブンは彼女が来るならセミナーをすると言った。彼女はやって来た。

雇用者と行政向けの基本セミナーで、なぜ障害手当を受けている人が多いのかという問題を取り扱った。重病に対して人々がどう反応するかについて説明したエリザベス・キューブラー・ロスのフレームワークを使った(7)。変化に直面したときに人々が示す反応について、オリジナルの研究で彼女は一連の段階を示した。最初のショック、否認、欲求不満、怒り、抑鬱が、色々な試みを通してその人が再起し再出発する前に現れる。エリザベス・キューブラー・ロスが、一九六〇年代後半に、乳がんのケアに関してこれを発表したとき、それは救急医療、臨床や医療現場にも取り入れられたが、これらの考え方は政治家によっても新しいものとして迎えられ熱心にひもとかれた。

スティーブンが説明するには、障害と馴染んでいくプロセスは長く複雑で、人々は重大事故の直後から数ヶ月は心理的に脆い状態になり、さらに言えば、患者の気分やものの見方は病棟にいる間は比較的外向きになれるのだが、退院した後はかなり落ち込み、孤独を感じるようになるという。

障害がきっかけで彼はある権威者と話した。車椅子の上から力強く話す彼を見て、どんなに凝り固まった自己中心的な政治家も話を聞いてくれた。

雇用者への話と同時に、彼は障害者向けのセミナーも運営していた。そのなかで、彼らは障害の経験について語った。落ち込み、無力感、自尊心の欠如、そしてそれをどう克服するか。それらのことをスティーブンは感情抜きで淡々と描写した。毎回グループを相手にする度にストークでの長い時期と数えきれない程の手術を思い出しながら、自分の個人的な経験を考え直さなくてはいけなかった。他の人々を助けながら、彼は自分自身のたくさんのリハビリテーションと回復ぶりを試した。

彼は抑鬱のことを、溝に閉じ込められているようだと語った。出口が見えないまま、どちらの方向にも溝が広がっているだけだ。ある人は、もし長過ぎる溝の中に居続ければ、却って快適かもしれないと言った。それでは終わりの取り払われた墓場だと言った人もいた。

スティーブンは活動し続け、溝や抑鬱については多くを語らず、抑鬱や依存のため溝にはまったままでいることの問題とそこから脱出する必要があることを語りたいと思った。彼は研究をしながらＤＭＬの初期のアプローチを語ったが、重要なことに、それは独自の経験と観察からであった。彼は認知行動療法やＣＢＴ〔地域に根ざしたリハビリテーション〕に似た自分自身のテクニックを編み出したが、彼が負傷する前に習った障害についての医学、リハビリテーション観とはかけはなれたものだった。いま、彼は、安易な道ではけっしてなく、一人ひとりが自分自身の回復について責任をもって、自分で多くのことをしなければならないと認識した。彼らは自分生活に対するコントロールを回復しなければならない。負傷によって、またその結果、医療その他のスタッフから負傷の後受け身でいることを期待されて、自分の人生に対するコントロールを奪われたと感じていた。

多くの障害者が、障害についての医学モデルあるいは悲劇モデルを正しいものとして取り入れたり内面化したりしているとスティーブンは説明した。問題と戦うために、CTBの彼独自のやり方を展開してはいたが、彼はそれを脊髄損傷や他の障害をもつ人々のためにより正式なものに発展させた。それは、彼らが自分の人生のコントロールを回復するのを励ますためである。

「私たちがしようと試みてきた、そして試みていることは自分の障害を一つあるいは複数の石であるかのように概念化することです（複数の石としたのは、多くの人々が一つではない問題をかかえているからです）。その問題は障害によってもたらされたのかもしれませんが、仕事によって、あるいはパートナーとの関係などからもたらされるのかもしれません。私たちはその問題の大きさを見定めてもらい、それを荷降ろしできないか彼らに訊きます。映画に行けば、その問題を表に捨てることができるのでしょうか。耳鳴り、背中の痛みといった問題を取り除くことができるのでしょうか」。

スティーブンは博士課程を終え、DMLを築いた。イギリスで、彼は障害問題を政治的に意識されるところにまで持っていった活動家の一人である。個人的な観察から始まったものが国会で取り上げられ、大臣たちに傾聴されるまで導いたのである。

ゲートウェイ・プロジェクト

何年か前に、スティーブンはいくらかのお金を得て、ハンプシャーの障害者と働き、自分の理論を実行に移すことになった。雇用者は障害者をもっと雇いたいという気持ちがあるのだが、障害者はまるで面接に現れない。〔しかし〕障害者は職に応募したが、面接の前に却下されたと言った。

福祉局はハンプシャーで五万人が障害者福祉の恩恵を受けていることをつきとめていたが、プライバシー法のために、一人ひとりに直接コンタクトを取るのは難しかった。そこで彼らは、地域紙に障害をもっていて職を求めている人に向けて広告を行った。六〇〇人の応募があり四〇〇人余りが現れた。スティーブンと仲間たちは大量の紙の束を作らなければならなかった。一人のトレーナーは先天的な問題のために義足をしていて、腕は肘までしかなく、掌は一つしかなかった。彼は今でもバイクに乗っていて、タイでバーを経営している。

彼らは可能な場所で障害者を雇用しながら、これまで自分たちが説いてきたことを実践するような社会参加することができた。また、しばしば自尊感情の低いクライアントに、障害者ができること、この問題についてこのプロジェクトが優れた洞察をもたらしてくれることを示した。スティーブンのほうは、とうとう障害者のためのリハビリテーションを提供して報酬を得るまでになっていた。不満と言えば、自分は長い間障害をもっていて、受け身で、悲劇的で、やる気がなく、雇われるはずがないと考えるように吹き込まれている人たちに多く出会うことだった。そのような人たちは何年もの間、仕事を探してきていたが成功できずにいた。

一連のレクチャーは、九ヶ月間続いたが、プロジェクト全体を説明し、彼らがどんなことを目指していて、同時にどんなことをクライアントに要求するのかを説明する一日のセミナーから始まった。次に、四日間のコースでクライアントの心構えや意欲について、それから職探しをして働くことを妨げる問題についても取りかかった。次に職探しをどう乗り切っていくかを教え、職を探すための実践的なツールを与えた。小さな後押しもした。快適な環境、良い駐車場、すぐれたケータリング、クライアントに役に立って価値ある感じを与えるよう考えられたものすべて。これらは、多くの場合、クライアントが負傷し障害をもつようになってから初めてのものだった。コースの大部分は堅苦しいものではなく、それぞれの異なる状況に応じてトレーナーによる個々人向けのサポートがあった。トレーナーたちは、彼らをプロジェクトの過程を通じて援助するだけでなく、自分自身の生活の手綱を取るように励ました。

彼らはスティーブンのお気に入りの星形チャート図を使って、それぞれの生活や経験を評価した。それはあえて障害に焦点を当てたものではなく、自分の生活や成功をどう受け止めているかに焦点を当てたものだった。クライアントは人生や仕事の様々な側面で、どの程度満足しているかを問われた。モチベーション、自己、対人スキル、信頼性、回復力、職務経験、資格やスキル、個人的な状況、仕事上のゴール、キャリアマネジメント。最後に、実際の職探しに入る。こうした作業によって、良い面をさらに伸ばすのと同時に弱さに見つめることができる。重要なことに、それは個人が成長するときの変化を測る基準となるのである。チャートはクライアントの能力を測る基準となり、おのおの問題に見つめることができた。興味深いことにそれは、クライアントに自分自身の能力とニーズについての洞察を与えた。

この試みについての公的な障害者自立報告書は二〇〇ページにわたるものだが、そのプロジェクトが期待以上のものであることを示している。[8] コースを最後まで終えた者の中で五〇パーセントが職を得たようである。この数字は大きな効果のようには見えないかもしれない。しかし、障害のある状態から働ける状態になった人にとっては大きな変化である。しかしこの無味乾燥なレポートは、経済的な問題に焦点を当てている。プロジェクトは全部で一五万ポンドかかったが、障害ある人々が障害手当を受けなくなり、所得税や国家保険に支払いをするようになったために、五年間で政府予算の四〇万ポンドを削減したのである。国家全体にスケールを広げて考えれば、このようなアプローチは年間七億ポンドの削減となり、障害福祉の予算全体の一〇パーセントに相当する。これは小さな数字ではない。

その障害者自立報告書はそのプロジェクトの成功の鍵となる部分を指摘している。それは以下のような洞察である。すなわち、雇用の障壁になるのは、障害そのものではなく、障害をとりかこむ態度やものの見方だということ、そして、プロジェクト全体が一人の人間で運営できる規模であり、障害をもつチューターが高比率で含まれるチームによってそのプロジェクトが運営されていたということである。問題点としては、報告書はよく知られているDMLと資金団体の欠点を指摘している。とくに資金関連の政府部門は物事の処理が遅く、オーヴァーワークになって時間をとって考えることができなかったのである。

このようにして、DMLと障害にかかわる雇用フォーラムのパートナー企業は経済的にも十分な報酬を得られ、人々の生活を変えるようなやり方で障害ある人々に雇用をもたらす何かができることを示した。政府の一つの部門である「教育と雇用」に少しの費用をかけさえすれば、別の部門「社会サービスと保健」では費用を削減できる。イギリスでは「部門提携による政府」ということが呪文のように唱えられているが、このところはそういった話を聞いたことがない。

少なく働く

一九九〇年までにスティーブンは、障害についての啓発から雇用を得るための訓練、そして銀行や仕事や映画、電車へのアクセスまで幅広い障害者サービスを提供して、DMLを一〇〇万ポンドの売り上げまでに育てていった。[9] スティーブンはイギリスで障害の問題を社会・政治の問題にまで引き上げた多くの人物の一人であり、その間に、こうした変化の結果起こってくる実際的な問題を援助し、専門知識を供給する会社を発展させたのであった。

しかしDMLが拡大するにつれて、彼が会社をコントロールすることは難しくなっていった。彼はDM

Lをもっと大きくしたかった。彼は資本をもった社外重役のグループを見つけ、経営ディレクターを入れ、DMLが別のレベルの収益をあげられるように計画した。そうすれば、理想的には障害問題と関係がなく、保険事業と健康ケアを主軸とするもっと大きな会社にDMLを売却できるかもしれない。しかし他の上級経営チームのメンバーを説得することはできなかった。おそらく障害の問題と経済の問題は心引かれる相棒にはなれないのだろう。彼もまた、一人の人物の才覚と機動力に頼ったビジネスによくありがちな問題に直面した。つまり、どのように会社を育て、自分から独立させていくかという問題である。彼は新しい人材を入れようと試みたが、やはり仲間のディレクターたちを説得することができなかった。ある段階で、彼は会社を閉鎖することを思いついた。そのとき二つの連携企業が彼の会社を買いたいと申し出た。[10] スティーブンは会社のいくつかの部分を手放して、障害と仕事から離れた時間の管理、個人的な成長、そして監視業務など興味ある仕事に専念することに同意した。今は十五人を管理する仕事から離れて、本当に楽しめることをしている。そして、そのほうがよい収入が得られるという幸運な偶然にも恵まれた。

「私はあちこちに出かけて自分が好きで得意なことをしています。他の人を管理するのは嫌いです。そんなことは私の関係ないところでやってもらうのが良いのです。私は自分の時間に適正な良い値段をつけ、仕事を減らしています」。

誇り

対話している間、スティーブンが障害のある人について語り、私は障害のある人や脊髄損傷をもつ人々について話をしていた。私は不愉快な発言を避けるためにどんなことを言えばよいか尋ねた。

「障害に関することは私にとっては重要です。多くの障害をもつ人々、つまり私の知る重大な障害をもつ人々は自分自身のことを障害をもつ者として語りたがりますし、実際そうしています。あまり大きくない障害をもっている人は自分自身のことをまず人間として語ります。しかし私に関して言えば、「女性同士の連帯の中に強さがある。ゲイでいることが嬉しい。黒人であることは美しい。障害があることを誇りに思う」です。とはいえ、今は子をもつ親であり、成功をおさめたビジネスマンであることをも誇りに思うようになっていると言わなくては嘘になりますね。こんなことを言うと不遜に聞こえるというか、不遜であるとおっしゃるなら、ただ満足していますと言いましょう」。

明らかなことは、自分らしさを妨げる障害や困難がどんなものであれ、それとうまくやっていくためには大きな資源や大きな確固たるプライドが必要だということだ。だが、そのプライドとは、これまで自分がなしとげてきたことがあって、それにどれほどの努力が必要だったかについてのプライドであって、肥大した自尊感情ではないということである。

けれども、このような言葉も堅苦しく私には響き、スティーブンはあまり内省的でいるのが好きではないのだと見て取れた。それで私は楽しみについて尋ねた。楽しみというのは、もっと掴みどころのないものだと考えたのだ。

ストークで入院して、青年たちのグループの一員だったころ、いくつかの悪ふざけをしたようだ。しかし、私たちの会話から推察するに最近はそのようなことを思い出すことも少ないようだ。スティーブンは遠回しに答えた。「最高の私の半生」という、あえて曖昧なタイトルをつけた自伝を出版しようと計画しているそうだ。このタイトルが彼の人生の前半と後半のどちらを指しているか、読者に考えてもらうつもりなのだ（彼は四二年の中でちょうど二一年間を四肢麻痺で過ごしてきた）。彼の全体的な構想はどちらが「最高の半生」だったか読者に問いかけて考えてもらうというものだった。どちらが最高だったか、読者の答えは二つに割れるだろうが、彼らがどちらを選んでも、嬉しく思うそうだ。

「みなさんに私の人生をじっくり知っていただいて、読者の人生についてもじっくり吟味していただきたいと思います。私は事故の前にびっくりするようなことをたくさんやりました。その中のいくつかは、かなりひどいものです。医学学校のラグビークラブは路上飲食部をもっていました。テイクアウトのカレーを買って、それを道路の上に容器からぶちまけます。それを自分の舌で食べなくてはいけません」[11]。

「楽しみが事故の後にやってくるのには時間がかかりました。人々はケガを受入れるのにどれだけ時間がかかったかと聞きます。いくつかの重要な段階がありました。一番目の段階はマックコール教授が直接的に「心配しないで。あなたは医者になるでしょう」とおっしゃったときです。次に、医学校に戻ったことは重要でした。骨髄炎が再発しましたが、私は大丈夫でした。その次のステージは、サザンプトンでたくさんの障害者に会ったことでした。それまでは私は障害者であることを誇りに思うスティーブン・ダックワースではなく車椅子にのった医者スティーブン・ダックワースだったんですね。思い上がったことでしたが、私は医者であることが誇りだったのです。今は、ただ、私であることが誇りです。けれども私は障害があることをまず誇りに思わねばなりません。多くの人はそこまでたどりつきません。

楽しみの話に戻ると、私はいつも強いストレスを感じていました。学校時代、パブリック・スクールの入試の話ですが、もし奨学金を取れなかったら入学しないつもりでした。手当が無くても入れたのだとは知らなかったのです。とても不安で、心因性の吐き気と下痢になったくらいです。その後は医学部の試験でストレスがありました。もっと最近になって、瞑想と内省をたいていの日の終わりに行い、その日によくできたことを考えるようにしています。少し前にもう少し楽しみが必要だと感じるようになりました」。

楽しみは生活の中で彼がいくぶんかのバランスを回復した後にやってきたように思えた。職業のうえで少し気持ちを緩めた後のことである。障害の問題についてロビー活動をして、博士論文を書き、新しい分野で会社を立ち上げて運営する。そして家族をもつということは、いつも何かに駆り立てられていることを意味する。少年時代や医学生時代に遊びをたくさんすることやいたずらをしたことを思い出すのはかなり難しいように見えた。おそらく、しばらくの間、楽しみは贅沢品だったのだ。今、彼と話していると、これまでのスティーブンとの対話がよみがえってきた。

「息子の一人、四歳でミニラグビーを始めたばかりのジェームズをハムリーズ〔ロンドン中心部のリージェント・ストリートにある巨大おもちゃ店〕に連れて行ったことがあります。最上階で十二フィート〔約三・七メートル〕もある大きなテディベアを護衛兵のかっこうをさせて飾ってありました。私はジェームズの耳元でささやきました。「行って、あのテディベアにタックルしておいで」。彼は床を横切って走ってそれにしっかりとタックルをしました。テディベアは上から倒れてきました。あちこちに飛び散るおもちゃと一緒に。ローズは振り向いて言いました。「いったいどういうつもりなの？」彼は答えました。「パパがそうしなさいって言ったんだよ」」。

彼の自伝の一節は「立ち往生する」と題される予定で、彼が立ち往生してしまったことのあるおかしくておもしろい場所を思い出すことになる。多くの場合はお手洗いで起きており、ドアが重すぎたりハンドルがふさがっていたりする。

「私は財務省のエレベーターに乗っていて、この盲目の男性は私が電動車椅子に乗って、ハンドルをもっているときに入ってきたのです。彼は私のところに飛び込んできて、ハンドルを掴み損ねて、言いました。「忌々しいティーワゴンめ。みんな、こいつを置きっぱなしにするんだよな」。私は答えました。「私はティーワゴンではありません」。そして盲人は答えました。「ちっ、ティーワゴンがしゃべるなんてはじめて聞いたぞ」」。

次に述べるようなことも、おそらく彼が以前のように毎日DMLを急き立てて進めようとしない理由である。DMLを育て上げた日々は大変で、スティーブンは最近、疲れやすくなったことを認めている。彼は、脊髄損傷はある面、老化を早めるとも考えている。最近、彼は自分自身の個人的なチャート図による評価を行い、「自分の仕事」「ローズ（妻）」「子どもたち」「コミュニティ」「人格／霊的な発達」「友人」「ダイエットと運動」「家族」「両親」について書き出す。セミナーでは人々にこれらの項目について、どれほど満足が得られているか尋ねる。彼はこのバランスの輪を定期的に使うようになり、自分の時間を一番必要だと思うところに使うようにしている。時間と選択は誰もが本当にもっているものだ。彼は、最近、家族と個人的なことがらに移動してきている。

「私が障害者であることは避けることができません。そして、このことは人生のたくさんの部分を色付けしています。とくに、他の人からどう見えるかという点で。ベアトリス・ライトはスプレッド現象について書いています。もし、足で立つのが不安定だったら、知的にも不安定であると思われてしまいます。人は一番目につく事柄で判断されます。目に明らかな障害は、人生の全領域に広がります。バミューダで最近私はある男性に反対側に迂回して歩いてほしいと頼まれました。この男性は自分の娘に、私を見たら彼女も障害のある子どもになると言いました。私の障害は伝染病だというわけです。私はそんな身体でいるのは最悪だろうと言ってくる酔っぱらいに遭遇します。障害とは人々が見るところのものであって、他人の目に一番最初に届くものなのです。もう少し社会分析を続けなくてはならないですね」。

彼の言うことはおそらく正しい。スティーブンの本棚を見上げると、何冊かウィンドサーフィンの本が見えた。彼は自分の研究に話を戻し、負傷の後、患者へのアプローチがどれほど変わったか話した。「もし私が車椅子の学生ではなく、負傷する前のような医学生で、殻にこもっていて気分を害しやすいところを前面に押し出していれば、患者さんたちは自分の思いや感情を私と分かち合うことができると思わなかったでしょう。このことは私の人生に大きな価値を付け加えました。患者さんたちは私に性生活のことでも話せると感じていました。私は怖い人だと思われなくなったからです」。

私は生まれたときから目の見えない男性をインタヴューしたことがあり、自分が身体のどこに住んでいるか尋ねたことがあった。私はといえば、自分の身体、とくに自分の顔の中に住んでいると感じている。私は、他の人たちを見るときも彼らの顔をその人の延長として見ている。その盲人男性ピーター・ホワイトは、自分は自分の声の中に住んでいると言った。他の人たちも彼にとっては声の中に住んでいるのである。そこで私は、スティーブンに自分がどこに住んでいると感じるか聞いた。

「私に関しては、それは最近かなり変わってきました。これまでの大部分、それは私の頭でした。しかし最近、私がした個人的成長のワーク〔訓練〕を通じて、自分が住むのはむしろ心の中にだと思うようになりました。そのような印象を〔他の人にも〕与えられたら嬉しいですね。障害のあるたくさんの雇用されていない人々と働いて、彼らが置かれている絶望的な状況を見たことが私をこのように導いてくれたのです」。

彼の最も大きな才能は、障害者の代弁者になって、障害者の問題を雇用者や政治家の前で論じたことだった。この強さは彼自身の経験からくるのだろう。彼が言うには、人々は彼が黙っているときに最も強い印象を受けるようだ。脊髄損傷を相手を脅かすことのない、開かれた親しみやすい方法で見せていくことで（これは脊髄損傷という障害に人間味をもたせるのだ）スティーブンは人々が自分自身の心配事と取り組むことを可能にした。彼は議席に座っている人々とそうでない人の距離を縮めた。これによって、支援の第一歩となる他の人々による理解の共有を、ある程度ではあるが可能にしたのである。

多くの人々は、きわめて早い段階から自分の目標とキャリアに身を投じ、一途にそれを追求する。脊髄損傷であり、たった一本の腕と手、それも少しだけ動かすことしかできないにもかかわらず、スティーブンは自分自身の見方、自分の役割と仕事において大きな距離を歩んでいった。彼の言葉を借りれば、最初、彼はまったく典型的なものを考えない医学生だった。患者になったことでそれまでおそらくけっして理解したり認識したりすることのなかった自分自身の側面や人生の側面に直面させられることになった。四肢麻痺になってからほどなくして医師資格を取るのが難しくなると、医療の世界を離れて障害と「健常」経験の関係を学ぶことになった。このことは、ある面では、車椅子に座ったままの診療生活がいかに難しいかを理解したことが動機になっているのだが、そこにはもっと別のこと、別の大切なことがある。

彼は医学の中では自分の損傷について医学モデルを受入れなくてはならなかった。医学モデルでは、障害は悲惨で不幸で、かつ永続不変のものというレッテルを貼られてしまう。脊椎損傷は、究極的な喪失、運動と自立生活の喪失とされるであろう。世話をしてもらい、愛情と最大の注意をこめて与えられたケアに対して感謝することを期待される。つまり医療の対象となって、受動的になるということだ。彼は、医療の世界を離れて、こうした問題を脇におき、自分のおかれた状況と自分自身を見つめる別の方法を探求した。障害が悲劇だという見方を避けるためには医療を離れることがどうしても必要だった。医療は彼と彼の状態をたった一つの見方、つまり憐れむべき存在としか見ることができないからだ。

彼は障害者問題のテロリストになった。これもイギリス内部のラディカルで反抗的な伝統のうちある。彼はピアグループの一員になり、新しいアイディアと生き方を模索した。彼は自分の障害を誇りに思うようになった。オーストラリアを訪ねた後、彼の障害へのアプローチはもう一度きわだった変化を遂げた。彼は他の人々と再び袂を分かち（このときは障害学の新しい権威と袂を分かった）、政治家や企業と共に新しい考えのもとで尽力することになった。彼は横断幕をかかげて街頭から政治家や企業に働きかけるのではなく、彼らの部屋で説得力のある議論を行い、議席にいる権威者と時間を共にすることによって、彼らを動かす方法を探した。彼は胸を張って、自分の新しい立場をあるときはビジネスマン、あるときは政治家、あるときは代弁者となるために用いた。その分野でのリーダーとしての地位を確立すべくDMLを築き上げ、その間に〔それと同時に〕障害への啓発や対策に変化をもたらす助力を行った。現在、彼の企業計画は頓挫しているが、彼は人並みはずれて活動的であり、障害の啓発と法律の仕事というもっと小さく範囲を絞った分野に集中している。スティーブンは、自分の仕事と自分という模範によって、障害者や権力者も含めた多くの人々の見通しを変えてきた人々の一人である。かつては医師として誇りをもち、次に障害をもつことに誇りをもった。現在、彼はスティーブンとして父として夫としてビジネスマンとして、そして週末にはパブに下りていく人間であることを幸せに思っている。

負傷して間もないころスティーブンは、障害の世界で、ある人にアドバイスを求めたことがあった。この男性は、彼が医学の世界に留まって、模範となることで世の中を変化させることをすすめた。しかし、もしそのようにしていたら、彼が成し遂げたような幅の広い奥の深い影響をもち得なかったことは疑いがない。

「私の障害は武器あるいは道具として使うことができます。もし障害をもっているなら見せびらかしてください。それが多くの領域に私を連れていってくれましたし、扉を開いてくれました。私はそれを選んだわけではありません。でもそれを得た以上は使ってきたのです。それは生涯にわたって私の外見を変えました。そして、思うに、私をよりよい人間にしてくれたのです」。

あのラグビータックルをしていなかったらスティーブンはどうなっていたか、誰が知るだろう。大きなヨットを持った成功した外科医か、診療医か。それともゴルフクラブのキャプテンか。いずれにしても自分の職業や自分が属する社会にこれほどの大きな問いを投げかけていたかどうか想像するのは難しい。

次の章は、恵まれたバックグラウンドをもつとは言えないある人物の物語である。この人は学校をドロップアウトして底辺の仕事について、週末には大酒を飲んで過ごしていた。首を痛めなくても、彼の将来は何もありそうになかった

第14章　飛ぶことができる人とできない人

労働者階級のチンピラ

労働階級に属する両親の一人息子であるマイク〔マイケル〕・オリバーは十一歳のときに地域のグラマー・スクールに合格した。しかし、彼は、そこでの教育に彼を没頭することはなく、五年後、十単位取ることを要求される基本レベルの三単位のみを取って退校した。失敗の烙印を押されたのだ。その後、最下級の事務員の仕事を得て、彼の生活はクリケット、サッカー、友人たちとのマッチョな週末を軸にして回っていた。十七歳のとき、五人の友人と一緒 にエセックスのキャンプに行った。そこで彼はプールに飛び込んで、首を痛めた。

「何が起こったのか分からなかったよ。唯一思い出すことができるのは僕の前に足が〔勝手に〕上がってきて、この足をおろしてくれ、おろしてくれと言っていたことだな。キャンプ付き添い者のレッドコートはプールのほとりでこれは一時的なもので、すぐなくなると安心させてくれたよ」。

そんなことはなかった。彼は地域の病院に連れて行かれ、彼の首は、頭蓋骨をまるごと牽引して安定させられた。おそらく彼の人生の中で最も苦しい経験の一つだった。彼の状態を見て局部麻酔だけが投与された。二日後にストーク・マンデヴィル病院に移送されたとき、そこの長であるルートヴィヒ・グットマン卿は、そのような牽引は必要ないと言った。

「グットマンが脊髄損傷の患者にもたらした療法のおかげで、おそらく僕はこうして今日生きているわけだが、彼は、世界史の大事件と個人史の間の巨大な皮肉のようなもんだ。グットマンは、世界史的に最悪の独裁者の一人であるヒトラーから逃れてやってきたにもかかわらず、ストーク病院を独裁者のように運営したんだから。そこでの経験は愉快だったとは言えないと思っている人もいるよ」。

マイクは、後述のように、彼の個人的経験を政治的な思考と理想に混ぜこんで語った。彼は自分の経験と、その経験がどういった考え方へと彼を導いたかを、いくつかの本と記事に書いている。私は戦前と戦後では物事が変わってしまったのだし、とにかくグットマンは自分の狙いは四肢麻痺の患者を仕事に復帰させることだったと言っていたとほのめかして、グットマンを弁護しようとした。グットマンは、仕事をして雇用されることが自尊心に結びついていると考えていた。マイクはある点では同意した。

「ええ、僕が知っていたころの彼はいつも、四肢麻痺の患者たちはタイプができなくてはいけないという考えに取り憑かれていた。それが世界へのパスポートだったんだ。死の目前に、彼に会いに言ったとき、私は専属秘書付きの講師をしていた。彼は言った「お元気ですか」。僕は答えた「元気です。ありがとうございます」。それで仕事は何をしているのかと彼が聞いたので、僕は答えた。彼は言った。「いいですね。それで、タイプのスピードは早くなったかな」。彼は何も変わってないと思ったよ。彼から学んだ最も大きなことは、できる限り医療介入を避けるということ。身体が自然に治るに任せなさい、と。それは、急進的といっていい非介入主義だった。身体をそのままにしておいて本当に必要なときにだけ介入を受ければ、身体は良い状態になるのだと思う。このような考え方は本当に私の役に立った[1]」。

マイクは続けた。「僕は完全なC6／C7だった。診断を受けたことはないと思う。二度と歩けないだろうと言われた覚えはない。そんなふうに言われたことはないんだ。僕が知っていることはすべて僕が推察したことだ」。

「僕は労働者階級のチンピラだった。ある事務所で好きでもない最下級の仕事をしていた。自分の人生の行きつくだろう先が好きではなかった。ベッドから起きだした三ヶ月後、回復訓練は、もし陸軍の徴兵制度があったとしたらそこでやることになるはずの経験よりも、大変なものだった。昼は理学療法士のところで必死で訓練をして、作業療法をする。そして夜は遊ぶんだ。パブに毎晩出かけて、何杯か飲む。そこにはたくさん女性がいて話しかけることができた。事故の前は、女性とうまくいったことがなかった……。他の若い男性と同様、女性というのは摩訶不思議なものだと思っていて、女の子との経験は幸福とか成功したとは言い難いものだった。ここには女性がいて、そのうちの多くは非公式のカリキュラムで来た女性たちで、何らかの方法で患者をリハビリしに来るんだけど、仕事を終えた後もやはりリハビリをしてくれるんだ。

こんなことはよく知られているとは言えないけど、セラピストや作業療法士は患者と職業上だけでなく個人的にも関わりをもつことが奨励されていた。皮肉にも、十七歳か十八歳で僕はそこに首を突っ込んだわけだ。実際に僕は若いアイルランドの同い年の看護学生と関係を発展させた。それは顰蹙をかった。もし私が二四歳のセラピスト（彼女は関係をコントロールできたはずだ）と出かけたのであれば、問題なかったと思う。当時よくあるように、ほとんどの恋愛を婦長や同僚女性の目を避けながらやったね」。

脊髄損傷と共に生きる経験によって、彼は他の人たちと関わるようになり、それによって魅力的になったのではないかと私は思う。

「ははは。そのとおりだと思いたいね。そう考えたいよ。障害者として人生を経験した者としては。それが本当かどうか、最初は自分も自分の周りの男性たちも自信がなかったんだ、女性はそこにいて男性に求められようとしているんだ。男性はいつも女性を求めてきたんだから。……障害者であろうとなかろうと、人間は成熟するにつれて、他人が何を望むのかについてよく分かるようになるという考え方をする人がいる。障害の有無にかかわらず、多くの人に、他の人の求めることを尊重しようという感じが起こってくるんだ」。

段階理論？

いくつかの著作の中でマイクは自分が経験した喪失と折り合いをつけるという考えに反論している。彼は怒りや罪悪感や抑鬱の段階を否定している。

「それはもう起こってしまったことで、僕はその上で生きるしかない。だからといって、僕が怒りや落ち込みを時々感じなかった、というわけではないよ。けれども、これまで僕が批判してきたことは、そのような感情が麻痺そのものから出てくると考えたり、自分が経験したトラウマ的出来事が喪失に結びついたときには、必ず一連の心理的段階を経過すると考えたりすることだ。そのように考えることは機械的すぎるし、人間を社会的な文脈から切り離してる。

僕は退院したとき怒りを感じていた。けれども、僕は脊髄損傷と折り合えなかったために怒っていたわけではない。僕を訪ねてくれたソーシャルワーカーがこのことを症例ノートに書いてくれているはずだ。僕が怒っていたのは、同じ部屋で食べて眠って排泄をしなくてはいけないこと、そしてその部屋は両親と一緒に使っていて、そこで私たちはテレビも見ていたことだ。

僕の著作は、誰もが人間として自分が置かれた状況の中でもつ感情をなくそうとしているのではない。ただ人々があのように類型化され、そのプロセスを通らなかったら心理的に正しく癒されない、健全な状態になりえないというような見方を批判したいんだ。そんなことはナンセンスだと思っている」。

マイクは、以前にもこうした心理的に適応について書いたことがある。「個人の身体に何かが起こったら、心にも同様に何かが起こる。もう一度、全人的になるためには、障害者としてのアイデンティティを形成するためには、障害を得た個人は医療措置や物理的リハビリを受けなくてはならない。心理的適応したりうまくやっていくことについても同様である。彼らは失われた能力について嘆き悲しみ、一連の段階を経て行かねばならない。しかし、こうした概念的な枠組みは、理論的な理由からも実存的な理由からも厳しく非難されるべきものである(2)」。

彼はこのような単純で一繋がりになった諸段階に根拠を見出せず、ゾラを引用している。

順応と適応について書いたり調べたりする私たちの試みがどんなに不十分なものか、私は認識している。成長は終わって成熟が始まるといくつかの時点でだけでも言えるならば、あるいは特別な困難への順応や適応が達成されたと言えるならば、それは良いことであろう。多くの問題について、あるいはもっと基本的な人生の問題について、解決が一度で得られるなどということはけっしてない。それらの問題に何度も何度も向き合い、評価し、再定義し、順応しなおさなければいけない。このことは私自身にも言える。どんなに私が他者や自分自身によって賞賛されても、それでもなお、向き合わねばならないことがたくさんある。私のポリオ、私の事故は単なる私の過去ではなく、私の現在と未来の一部なのである。(3)

健康ケアの専門家は、心理的適応のモデルに患者たちが適合するように嘘を重ねるのだとマイクは示唆する。

「誰かがあなたは否認していると言ったとしよう。あなたが違うと言えば言うほど、ますます否認しているんだということになる。勝てる見込みのない空しい議論だ。自分でそう気づく前から僕は社会学者だったのだと思う。

僕が一緒に過ごしてきた人々の多くについて、彼らがする経験をすべて見てきたわけだけど、彼らはそれらの経験をそれ以外の仕方ではしなかったのであって、それらの経験を学識者が示唆するような仕方でしたわけではない」。

エリザベス・キューブラー・ロスは臨床ユニットでの比較的短い期間、たったの二年半、乳がん患者のそばで働いた後で、影響力の強い著作を書いた。(4) 彼女の理論がなぜあれだけ賛意と受容を受けていると思うか、彼に聞いた。

「脊髄損傷［あるいは他の損傷］の最も優勢なモデルと認識に閉じこもっているからだろうね。それなら脊髄損傷は個人的な不幸であり、それだけのことだ。健常な身体をもっている人間として、あなたは起こったことを見て言う。「首を痛めて、感覚を失って、動けなくて、膀胱も腸もコントロールがきかなくなった。そのうえ歩くこともできない」。そして、なんてひどいんだろう、と思う。

悲嘆、否認、怒り、そして回復の時期があるということにしておけば、他の人たちは、立ち止まらずに損傷の問題から先に進むことができるし、少し時間が経ったら、その問題を背後に押しやってしまうことができる。患者にとっても同じことだよ」。

マイクにとって、これは過度の簡略化であり歪曲でもあった。それは彼が感じてきたことにも、同じ状況におかれた他の人たちの大部分が感じてきたことにも適合しなかった。人々は損傷と馴染むかもしれないが、その厳しいでき事を忘れたり背後に追いやったりすることはけっしてない。だからといって、変化する状況に応じて人々の反応が変化しないというわけではないのだが。

「僕が事故にあう一ヶ月前、僕はダンスに行って、そこで出会った車椅子の男性とその夜ずっと話しながら過ごしたことがあった（僕は女の子と一緒に行ったんだけど、途中で何かの理由で、彼女とは一緒にいなかった）。他の人たちは踊っていたので、僕は自分がみじめに思えて、彼のところに話をしに行ったんだ。その後、もしあんなことが自分に起こったら、自分は耐えられないと思ったことをはっきり覚えている。きっと自殺したいと思うだろう。そして、そのことで何日か心が落ち着かなかったな。

ところが一度、それが自分に起こってみると、僕が考えたり感じたりするだろうと思っていたことをちっとも感じなかった。この教訓から、どんなに自分自身のことをよく分かっているつもりでも、僕たちは自分のことを分かっていないんだと思った。誰かが亡くなったとき、帰宅したら伴侶がこれから離婚しましょうといったとき、職を失ったとき。我々がそういうことを考えたことがあってそれをどう感じるか考えてみたりすることがあるかもしれないけど、前もって自分がどんな気持ちになるか本当に分かるということはないと思ってる」。

障害を得るということは、すべての先入観を捨て去るということなのだ。

私は、ストーク病院で彼が過ごした時期に話を戻した。彼はそこにいるあいだ、いろいろな物理療法と作業療法を受けていたのではなかったか。

「学んで役に立ったほとんどのことは、脊髄損傷の人々から学んだ。心理療法士や作業療法士そして看護士から学んだことの大部分は異性に属するメンバーとどうすれば仲良くやっていけるかということだ。車の乗り降りをどうするかというようなことでさえ、他の障害者から学んだ。コンドーム型失禁防止具をどう着けるのかも他の人たちを見ていて学んだよ。

僕は退所させられた。僕はもっと早くそこから出られたかもしれないけど、空床やある程度の適応を待っていて、そうならなかった。ストーク病院は私を持てあまして、家に行って何とかするか、地域の総合病院に行くように言ったんだ。皮肉なことに、こういう状況は四〇年間変わっていない。お金を持っていない限り、こうした変化のスピードを上げる方法はないということだ。

家に帰りたくなかった。素晴らしい時間を過ごしていたんだ。日中は作業療法士のところで一所懸命、訓練をしていた。僕は毎日立ち上がることになっていて、若い女性にかなり近づくことになる。もし家にいたら、こういうことをどこから得ればいいんだろう。作業療法士とアーチェリーと卓球をして、夕方にはパブに行く。そして若い看護師と関係をもった。とても楽しかったな。もう一度、あそこにいって飲みたいな……。

僕はそこで過ごした一年の間に、自分自身について、また対人関係についてそれまでの二〇年間よりも、また大学のような他の機関で過ごすよりもたくさんのことを学んだと思う。もう一つの収穫は……普通なら若い人々が家族との関係を弱める時期に、両親や他の家族のメンバーとの結びつきが強くなったことです。病院から戻ると友人や労働階級のコミュニティが僕を歓迎してくれた(5)。

けれども、偶然、自宅に居室を作ってもらうまで、退院してから私は数ヶ月、一つの部屋で過ごしたんだ。それから二年、僕は雇用を得られずに家で過ごし、三ヶ月ごとにソーシャルワーカーの訪問を受けた。僕は、本当に飽き飽きしてしまい、誰にも雇ってもらえないのだと思った。何ができるのかまったく分からなかった。それまで教えられてきたことを内面化していたんだ。僕はグットマンに言われた通り一分間に三〇ワード、タイプができた」。

マイクはその場でタイプしてみせた。「目下、すべて順調です。私の生活は以前と同様です。退屈なくだらない仕事をしていないこと以外は……。ほどなくして、くだらない仕事をしない果てしない日々は、くだらない仕事をしている果てしない日々よりもっと退屈であることが明らかになった。テレビを見て、友人に連れ出してもらって飲むよりも、やるべきことが人生にはあるのではないかと思うようになった(6)」。

そんな日々が数年続いて、マイクは何もする気がなかったし、何をしてほしいとも思われていなかった。ところが、単なる偶然が彼の可能性を変えたのだ。

「僕はボースタルという村に住んでいた。この村は若い犯罪者向けのボースタル少年院をはじめて建てた場所だ(7)」。

ストーク病院にいた頃、同じ村出身で対麻痺の五〇代の男性に出会いました。彼はボースタルで教護官をしていたんだ。以前にトラクターが転倒して、背中をいためたとき、彼は農場で働いていた。刑務課は彼のために事務員としての仕事を図書館に作った。彼が引退することになったとき、教育センターの長が、刑務課は彼のような人を迎えることに慣れてきたので、後任を車椅子利用者に空けておきたいと言った。「私たちはあなたの仕事につく誰かを必要です。この村に住んでいる人を誰か知りませんか？」

そこで、ビルは僕のことを言ってくれた。僕が次に思い出せるのは、自分が朝十時半まで寝ていたことだ。起きなくてはいけない用事がなかったから。そして僕は、ノックの音がして、母がお茶とベーコンサンドイッチを持って入ってくるのを待っていた。とても変な格好をした長髪の人——まだ長髪がファッショナブルになる前の話だ——がやって来て訊いた。「マイケルさんはいらっしゃいますか」。母は言いました「はい、います」。「マイケルさんに会いに来ました」。「お会いできません。彼はベッドで寝ています」。彼は言いました。「そんなことはどうでもいいのです」。彼は家の中に押し入るように入ってきて、僕に言いました。「何をしているんです」。僕は言いました。「ベッドで寝ています」。「仕事を欲しくはないですか」。「はい。欲しいです」。彼は言いました。「分かりました。月曜日に迎えに来ます。私たちは少年院で事務員が必要です。私が迎えに来きます」。私は言った。「でも、どうしましょう。どうやっていけばいいんでしょう。私は車を持っていないんです」。彼は言った。「それは心配しなくていいですよ。何とかします」。

それから四ヶ月、彼か、他の係員か、教師だかが、朝に僕を迎えに来てくれて、僕は必要な仕事を何でもしました。再び書けるようになるのにしばらくかかりました。そして、スタッフの一人が家に連れて帰ってくれたんだ。数ヶ月それが続いた。そして、このピーターという男性が「永久にあなたを送迎しにくるわけにはいかないですよね」と言ったので、僕は言った。「分かっています。車をそろそろ買うときですね」。僕は言いました。「費用が出せません。お金はないですし、仕事はただのパートタイムですし」。彼は言いました。「あなたが続けたいと思う限りは仕事はあります」。僕は何とかお金を借りて銀行口座を開き、運転の試験を受け、車を手に入れた」。

識字教育から社会学へ

「数ヶ月後、いや六ヶ月か一年だったかもしれない、彼はまた僕に会いに来ました。「少年が増えすぎて、教える人が十分にいないのです。いくつかクラスを受け持つのはどうです」。僕は言いました。「何のクラスですか?」「特別なことはないです。ただ彼らと一緒に座って、彼がものを読むのを聞いて、手伝いをすればよいのです」。参加しようと思ったら、僕のタイムテーブルがあれやこれやに割り振られていた。総合教育、性教育、そして知らないうちに、そこでフルタイムのれっきとした講師として仕事を得ていた。いつの間にか、ただの事務員から講師になったんだ。

僕は三年間講師をした。そして、またピーターがやってきました。彼は僕をオフィスの中に呼んだ。彼は立派なオフィスをもっていたんだ。彼は言った。「あなたは永遠にここにいるわけにはいかないですね」。僕は言いました。「どうして駄目なんですか」。「一つ。健康的でないから。二つ、政府がこの数年、規制を変更して、正式な資格を持たない人を雇うことができなくなったから。だからこれからの人生をどうするか心を決めたほうがいいと思います」。僕は考えました。彼は言いました。「あなたは教員養成学校に行ったらどうかと思います」

しかし、僕はあまり乗り気でなかったのです。僕がいろいろな科目を教えていた最初の三年間の僕の生き残り法は(僕は最終的にはAレベルの歴史と公民を教えていました)僕が教えることになっていることの一週間先を夜間学校で学ぶことだった。夜間学校で、六〇年代に開校したばかりのケント大学が社会学のコースを持っていて、僕はそのシラバスを見て、このコースは歴史と公民を教えるのに役に立つと思ったのです。僕は履修登録した。

夢中になった。人生で初めて、学問的なことが実際に僕に話しかけてくるのを感じた。そして、それ以来、僕は社会学と関係を持ち続けているんだ。それは僕を完全に虜にし、僕の心はそこから去ることはなかった。だから、彼が僕に「資格が必要だ。ここを離れて、教員として勉強しなさい」と言ったときに思ったのです。「ばかばかしい。僕は社会学者になるんだ」。

僕は大学に行きました。それは両親からの逃避でもあった。彼らは高齢になりつつあり、父は退職したところだった。良い理由も悪い理由もあるけど、残りの人生を彼らと一緒に過ごしたくないと思った。僕には僕の場所が、彼らには彼らの場所が必要だった。彼らは生涯、一所懸命働いた。そして、もし僕が土曜日の夜に出かけたら、彼らは午前三時まで僕をベッドに戻すために待っていなくてはいけない。それが部分的には自分自身の人生に踏み出すきっかけだった。それが新しい区切りだったんだ。僕は最初の妻に出会い、大学に行き、博士号を取った。

ピーターはウエールズにいる。そして今でもクリスマスカードをやりとりしたり、よく電話をしたりする。彼なしには僕は、仕事を得るには車が必要で、車を買うにもお金が必要で、という悪循環を断ち切ることができなかっただろうね。ある意味、それが移動の自由を変えてくれたんだ。しかし、多くの若者がこのことが原因で仕事をしたことがないんだ。僕は自分が強かったとは思いません。幸運だったんだ。彼は誰でも信用していた。たとえ、道徳心のないボースタルの若い少年たちであっても。最も不道徳な殺人を犯した少年たちでさえ。ピーターは信じた。彼がキリスト教社会主義者であったにせよ、何であったにせよ彼は人々の中に最善のものを見た」。

ピーターは、事故とその帰結によって奪われていたマイクに、自尊心の目覚めを与えたようだ。「あなたと僕は知的にこの話をしているけど、起こったのはそんなことではなかった。そのとき、彼は僕に仕事を与え、お金を与えたんだ。それでフォード・コルティナを買えた。それは僕が自分で土曜日の夜に出かけられることを意味した。そして、それは僕がとても得意だったこと、つまり女性を見つけることがもう一度できるようになるということだった。そこから、良い自尊心が現れてきた。けれども、彼はそう意識して僕に自信をもたせてくれたのではない。彼は車をくれて、女性に近づけるようにしてくれたんだ」。

マイクは教育と社会学に触れることによって、情熱をもって目覚めた。けれども、だからといって彼の教育が簡単だったというわけではない。多くの場合、その正反対だった。それは主に、一九七〇年代の始めに彼が克服せざるを得なかった様々な場所へのアクセスの物理的障壁によるものだった。それでも彼は一度、教育を始めてしまえば、身体の障害はほとんど関係がなかったと言う。しかし車椅子に乗っていることがまったく障壁とならないということではない。

「数学か歴史の基礎レベルを学ぶために僕が定時制の学校に行ったとき、僕は入学できないと言われました。防火上の危険になりうると言うんだ。トイレもなかった。僕は学校の外を運転して、学校に入るのを助けてくれるよう、おどしてみたり、おだててみたりしなくてはいけなかった。誰かが僕を助けてくれるようにクラクションを鳴らしたんだ。

高等教育も喜んで迎えてくれたわけではなかった。一九七〇年代初め、数少ない障害者の人々にとってそれは本当の苦闘だった。精神分析家は、僕を突き動かしていたのは隠れた怒りだと言うかもしれない。僕は分からないけど。僕を突き動かしていたもののある部分はピーターから、ある部分はボブ・ディランから来ているのかもしれない。どちらも僕を正義の概念へと導いてくれた。僕は自分が夜間学校や大学に行く権利があると思っていた。学校側が僕を望まなかったとしてもそこに行くんだと。怒りで血の気が満ちたような感じだった。

火曜日の午後にエレベーターのない四階建ての建物にセミナーに行くんだけど、僕は階段の下に座って、四人の学生が僕を社会学理論の教室まで連れて行ってくれるのを待っていたよ。今だったら障害の問題をもつ人に、自動的に予定に合わせた手助けが、時間に合わせて来ることになっている。しかし、どんなときでも車椅子に乗っていることが関係してこないなんてことはないけどね」。

私は、脊髄損傷の患者はいつも自分の障害について意識させられることになるなどといったことをごちゃごちゃ言った。今となってみれば、マイクがそんな見方に賛成しないと知っているべきだったのだ。

「僕はそんな見方ではこうした出来事を捉えなかった。自分が階段を上げてもらわなくてはいけないことに対して腹が立つ。その後、建物と建物の間を進んでいくと、そこにはちょっと傾斜がある。それで僕はかわいい女の子がそこを通るのを待って、押してくれるように頼み、その後ちょっと飲み物か何か飲みたくないかと尋ねるわけさ。それはケツの穴の痛みみたいなものでもあると同時に面白いことへのパスポートでもある。どっちか一方ということはなくて、同時に両方なんだ」。

コンセンサスと摩擦

私は彼に、知的な分野での展開と、どのようにして障害者の社会学に移行していったかを尋ねた。

「社会学はその頃、革新的なものと思われていたわけだけど、そうではなかった。世界を見るには二つあって、コンセンサスという観点から見る方法と摩擦《コンフリクト》という観点から見る方法があった……しかし、アカデミックな世界にはたくさんの既存の構造があった。僕は障害者研究にはがっかりした。というのも僕は客観的になれないからね。大いなる不偏の学問の神にはなれないんだ。学部生としての僕の主な興味は犯罪と逸脱行為だった。僕の博士号はてんかんの社会的側面だった。ボースタルにいた頃、僕の興味を引いたのはほとんど毎週、誰かがひどいひきつけを起こしたことだ。それを通称でウォブルと呼んだんだ。けれども、僕は誰かが外でひきつけを起こすのを一度も見たことがない。中で人々がひきつけを起こす少年院とはどういうものなのか。

僕はてんかんを起こす男性の三つの若いグループを調査した。一つはボースタル、もう一つは精神病院(モーズレイでワークをした)、もう一つはコミュニティの中で研究をした。それは犯罪と逸脱行為という観点からの研究であり、健康と病気という観点からではなかった。しかし、てんかんは医療の中のものなので、医療関連の資料を読まなくてはならず、読み始めて、書かれていることが僕が知っている人々の経験や僕の経験とあまりにもかけ離れていることが信じられなかった。ある業界があって、その業界全体が僕たちと僕たちの生活について意味あるものをけっして生まず、僕たちの問題や経験にまったく直面しないやり方でものを書いているように見えた。この頃、キャンパスではフェミニズムが姿を現しつつあった。僕はその視点を学びたいと思ったんだけど、つまみ出されてしまった。女性限定なのだったんだ。「僕はあなたがたの味方だ」。「[フェミニズムについて]もっと学びたい」。「個人的なことは政治的なこととはどういうことなのか知りたい」と僕は言いたかったんだ。けれども「しっしっ! あなたは男でしょ」と彼女たちは言うんだ」。

オリバー・サックスの同名の本に基づいたピーター・ブルックの『妻と帽子をまちがえた男』という脚

本にどれほど魅了されたことかを話して、私は彼の話に関連づけた。あるワークショップでピーターは一人の女性から、なぜ演者は全員男性なのかと質問を受けた。彼は答えに窮しているように見えた。「女性は舞台の上にいるのです。ただ、それが男性によって演じられているのです」。そのフェミニストは黙った。

「フェミニズムの著作からの影響と医学文献への失望があいまって、僕は燃えるような情熱をもって、これをすべて変えようと思うようになった」。

再び幸運があって、その頃、新しい遠隔学習機関オープン・ユニバーシティが障害学の新しいコースの講師を探していた。応募してみると、障害をもっていることが有利に働いた。養うべき妻と小さな子どもがいて、彼は雇用を必要としていた。それは理想的な仕事だった。教えることができるだけでなく、様々な障害をもつ人たちの認識を変え、生活を改善することを目指す新しい障害者運動において影響力のある人物が彼の周りにいた。たとえば脊髄損傷と共に生きているヴィック・フィンケルシュタインは、彼が受けることになったリハビリテーションの不正義や虚偽、誤った指導法に激しく抗議してきた。

個人を普通の状態に戻すということは、リハビリテーションの機械を作るうえでその礎石となるものだ。後で話しすることになる脊髄損傷を受けたんだけど、その障害を治すことができなくても、障害を普通の状態に戻すという規範となる前提は放棄されるわけではない。逆にリハビリテーションは再編成される。それが治癒を目指した対処の段階を左右するだけでなく、その人の残りの生活〔医療以外の〕を援助者がどう認識するかを色分けることになる。今、リハビリテーションの目的は、個人を可能な限り「健常」にすることになっている。

その結果、私はストーク・マンデヴィル病院で、松葉杖や下肢補助具を使って「歩く」ことによって可能な限り健常レベルに近づくために、我慢できないほど単調な時間を過ごすことになった。……リハビリテーション哲学は身体の健常性を強調し、それに伴って、健常な身体の動作にできるだけ近い動作をすることを可能にするスキルの獲得を強調する（たとえば、靴が健常者にとって身体移動の助けになるのと同様に、車椅子が障害者の身体移動の助けになると考えるのではなく、車椅子を最後の手段として利用するといったように）。[8]

オープン・ユニバーシティのコースは、障害をもった者ではなく、「人を障害者にしてしまう社会」に照準を合わせたものだった。障害とは疾患のせいではなく、社会的な障壁、規制、障害を抱えた人々が直面する抑圧のせいなのだが、そこに医療専門家が介入することによって、彼らの問題を解消するのではなく、問題をさらに加える形で現れてくることがあるのだ。

その後の数年間、マイクは教え、書き、講義をし、自分の考えを洗練させたり作り直したりした。純粋に知的で学問的な役割に飽き足らず、彼は、他の専門家たちが集まるヘルスケア構想の様々な会議に参加したが、それだけでなく脊髄損傷をもつ人々によって、それらの人々のために運営されている脊髄損傷協会のためにも尽力した。ボースタルにいたときも含めて、負傷後、初めの数年は、スポーツイベントで脊髄損傷の人たちに会うことはあったが、他の障害をもつ人々にはほとんど出会わなかった。多様な問題をもつ人と出会うことで彼はキャリアだけでなく政治上の気づきを得たのである。このことによって、障害ある人々、障害者の意見と機会の拡大のために作られた組織との関係が深まることになった。

一九九〇年代半ばに彼はイギリスのグリーンウィッチの大学で、唯一の障害をもった教授となった。[9] 定例の就任のあいさつで彼は、三〇年以上もできなかった歩くことについて話をした。彼は世界を能力がある人とない人では分けずに、歩くことができる人とできない人、そして歩けそうな人に分類した。彼が言うには、歩けそうな人は、本質的に困難で危険で、たいして役に立たないことに取り組むよう、励まされたりなだめられたりしているのである。

彼は背筋を伸ばして歩くことを男らしさや強さになぞらえる有名な歌について話し、脊髄の損傷の治療は手詰まりであることを主張して医療組織を批判した。そして車椅子で生活することの妥当性を主張した。「僕たちは空を飛べない人を罰することはしないのに、どうして歩けない人は罰するんだろう。僕たちは空を飛べない人のために飛行機、空港、滑走路といった移動手段を提供しようとして何百ドルをも費やしている。何百万人もの人が空を飛べない人が移動に伴う困難を助けるために雇われて、環境は悪化し破壊されている。

本当のところ、すべての人は空を飛べない。しかし世界中を回る数は歩けない人や歩けそうな人よりも実際のところは少ない(10)。

それは、通常の就任講義のような、新任教授の着任までの輝かしい経歴についての話とはかけ離れているものに違いなかった」。

僕に起こった最も素晴らしいこと

主要なアウトプットは雑誌や本だったが、マイクは自分の著作を雑誌や本だけに限定していたわけではなかった。彼の研究論文は一般読者には難しすぎると批判されることがあった。障害についての社会学的問題を論じるとき、彼もまた個人的な問題を避けて来た。これまで、彼は以下のような真っ向からの批判を受けてきた。

「僕自身の答えは、障害を理解しようとすることは非常に知的な努力が必要だということだ。もし僕たち自身や社会を変えようとするのであれば、必要な知的作業をできるのは僕たち障害者だけということになる。

個人的または主観的な側面がないということに関しては二つの理由がある。主観的に物を書くということと、個人的であり、個人的にとどめなくてはならないことを人目にさらすことの間には、細い線引きしかありません。政治的な問題を犠牲にして、個人的な問題を強調することにも危険があります。世界の大部分は障害を個人の資格で考えていて、また障害の問題を個人の問題と考えているからです[11]」。

彼は可能な限り個人的な問題を避けていたが、いつもというわけにはいかなかった。そして彼の著作はすべてがアカデミックな場所にあったわけでもなかった。一九八四年、彼は『ガーディアン』紙に有名な記事を書いた。

私は彼と、負傷の前と後で人々がまったく異なる生活しなければならないことについて話してきた。私は気まぐれに、負傷前の生活、負傷後の生活のどちらにも価値を与えて、そうした中で何ができるかを考えてきた。私はそれとなく価値判断をほのめかしていたのかもしれない。マイクはその論文に私の問題提起を取り上げてくれた。

「他と比べて劣るわけではなく異質なわけでもないこと。つまり三番目の違いがある。脊髄損傷は僕の生活をより良いものにしてくれた。僕の障害は、それまで経験したものの中で最も良いものだった。僕にはそう思えるからだ。僕は学歴では失敗した労働者階級のチンピラで、人間関係も特別得意ではなく、好きでもない仕事で働いていた。きっと深酒を続けていただろう……。スポーツマンとしては見込みがあったが、もう一つ失敗していることがあった。喫煙者だったんだ。

首を痛めたことが、そんな型を壊して、もう一つの可能性をくれた。それによって、僕がどんな人物になれるかということについての可能性が変わったんだ。四〇年後、僕は障害学の教授になった。以前に結婚していたことがあり、その後、幸せな事にもう一度結婚した。孫がいるし、世界中に行ったことがある。よい人生を送ってきた。不満はまったくない。僕が分かっている確かなことは、もし首を痛めることがなかったら、僕は大学で教授をしていないだろうということだ。しかし、同様に、僕はすざましい状況に抗って闘った一種のヒーローとして位置づけられたいのではない。僕はチャンスが立ち現れるままにそれを摑んだだけだ。

その障害が僕の人生に起こった最高のことだったという記事を書いて、僕は幅広い範囲の人々から攻撃を受けた。障害者からも、そうでない人からも。頭がおかしくなったか、新聞に取り入るために嘘を付いているのではないかとがめられた。その結果として人気のある生中継の医療番組『命あるところに(*Where's There's life*)』に出演するように招かれたんだ。当時、一八〇〇万人を引きつけていたな。それはその番組が素晴らしいからではなく、『コロネーション・ストリート』〔最も人気のあるソープオペラ〕の前だったからというだけの理由で、ね。インタヴュアーのミリアム・ストッパードは僕が記事の中で言いたかったことを理解できずに持てあましていた。彼女は僕の言ったことは本当ではなく虚偽であって、本当は悲劇的なことが起こったと感じているのだと認めさせようとした。

最後に、十分ほどの議論のあと、彼女は言った。「いいですか。そこにエベレストがあって、あなたは絶対にそれを登れないんですよ」。普通だったら、三時間後になって何を言うべきだったか分かるんだろうけど、いくつかの理由で僕の頭にひらめくものがあって、僕は彼女を見て言った。「ミリアムさん、いいですか。ここにフォーミニッツ・マイル〔一マイルを四分間以内で走る競技〕があっても、あなたはそれをけっして走れないでしょう。それなのに、なぜ僕の人生は悲劇で、あなたの人生はそうでないんですか」。全体としてのポイントは、僕たちには皆、身体や環境との関係があるということだ。この二つの関係次第で、僕たちはあることができたり、あることができなかったりするんだ。

どんな形であれ障害者は異質なのだと思われることを僕は望まない。なぜなら僕たちがやろうとしていることは、障害の経験を、障害のない人々の目にも意味のあるものにしようということだから。僕も別に障害があるということを否定しているわけではない。僕たちが違うところは、障害のない人々の環境と関係したニーズを社会が考慮に入れることはあっても、障害者のニーズを考慮に入れることはないことだ。社会はしばしば通るべき道を踏み外し、僕たちのニーズが満たされることを阻止する。あなたはバスや飛行機に簡単に飛び乗れるけれど、僕はできない」。

定義の大切さ

彼自身の著作と多くの障害者運動の著作の中で、マイクは障害に関する用語や認識を再定義した。彼が示唆するように、定義は取るに足らないものではない。人間の社会的世界は自然の世界とは違うからだ。というのも、人間は、社会的世界の中で対象に意味を与え、それに続いて、それらの対象に与えられた意味に従って、自分の行動を対象にふりむけていくからである。(12)

だから、もし障害が悲劇と見なされるのであれば、彼らは受動的な被害者と見なされるだろう。このことは障害者が自分をどう見るかに影響してくるだけではなく、社会政策にも影響する。マイクとその他の人たちはもう一つのモデルを提示したのである。医学からではなく社会学から起こった考え方ではあるが、彼らの考え方は、広く受け入れられ、王立ロンドン医学カレッジとプリンス・オブ・ウェールズの障害についての監視諮問グループの重要な文書の土台を作った。[13] それは、以下のような定義をしている。

損傷とは特定の機能や身体の部分の異常、喪失である。
動作を不可能にするような欠損をもつ人は、障害者である。
障害は障害者の日常生活、環境と社会との遭遇に関わり、特定の状況だけでなく、経験全体を包含する。

これらはすべてマイクの一九九〇年の本『障害の政治』に先取りされている。

障害の個人モデルは、諸問題を、障害に起因すると思われる機能上の限界や心理的喪失から生じるものと見なす。このような見方は、障害の個人の悲劇モデルに土台を持ち、障害とは不運な個人にランダムに起こる恐ろしい偶然であると示唆している。これはまったく真実に基づいていない。

社会モデルは問題の原因は障害でも個人の限界でもなく、適切なサービスを提供できず、障害者のニーズを全面的に考慮することを保証できない社会の失敗であるとした。したがって、障害とは障害者に対して規制を強いるすべてのものであり、個人的な偏見から始まって、組織的な差別、近づきにくい建物、使いにくい移動手段まで様々である。[14]

この中で、マイクは彼の欠損の医療的な側面は何とかなるものであり、重大なのは、アクセスや雇用の面で社会によって目前に積み上げられた問題だと示唆している。驚くべきことではないが、このようなモデルに対して、すべての社会的な障害が取り除かれたとしても依然として残る医療問題を無視していると反対する人もいる。「時々あることなのですが、自立生活を提案する人は障害をもつことをあたかも生理的身体と無関係かのように語る傾向が強い[15]」。

しかしマイクにとっては、このことは問題ではなく、定義の中で与えられることなのだ。

皮肉なことに、それはまさしく社会モデルの強調するところである。障害をもつことは身体とはまったく関係がない。それは社会的な抑圧の帰結である。しかし、社会モデルは欠損が生理的身体に密接に関係づけられていることを否定しうるわけではない。実際、欠損は生理的身体の描写に過ぎない。

社会モデルは、病気の中にはその結果として障害をもたらすものがあるということを否定しない。医師は欠損とその結果に対処すべきだが、障害の問題については不得手である。医療やリハビリテーションの試み全般が、健常イデオロギーに基づいている。これは、つまり、障害者を健常な状態に戻すことだ。それが難しいときにも、基本的な目的は破棄されることがない。ゴールは可能な限り、健常に近い状態に戻すことである。従って、障害をもつ個人の苦痛という犠牲をどれほど払ったとしても、外科的介入や身体リハビリテーションを行うことになってしまう。

さらには、医療の専門家は、その権力と支配力により、あらゆる種類の医療職を自分たちのイメージに合わせて生み出している。物理療法士、作業療法士など。それぞれが自分自身の健常さの基準をもつ[16]。

このような考え方を受け入れるためには、大きな認識上の変化が必要である。マイクやその他の人たちにとって、脊髄損傷と共に生きるうえでの問題は主に、社会的なものである。それは、アクセスのないことや自立を得られないことに関係があり、肉体的な欠損とはほとんど関係がないのである。患者は肉体的な欠損と生きなくてはならないが、それに焦点をあてないように気をつけなくてはならない。彼らが求め、必要としているのは、他の人たちが働き、気晴らしをし、自由に移動をし、お金を払うのと同じように、もっと、そのような機会が欲しいということである[17]。

「なぜ障害者が他の人たちより低いクオリティ・オブ・ライフを経験するのかということについて可能な説明は二つある。一つは、障害はトラウマになるような身体的、心理的な効果を個人にもたらすので、正当なクオリティ・オブ・ライフを自分の努力で確保することができないというもの。もう一つは、障害者が直面する経済的・社会的障壁《バリア》がいたるところにあるために、自分自身の努力で正当なクオリティ・オブ・ライフを確保することができないというものだ[18]」。

一つ目は、マイクから見て、あまりにも分が悪いものだった。マルクス主義者のマイクにとって、産業化とともに到来した、非生産的な人々の疎外を反映している。

「僕の考えでは、障害のある人々が差別される主な理由は資本主義だ。それは生産という工業的なモードに直接結びついている。それは、特定の種類の身体を要請し、障害のある身体はその型に合わなかったのだ。そして、僕たちは労働力から除外されるようになり、そのことがあらゆる種類の問題を引き起こすようになった。そのことは僕たちが無能力者であって、寄与することができない存在と考えられることを意味した。僕たちの存在は社会問題となり、政府はこうした問題に答えることが必要になった。このような社会問題を道端に放っておくことはできない。そういうわけで政府はこの問題を施設という方法で解決しようとしたんだ。

障害のある人々は、他の人々への警告として施設に収容される。もし、あなたがフーコーが「規律・訓練《ディシプリン》」の制度と名付けたものに順応できなければ、あなたは施設に行きつくことになるだろう。そして施設は、施設の外でのどんなに貧しい暮らしよりも必ず質の落ちるクオリティ・オブ・ライフを提供するようにできている」。

午後の長い時間を共に過ごして、マイクは私にたくさんのことを考えさせてくれた。帰り道、彼は一冊の本と読書リストをくれた。駅まで歩き、舗装された道のでこぼこ、途切れることのないカーブ、駅に降りる階段、改札の回転式扉をやり過ごしながら、自分が車椅子に乗っていると想像した。いつもなら、何の気なしに、私は世界を通り過ぎていた。今、私にはアクセスにまつわる問題が理解でき、どれほど障害のある人々が疎外感を味わうか想像することができる。とはいえ、私にはそれが社会的な抑圧であると分かるためにはもう少し時間が必要なようだ。

第15章　エンパワメント

政治的で個人的なこと

マイクもスティーブンも、負傷に対してたいへん工夫して対応していた。マイクはそれが彼に起こった最高のことだと公言していた。一方、スティーブンは負傷によって以前よりよく人の気持ちが分かる人間になったという。彼らは自分の怪我を乗り越えて、障害をめぐる議論や脊髄損傷の人々だけでなくイギリスの障害ある人々すべての状況を改善するような社会政策に大きく貢献していった。彼らの異なるバックグラウンドはそれぞれが別の経路を取ったことに幾分かの影響を及ぼしている。

スティーブンは障害者運動に関わっていたが、政治家や政策を作る人々と部屋の中で過ごすほうが、街頭で抗議するよりも、実践的で活発になれると思った。このことによって彼は政治家に意見を聞いてもらい、大臣たちと昼食をとりながら話し合い、議会で彼の博士論文が引用されることにつながった。彼は個人的な問題から一般的な問題までを、いくつかの経験を元に論じ、法律と態度を変化させることを目指した。右派・左派いずれの政府に語りかけるにせよ、彼は懐柔的なスタイルと広義には資本主義的なスタンスでこのことを成し遂げた。彼は、長い目で見れば、自立して仕事をもった障害者は、福祉に依存した雇用を受けない障害者よりも費用がかからないことを彼らに知らしめたのである。

彼自身は自分の人格的な魅力と実際的な知識を利用し、革新的なところを見せず、政策決定者のお偉方や企業の部長に取次をする目下の人々に対して感じよく振る舞った。一度、重役会議室や閣議室へのアクセスを手にすると、彼の人格的な魅力や権威がものを言ったが、そこには開放的で革新的な着想が伴っていた。

スティーブンに障害者を助けるために一番良い方法を尋ねたとき、彼の最初の考えは、これは半ば冗談なのであるが、障害者手当をなくすことなのだった。国からのサポートを期待せず、頼みの綱をなくすことで、欠損にもかかわらず、障害者は働いて、できる限り自分の生活を支えていこうと期待するようになる。重要なことなのだが、手当がなくなると健常者は障害者のことを依存的と考えなくなると彼は思っている。スティーブンにとって復帰への道は雇用である。彼は自分自身の職業生活の大部分を、障害者が雇用を得られる方法を論じ、見つけることに費やしてきた。それは、ビジネスマンや政治家への障害啓発セミナーを通してであったり、雇用される見込みのある障害者に面接法や自尊心の向上を援助することであったり、アクセスしやすい建物や公共移動手段を建設する取り組みであったりした。その道程で、彼は生計を立て、家族を養い、作りあげた。

このことをルートヴィヒ・グットマン卿が聞けば喜んだに違いない。彼がストーク・マンデヴィル病院を設立したとき、彼の主な目的は「脊髄損傷によって麻痺を負い、希望も力も失った個人を納税者に変える」ことだった。

彼は説明しようとした。「こんなことを言うと、最初はひどく物質主義的に聞こえるかもしれませんが、実際のところ、これはリハビリテーションの究極の目的なのです。なぜなら、そのような人は誰の目でもまっすぐに見つめて「私はあなたと同じくらい、もしかしたらそれ以上に恵まれています。なぜなら私は、生涯にわたって車椅子に乗っているという条件の中で納税者になるために、最初に人間の条件の中で最大の悲劇を乗り越えてきたからです」と言えるからです[1]」。

グットマンの悲劇という言葉の使い方に注意してほしい。

マイクはスティーブンとは対照的に、むしろ外部で活動をした。彼は横断幕を掲げて路上で活動したわけではないが、自分たちの声に耳を傾けてもらうために結束することが必要だと確信して、ゆるやかな障害者運動、つまり様々な障害をもつ人々のグループに身を投じた。彼は自身の学問的な興味を実際の活動のために利用した。その著書『障害を理解する』で、このことを個人的な問題から政治的な問題への移行として描写している。マイクにとって、自分と同じあるいは自分と違う障害を抱えて、他の人から離れて生きている人たちは、自分自身を個人的あるいは悲劇的な見方でとらえる傾向がある。自分と同じあるいは自分と異なる障害をもつ人々に出会うことで障害の悲劇モデルがいかに不要で破壊的なものであるかを認識するようになる。障害をもつ他の人々とコミュニティを共有したという感覚によって、個人がそうでなければ得られなかった自尊心を得る。態度と法律が変えられるのであれば、法案作成者や社会全体に対して圧力をかけるには、それらの規制に頼るだけでよい。これは障害者だけができることである。社会モデルは必然的に医療の側の障害の悲劇モデルを避けることになる。それによって、悲劇モデルの結果から個人が解放され、変化が可能になるのである。

依存的であること

スティーブンもマイクも自立という概念を問い直した。スティーブンは自立とは何かワークショップでしばしば問いかけた。

「「私は自立しています」。これはどういう意味ですか。セミナーで私はよく代表者たちに聞きました。もし今日、ここに人に頼らずにやってきた人がいたら手を挙げてくださいとも言いました。誰もが手を挙げます。次に電車で来た人はと聞くと半分が手を挙げます。そこで私は尋ねます。「それで電車を作った人は何人いますか」

この話を通じて、彼らはその日を過ごすにも、電車の運転手、電車を作る人、線路を敷設する人、メンテナンス担当者、電気技師、それより以前に洋服や食糧を作る人のことも考慮に入れれば一〇〇万人近い人々の貢献を必要とすることにやがて気がつくのです。

私たちは皆、依存しているのです。脊髄損傷をもつ人も〔その点では〕他の人と変わりません。自立という概念は、自分自身のことを自分でするということですが、誤用されたり、単純化されすぎたりしていて、それが重大な害を及ぼすのです」。

マイクは同意した。「僕は自立と依存という考え方に賛成しない。我々は皆、相互に依存している。ある人は他の人に物理的に依存し、ある人は感情的に依存する。そうした関係について話すときに、〔自立か依存かの〕単一的な観点で話すことが役に立つとは思えない。我々には家族、友人、恋人、息子そして娘がいる。なぜ私たちは人々を他者に対する関係や彼らが何をしているかによって位置づけるのか」。

「最初の妻が去っていったとき、彼女は僕だけでなく二人の十代の子どもを置いていった。文献によれば、彼らは保護されることを必要とする若き介護者だ。現実には、彼らは僕のためには何もせず、それらはすべてパーソナルアシスタントによって行われた。時々夜遅くに帰ってくると、音楽がうるさくて、彼らは車に乗っている僕の声が聞こえないのです。それで僕の車椅子を引っ張りだそうとしてくれない。道端の人を呼び止めて、「ここに鍵がありますので、車椅子を取ってきてもらえませんか」と頼まなければならなかった。

子どもたちは物理的には僕に完全に依存していました。料金を支払って買い物をしてくれる人を僕が頼まなければ、彼らは飢え死にしていただろう。しかし、一人親のもとに残された若い人たちが介護者と見なされることがあると文献で読んだよ」。

スティーブンは多くの個人と共に働き、彼の著作を通して働きかけ、そのような出会いによって変化を起こす道を模索していたが、マイクは少なくとも理論的研究においてはそれほど個人に関心をもたなかった。彼は個人的な悲劇の理論が障害の問題を個別化してしまい、社会や経済構造を変えないままにしてしまう傾向があると言った。彼には、別の社会的なモデルが必要なのだった。

公と私

マイクもスティーブンも自分自身の身体欠損についてくどくどと述べることはなかった。スティーブンは自分の医療管理について述べることがあったが、個人的な詳細については語るところが少なかった。マイクは自分の身体欠損についてはほとんど語らなかった。公的な場所で働く人々には分かりやすい話だが、彼らはプライバシーを守る。けれども、それだけではなかった。もし、自分自身の神経学的欠損に焦点を当てると、問題を障害の社会的モデルへと拡張していこうとするときに、自らの身体的欠損に個人的な関心を払うことになってしまう。
マイクの『ガーディアン』紙の記事は、自らの状態に起因する毎日の不便さを絶え間ない挑戦だと感じている脊髄損傷をもつ女性から強い批判を受けた。マイクの記事はそれらをまったく無視しており、彼女にとってはほとんど理解不能なものだった。障害者で物書きでもあるジェニー・モリスがこの話題を取り上げている。

障害の社会モデルの中には、私たちの身体的な違いや動作の制限はすべて社会的につくられたものだと主張して私たち自身の身体経験を否定してしまう傾向がある。その一方で、環境の中の障壁《バリア》や社会の中の態度が決定的な部分であって、まさに私たちを無力化することがあり、身体的・知的な制限や病や死の個人的な経験を否定しさえすればよいのだと示唆してしまうこともある。(2)

リズ・グロウは私たちが身体的欠損の経験と障害の経験を統合する必要性を説いた。これまで、社会的モデルは両者の間に因果的な関係はないと強調してきた。「障害の運動が達成してきたのは私たちの身体と社会的状況の間の結び付きを断ち切って、障害の本当の原因つまり差別と偏見に照準を合わせたことでした。生物学に言及するならば、私たちが欠損に立ち向かうことは、障害が結局のところ身体的限界に関する問題であることを根拠として成り立つ抑圧者を脅かすものであるでしょう(3)」。
医学モデルの中で固められた障害についての見方を考慮すればマイク・オリバーやその他の人々が、なぜ社会モデルに注目して、人々を個人に基づくアプローチから引き離そうとしたのか十分想像がつく。必要なのは、状況を包括的にみる見方である。欠損と障害についての社会モデルについて語ってきた人たちがいるが、そのモデルの中では欠損の存在は否定されない。議論はアクセスや雇用、痛みや慢性病に関する保健といった医療問題を話題とする。これらのことは、個人を問題にするわけではなく、状況を悲劇的なものにするわけでもない。単に、あるいは人間的に、状況をありのまま認識しているだけである。障害をもった人々の経験の中には、社会モデルが簡単に当てはまらないという問題を示している事例は他にもたくさんある。視覚障害をもつサリー・フレンチはこう書いている。「視覚障害者として私が出会った様々な根の深い社会問題は、解読できない標識や警告音つきの十字路以上にはるかに私の人生を侵害したのだが、それらを全面的に社会的に作られたものであり、社会的なアクションにより修正可能だと考えるのは大変難しいことである。それらの問題の中には、私が人々を見分けることができず、非言語的なキューを読み取ったり、それを適切に発信したりすることができないことも含まれる」。

彼女は続けた。

これらの問題が社会的に課された規制だと考えることに強くこだわる障害者と話しているとき、私は身体欠損について話しているのであって障害について話しているのではないということか、あるいは、また私が述べている問題は視覚がないこととはまったく関係がなく、実際、問題は物理的・社会的な環境の中という「外側」に存在しているのだということか、そのどちらかをやんわりと思い知らされる。私の定義が間違っていると言われたので、議論を早々と終わらせようと思う。私の経験は区分けされていて、その経験が何であり、考慮に値するものか否かを判断する他者がいるのである。このことが隔離と疎外の感覚を起こさせる(4)。

このようなことが障害者運動の中で起こるとすれば、健常者に対してはもっと起こりやすくなる。社会的な抑圧のために障害が起こるのだということが、戦闘的なグループによってたびたび主張されると緊張が生まれ、社会的合意に至るのに最善の道とは言えない。障害者運動の中にいたある人は、たまたま非常に急進的な運動家――「障害者問題のテロリスト」――の後に運動をすることになって、政策立案者、雇用者、建築家と障害者の間の関係にできたダメージを修復しなくてはならなかったことを語ってくれた。誰しもあなたは間違っているとか、あなたの見方が単純すぎるとか、あなたの不作為が他者を抑圧しているなどとは言われたくないものだ。例によってマイク・オリバーはこのような罠に気づいていた。私は彼にあまり対決的でない方法がないか訊いたことがあった。これまでの歴史の中で、障害者が団結して自分自身の問題を戦うようになるまでは進歩が少なかった。結局のところ、障害者の要求は大げさなものではない。「障害者の要求する議事録を見たら、彼らは何ら変わったものは要求していないんだ。彼らはあなたが持っているものを欲しいだけだよ」。

私は障害者が運動に関わっていると見なされたら、その人は変わっていると見なされるのではないか、そして「外部」という場所から物事を要求したら、つまり「私たちとは違う人」と見なされてしまったら、その主張の正当性が薄れるのではないかとまだ心配していた。私たちは、障害者のことを健常者と同じであるかのように見てはならないし、彼らは健常者以上の要求があるのではなかったか。そのような前提の延長で、私は障害のニーズをもった個人の観点に立った統合的なアプローチを論じようとしていた。

マイクは納得していなかった。「そうだね。しかし、過去に私たち障害者が自由なポジションをもっていたことがあるだろうか。経済的・政治的な統制力をもっているのはつねに白人中産階級だった。社会主に値する道のりではないのだ」。

義に移行してやっと、私たちは全員、人間になれたんだ。僕の論点は、資本主義では我々はその状態に至ることができないということだ。なぜなら、資本主義は上層の人と下層の人を必要とする。そして、人々の上にのし上がり、人々を蹴落とすことによってしか上層に上る方法がないのだとしたら、それは旅するに値する道のりではないのだ」。

多くの部分が、余裕のある人々が少数者のニーズにどれだけ耳を傾け、それに合わせて変わる覚悟があるかに依存するのだと私は思う。この観点からすれば、その障害への視点や社会的モデルは意味あるところだ。しかし障害者が自分の欠損を認めず、障害の公的な認知を受けることができなければ、これも障害者にとって問題になる。ジェニー・モリスは書いている。「社会が偏見をもち、障害に起因するニーズを満たすことに失敗しているせいで障害者を無能力化している、と私たちは主張することができる。しかし障害の個人的な経験を否定することは、最終的に私たちを抑圧することに結びつく[5]」。

もし障害者が社会的なものだけを強調し、個人的な身体欠損を私的なものにして、その身体的欠損の帰結としての彼らのニーズは満たされないかもしれず、あるいは計画の外に放置されるかもしれない。彼らの障害を外部化・社会化しすぎれば、彼ら障害者の他の問題を見落とすリスクがある。

これは複雑な問題であり、障害と欠損の関係が曖昧であることが問題をさらに複雑にしている。様々な障害を抱えた人とそれ以外の人の間のバランスが求められるために複雑な問題である。車椅子で生活している脊髄損傷患者は、よいアクセスや障害対応のコンピューターなどによって、職場から行動不可能性を取り除くことができる。しかし、そのような適応のための工夫は、視覚の問題をもつ人たちにとっては使いにくいものになる。このような適応のための工夫には時間も費用もかかる。職場が車椅子の誰かのために改良されたら、そのせいで今度は六本足の健常者には不便になるかもしれない。

フレンチの言葉を借りれば、「少数のマイノリティ・グループの行動不可能性をなくすために、世界を変容させることがたとえ可能だったとしても、そのことによって、その社会集団の残りの人々が行動不可能になる危険性はないだろうか」ということだ。

社会的合意か衝突か。さりげなく、巧妙な誘いかけによって、スティーブン・ダックワースは数年かけて様々なレベルの政治家たちを説得・懐柔し、会議を利用して、障害をもつ人々の要求を伝えた。パーソナルアシスタントや自立生活、建築環境や公共移動手段の変更のための経済支援の必要性を否定はしなかったが、社会全体が障害者の社会への統合からどのような利益を受けるかを少しずつ説明してきた。それは人間的な観点からもそうなのだが、障害をもつ多くの人々が有用なスキルをもっているからでもある。盲目の学者であるジョン・ホールは、自分がいかに委員会に適任か話してくれた。外の天気や反対側に座っている女性の足に気を散らすこともないからだ。スティーブンは障害をもつ人々がどれほど有能で、そのことがどれほど職場で大きな価値になり得るかということを重要な論点にしていた。

それとは対照的に、マイク・オリバーはマルクス主義左派の障害研究学の教授で、過去には、サッチャー政権下の厚生大臣に対して、手当を期待した依存状態を避ける必要性を進言したことがあった。これまで、単一の答えはなかったし、それぞれが異なる協議事項をもっていたが、スティーブンとマイクはお互いに補い合ってきた。

私は二人の活動を正反対の視点と方法の例として注目してきた。しかし、彼らの明らかに対立する見方は重なり合い、共存さえする。この点で障害者運動は異なる見方と議論がたくさんある他の政治グループとなんら変わらない。ジャーナリストで対麻痺のジョン・ホッケンベリーは自分の障害者運動の経験とそのパラドクスを以下のように語っている。

あなたは私のこの状況の原因を作っていると思って罪悪感を感じる必要はない。……〔しかし〕空港の男性用トイレの車椅子用個室で身動きが取れなくなっているところで、私があなたに声をかけたときには、罪悪感を感じ、へつらったり悔いたりしていただかなくてはならない。私はまるで私がこの状況の原因を作ったかのように思い、社会から見放されて当然だと感じている。……私は施しを求めているポスター・ボーイ〔募金などの目的でポスターに写真が使われる病気などで苦しんでいる子どもたちのこと〕だ。……私は計り知れない「勇気」をもっている。その勇気は、私や何人かのヤツ以外の誰にとっても明白なことだ。私は否認しているのだ。私は自分の障害を受け入れ、私自身の中に至高の真実の宝庫を見出した。私は自分の障害を認めることができない。そして私が気づいている唯一のことは私の人生は最低であり、周りの人がそれをさらに悪くしているということだ。私は障害者人権運動の一部になっている。私は売り出し中のテレビスター志望で他の奴らに背を向けたメディアの嫌われ者なのだ。

私はアメリカ障害者法に感謝している。それはこの国の公民運動の新しい時代を開いてくれた。アメリカ障害者法はこの四半世紀で最も役立たずで空疎で施行できない法だ。……

私は障害者のコミュニティはタフで、妥協のない活動家たちの団体だと思う。私は障害者のコミュニティとは、テレソン〔基金募集のためなどの長時間テレビ番組〕に出られるような革命を売り出したくて仕方のない、うるさくて、相互に疑心暗鬼なピエロたちの中傷好きの集団だと思う。

こんなことを言うのは私が皆さんと思いを共有したいからだ。皆さんに私の経験を理解していただいて、一緒に私たちのあいだの溝に橋をかけていただきたいからだ。私のことを放っておいてほしいのだ。皆さんが私について思われることはすべて正しい。〔と同時に〕皆さんが私について思われることはす

べて間違いなのだ。(6)

障害の政治は、他の政治と同様、個人とアイディアに、そして運動とお金に左右される。しかし、否定できないことは、様々な障害をもつ人が結集の努力をしたことで、障害者の生活と仕事の条件はこの三〇年あまりで改善されたということだ。長年続いた施設のケアを離れ、自分の生活のコントロールを取り戻し、自立して生活し働くようになったのだから。多くのことが達成されたのは称賛すべきことだが、欠損をもつ人々が、その他の私たちが当然のものと受け止めているチャンスを享受することを可能にするためには、まだまだ莫大な量の仕事が残っている。

スティグマ

多くの障害学の文献は、社会学的枠組みを採用しているが、これには理由がある。身体欠損に照準を合わせた古い医学モデルを克服しようとしているのだ。スティグマに端を発するダーウィン主義のいかなる概念もそこには見当たらない。自然淘汰の過酷な世界においては、障害に結び付く身体的欠陥がいかに淘汰されていくか、たやすく理解できる（もちろん、集団の中での差異はやはり必要なのだが）。そして、私たちはあるタイプの差異に対する偏見を育ててきたわけだ。

オリバーは障害が常にハンディと見なされたわけではないという人類学的データを引用している。しかし、それが例外的なものだったかどうかは定かではない。(7) たとえば、変わった顔は健康状態の良くないことと関連づけられるかもしれず、生殖するうえでの適応を狭める。そのことがあまり魅力的に見えないことを説明するかもしれない根拠がある。

マイク・オリバーにとって、そのような考え方は過去のものである。「僕から見ればダーウィンは段階理論論者だ。僕にはあらゆる段階理論がしっくりこない。僕はマルクスに回帰する。僕は我々のスティグマの出所が生物的差異にあるとは思わない。僕はこの問題を別のやり方で解釈したいんだ。ある文化やある時代では障害のある人にスティグマは貼られない。だから、これを解釈するには別のメカニズムが必要なんだ」。

生物学的差異ではなく、彼は工業化にスティグマの起源を見る。〔工業化によって〕労働はより組織化され、物を生産するために労働者たちがより体制に順応することが必要になった。いかなる理由であれ、働けない人々は辺縁に追いやられ、スティグマを付与される。社会がもっと農業化されていて、生産の必要性に圧されることが少なければ、障害のある人々へのスティグマ化はもっと少なかったかもしれない。

このような視点に対して、不必要に問題の原因を狭めているという印象をもつ人もいるかもしれない。様々な障害をもつ人々には不可能な、主に手を使う仕事が数多くあるが、そのようなことは工業化以前からよくあることだった。本当の農業社会は、移住する狩猟社会と比べて、身体障害者を支えることができたかもしれないが、精神薄弱者に対しては厳しい社会であったかもしれない。顔に形成的問題を抱える人はいたるところで、偏見とスティグマに会う。不運なことに身体欠損をもたないときでも。スティグマに対する生物学的深度を否定することは、議論を前進させるうえで最善の方法ではないかもしれないが、それでも、ネオ・ダーウィニズムのルールだけに固執してスティグマを論じようとは誰も思わないだろう。

マイクの事例を支持して述べるなら、欠損をもつ人々を辺縁に押しやる合理的理由はほとんどない。ホワイトカラーの仕事をして、コンピューターその他の装置を利用すれば、脊髄損傷の患者が健常者にひけを取らない職種の幅は増えつつある。そしてスティーブン・ダックワースは将来の雇用主に対して、障害者が優良な働き手になると語ってやまなかった。なぜならば、彼らは有能で機知に富み、他者とそのニーズに合わせることができるからである。彼らは自分の生活の中で大きな変化を乗り越えてきたので、職場でも変化に対応する力がある。スティーブンもマイクも障害者の一人として、このことを政府に、健常者に、そしてそれと同時に欠損をもつ人々にも示そうとしてきた。

「大いなる着想」が障害の問題を、個人の欠損から環境と社会の問題へと動かした。これまで私たちが見てきたように神経学的欠損と障害の関係をどう定義するかという問題はここ数年、障害者運動の中で議論されてきた。様々な欠損、障害、ニーズそして感情をもつ人々をよりよく援助していくにはどうすればよいかは、健康問題であると同時に政治問題にもなりつつある。私たちはこれらのいくつかの問題に風穴が開けられることを望むばかりである。

次の最後の二つの物語は、二人の若い男性についてのものである。一人は十代で、もう一人は二〇代の終わりに四肢麻痺になった。どちらも負傷して十年余りが経過した。これらの話はさほどドラマチックには見えないかもしれないが、それは世間で成功と評される人生の中断の度合いが、他と比較して少ないことによる。これは彼らの負傷が深刻ではないからではなく、病院で過ごした期間がトラウマをもたらすものでなかったからでもない。彼らが回復して、しっかりと自立を獲得できたからだ。その理由のある部分は、彼らが先駆者から受け継ぎ利用している四肢麻痺のあり方や手段の変化であるが、彼らが彼ら自身の中にもっていた何かによってでもある。

第Ⅶ部　継続

第16章　私であるために

ハッピーアワーの前に

トニーの父はドアの前で私に会った。トニーは起きるのが遅れたので、トニーが入ってくるまで私は座って犬と話をした。とても賢い犬でジャックと呼ばれていた。彼は三〇代半ばで、椅子に座って、前方に腕を投げ出していた。彼は目の前に置かれた杖を使って前進したが、それはちょっとボブ・ディランのハーモニカのようだった。

「それは一九九二年八月二六日のお茶の時間の頃でした。私はマジョルカで休暇を取っていて、失敗をしたのです。それは私が何年も泳いでいたプールの端の浅いところでした。私はそこに潜り、そうなったのです。私は何が起こったのか全然分かりませんでした。それはハッピーアワーになる前のことだったので、私はお酒を飲んではいませんでした。人々に囲まれてプールサイドで意識を取り戻すまでのことを私は何も思い出すことができません。何か、胸騒ぎがしたので、何か大変深刻なことが起こったのだと即座に分かりました。

　身体中が、気が狂いそうなほど騒がしく、まるで本当に自分が自分の身体から離れていくように感じました。何かとても深刻なことが起こったとき、人々はこのように感じるものだという大げさに考える人がいるのを知っていますが、まさしく心さわぐ感覚のせいでそれは本当にそのように感じられたのです。人々が救急車を呼ぶために叫んでいました。誰かが「動くな」と言ったので、私は動きませんでした。私は水の上に横たわっていて、誰かが私に気づいて、水から私を助け出してくれました。ガールフレンドはパニックになっていました。そうして救急車が到着して、私は普通の首巻きを装着されて病院へと急行したのでした。

　それはとても〔記憶の〕とても薄ぼんやりとした時間でした。私はマジョルカで牽引をされてベッドに横たわっていました。素晴らしい病院で、日焼け止めオイルの香りがしました。ヤシの木の先端が見えて航空機が着陸するのが聞こえました。自分自身に向かって「何をしてしまったのだろうか」と考えたものです。こんなことにちょうどよいときなどというものがあるとすれば、私はちょうど良いときを選んでケガをしました。バルセロナのガットマンセンターで脊椎損傷会議が開かれていたからです」。

　私はそのときそこにいて発表をしていたと言った。それはオリンピックの直後でパラリンピックもちょうど開催されていた。私はそこで視覚に障害がある男性の一〇〇メートル決勝戦を見たのだった。

「だからあなたが会議にいたとき、私は牽引をされていたのです。バルセロナからある人が飛行機で派遣されてきて、私をその場で即座に治療することを決めました。私は完全にC4を折っていました。首を折ったらどんな帰結を迎えるのか私はまったく知りませんでした。私に関する限り、首を折ったときには死ぬんだと思っていました。私は他の人と同様、車椅子の人々についてある程度の理解はしていましたが、それは生まれつきや突然の病気のような状態だと思っていました。

私は二七歳で、火事や水漏れの修理の仕事を扱う会社の男性と提携関係にありました。それはとても良い仕事でビジネスとしても素晴らしく、設立して十年以上が経過していました。私たちはとても満足していました。

その手術〔治療〕は怪我の後に五～六回行われていました。そのとき私のガールフレンドは、私が救急航空機ですぐに戻ってくるだろうと考えて、私より先に予定通りの便で行ってしまったのです。しかしチャーターされた航空機は三日間到着しなかったので、私はその三日間を自分だけで過ごしました。おそらく私が思い出すかぎり、最も困難な時期です。私は何も動かせませんでした。そのときは、気管切開をしていませんでした。どこへ行くのも管と道具を口の中に直接差し込んでいる状態でした。私は少しスペイン語を話すことができましたが、管がのどにあっていずれにせよ話せなかったのです。私は恐ろしく抵抗できないほどの孤独感を感じました。本当に誰か一緒にいることもできたはずでした。しかし私たちはすぐに英国に戻って十日間ソールズベリーで集中治療をしてオッドストックに行きました」。

料理番組

「英国に帰ると集中治療室の看護師たちは素晴らしかったです。私たちはたくさん楽しんだのです。私が管をつけられていた十日間や様々な処置の後でさえそうでした。私たちはシャンパンのボトルやジントニックの何杯かにありつくことさえできました」。

たくさん楽しんだと聞いて私は考え込んだ。トニーはＣ４以下の運動と感覚を失ってしまったのであり、肩をすくめる以上のことはできない。彼は腕を動かす事さえできない。しかし、彼はまだ集中治療をしていた時期の楽しみを語った。

「私はとても幸福でした。事故直後から今日まで受けたケアは、私に供されたインフラも含めて特筆すべきものでした。私がオールド・ソールズベリー王立病院の集中治療室に戻ってきたとき、家族がそこで待っていました。それは彼らにとっても私にとってもまさに感情の面での悪夢でした。家族のもとに帰ると嬉しくて、親しい人がそばにいることの大切さを意識させられます。

私はそこに数週間いて、それから脊椎部門から来たコンサルタントが現状と今後について、いくらか話してくれました。その頃、私は〔気管〕切開をしていたので、話す事ができず、言いたい事を心にためていました。しかし、彼は私が何を言おうとしているか分かっていました。彼は言いました。「まだ事故後間もないので、これが絶対という最低のラインを示すことはできませんが、何百メートルも走ることはないでしょう」。私は彼の意味することを理解しました。

彼は素晴らしいコンサルタントでした。いつも部屋を手入れしていてペンキのシミのついたジャンパーをきていました。私はあの方を尊敬しています。彼は毎日きてくれました。それがどれだけ大切なことか彼は気づいていなかったでしょう。しかし，当時、私にはとても大切なことでした。彼はとてもさりげなく振る舞っていましたが、水面下で起こっていることをよく分かっていました。

その後、私は三マイル離れた、オッドストックにある脊椎ユニットに行きました。私は床ずれのアザができてしまって、それはちょうどテニスボールの大きさでしたが、それでそこに長くいました。私はそこで皮膚弁を移植しなければならず、さらに三ヶ月ベッドにいました。それはベッドから起き上がる半年前のことでした。私はたくさんのテレビを見ました。人生であれほどたくさんの料理番組を見たことはありません。

私は最初から非常に幸運でした。誰に言われたわけでもなく自分自身の気持ちとして、人生をありのままに受け入れるところがあると思います。私には怒りを感じる理由がありませんでした。それは自分で起こした事故でしたから。自分に怒りを向けたこともありません。単に馬鹿だな、と。

最初は喪失感をまったく感じませんでした。当時は腕や指が多分動くようになるだろうと思っていたのです。私は自分の状況を絶えず再評価していました。そこには若い人たちがいて、私たちはよく打ち解けました。私はそこで一番長くベッドにいました。となりのベッドにいた人は十七歳でした。彼に対して私は深く感じるところがありました。彼は四肢麻痺でした。起き上がると、彼は私のところにやってきて、私たちは何時間も話をしたものです。

私たちはこれ以上動くことができるようになるか、何かが起こるのだろうかと話をしたものでした。そして話はガールフレンド、世間で起こっていること、これまでしてきたこと、どんな仕事をしたのか、と続きました。私たちは自分たちの前で起こっていることに本当に立ち向かってはいなかったのです」。

他の人たちについてあれほどすぐに関心をもてるということは注目すべきことだった。これは普通にはないことなので、スタッフたちは彼が否認に陥っていて、その結果、抑うつ状態になるかもしれないと心配していた。そんなことは起こらなかった。ただ、一晩、彼がたしかにパニックに陥ったことがあったが。

「入って来て間もないときは、看護師デスクのそばに置かれます。そして、ゆっくりと、重症度が下がってくると、デスクから離れていくのです。その夜、私は目覚めて、ブザーを取ろうとしました。看護師さんを呼ぶための〔ブザーの付いた〕コードです。それをしていたときに、コードが飛び出して床の上に落ちました。私は気管をつけていて吸引が必要でした。胸は啖で一杯になっていました。私はありきたりなことを思いました。地獄のような道をはるばるやってきて、これから溺死しようとしているんだと。もちろん私ができることは何もありませんでした。もがけばもがくほど、胸の中で液体があふれそうでした。たまたま反対側にいた男性の一人が気づいて言いました。「トニー、大丈夫か？」と。私は「どうやって返事をしろって言うんだよ。話せないのに」と言いたい気持ちでした。彼は言いました。「トニー、もし大丈夫じゃなかったら、ちょっと首を動かしてみろ」。私は動き、彼はただちに私に問題があると悟りました。彼はブザーを鳴らし、看護師が来ました。かなりぎりぎりのところでした。

私は何ヶ月も話していませんでしたが、病院が気管切開術から私を解放してくれて、私は再び話し始めました。信じられないことでした。ジェスチャーも使わず、口をまったく動かさず、話すこともできないときに、意思疎通をするのがどれほど難しいか、皆さんには分からないでしょう。しかし、それでも私は何とか話をしました。しばしば、私が何を言っているのか分からない人がいて、しかし車椅子に乗った仲間の一人は分かりました。それで私は彼に向かって話をし、彼がその人に何を言っているのか教えるのです。それはとても楽しい経験でした。

私は呼吸援助装置を徐々に外されていきました。これはとても疲れることでした。なぜなら、突然、横隔膜がすべてをやらねばならないからです。四肢麻痺でとても疲れやすい人は相当多く、本を読んでいても、気づいたら眠ってしまっていたり、集中できなかったりします。病院では四肢麻痺の患者さんに少量の酸素マスクを夜に付けることもあります。やってみた人は皆、目が覚めて意識もはっきりするので信じられないくらいです」。

その後、彼は忘れることのできない一夜を過ごした。

「何が起こったのか、まったく分かりません。これまで経験した中で最悪の夜でした。まったく心理的なものでした。そうだったに違いありません。非常に不安になってしまったのです。かなり夜遅くのことで、私はどんどん不安になっていきました。きっと「見ろ。おまえは動いていない。今後、動くこともない」と言っていたのは私の身体で、私の脳では私は動きたいと思っていたのです。最終的には私は叫ぶこともできないと思う悪夢を見ました。たとえ叫んでも空気孔から空気がもれるので何の音もしないのです。私は看護師を呼んで、誰か来てそばに座っていてくれる人が必要だと言いました。理由は分かりませんが、たしかに必要だったのです。夜は更けていって、何度も看護師さんたちが見に来てくれました。まさに不安に戦慄する気持ちでした」。

面白いことにトニーはこの不安が身体や胃腸の中で起こったというよりは頭の中で起こったと覚えている。「その緊張は、おそれおののくような心の緊張です。感じることすべてがそうなのですが、ちょうどいいバタフライ型の留め金が外れているような感じです。私はその日、これまでの人生で経験したことのない不安を感じました。だから身体があることでその感じがもっとひどくなるのだったら、あの夜、身体は欲しくありませんでした。

不安発作はその夜中続きました。翌日になってもまだ治まりませんでした。それで私はそのことを看護師に話しました。彼女は私たちにできることは何もないけれど、ナイジェル〔臨床心理士〕を呼びます、と言いました。彼は会いに来てくれましたが、そのときには私は完全に疲れきっていました。私は不安でしたが、何について不安なのか分かりませんでした。それでそこから抜け出すことができないのでした。たとえ叫んでもまったく音は出ないので、私は叫びたいだけ叫びました。しかし、それがどうだというわけではありません。私は本当に疲れていました。

それでナイジェルが到着したとき、彼は言いました。「話がしたいですか」。私は言いました。「いいえ。

あなたに望むのは、ただそこにいて欲しいということです」。そして私は眠りに落ちました。一時間半後に目覚めて彼はまだそこにいました。そのことに大きな敬意を感じます。彼は言いました。「気分はどうですか」。私は言いました。「あんな夜を経験したとは信じられません」。彼は言いました。「何か話したいですか」。私は言いました。「何を話せばいいのか分かりません」。なぜかは分かりませんでした。起こったことについて私は大きな心理的打撃を受けてはいませんでした。それは二度と起こることがなく、そんなわけで、なぜだったのか本当に分かりません」。

自律神経異常反射

六ヶ月後、病院はトニーが上体を起こして座ることを回復できるように傾斜テーブルに置いた。毎日、少しずつ彼は垂直になっていくのだ。長い間、水平状態にあったので、問題に直面することも不思議ではなかった。

「すぐに私は頭が軽いと感じるようになりました。血液が頭から出ていったからです。そして、私は自律神経異常反射と呼ばれる素晴らしい出来事に誘われていったのです。それについて聞いたことはありました。しかし、あんな感じがするものだとはまだ知りませんでした。あとでそれを知ることになるわけです。ある日、私は垂直になりました。そして皆が「どんな感じがする」と聞いていました。私は言いました。「ここにくくりつけられたハンニバル・レクター〔映画『羊たちの沈黙』でアンソニー・ホプキンスが演じた精神科医にして連続猟奇殺人犯〕のような気分だ」。そして次に突然、おそるべきしっぺ返しとともにそれは始まりました。あの頭痛は急速にやってきました。そして私は「何かが変だ」と言いました。彼らは病院は私の肌の斑点を見ていて、誰かが言いました。「いいでしょう。彼をおろしてあげましょう」。傾斜のレベルを下げられるにつれて、自律神経異常反射は発汗とともに中断し、熱っぽく感じ、次に頭痛がすべてを圧倒しました。

何分間も継続して物を見ることができませんでした［脳のある部分の血流不足による］。あれほどひどいものはそれ以降、一度も経験していません。何を考えればよいのか分かりませんでした。実際のところ、ものを考えることができませんでした。頭の中で何かがブーンと鳴っているのはひどいものでした。明らかに血圧計は振り切れていましたが、私たちはそれが何によるものだったのか、分かりません。普通のカテーテル中断ではありませんでした。再び横になったとき、それは本当に何らかの状態に戻るようになる前のよいときだったのだと分かりました。手足はまだ凍え付くようでした。もし私の手を触ったら、まるで冷凍庫から出したばかりのようだったでしょう。

私は血圧を下げるための薬をもらいました。不運にもそれ以来、私は神経過敏になってしまいました。私は七日間で三二回発作を起こしました。絶対に私を洗ってはいけないのです。とくに鼠径部のまわりは。そのあたりから発作が始まるからです。とうとう、「私を放っておいて下さい」と言いました。

頭痛は嫌いでした。本当に痛くて、その前にも後にもあんなひどい頭痛を経験したことがありません。数週間続いたあと、幸運にも頭痛は鳴りをひそめていきました」。

十点満点

「次に私は神経根痛を経験しました。それは数ヶ月後に醜い首をもたげてきたのです。私はある日、おかしな感じがして目が覚めました。動くことも何かを感じることもできないのですが、手がおかしな感じでした。私のスネや手足や鼠径部そして時々はお腹も。私は足に痛みを感じ何かがおかしいと思ったのです。それで看護師さんに来てもらいました。何か本当に悪いところが無ければ、看護師さんたちを煩わせたくありませんでした。一人がやってきて、すべて順調のように見えると言いました。それで私はコンサルタントの一人が必要でした。彼は神経根痛について説明しました。それはとても強いもので、人を疲労させるほど強いのです。そして私の目には涙が溢れました。

それは気を動転させるような痛みで、痛みをどうにかするために身体を動かせないだけになおさらそうでした。私のその痛みの虜でした。それは衝撃的な射抜くような感じでした。手の中で歯ぎしりをさせられるのです。特に爪のあたりにまるで誰かが乗っているようでした。この呪いに輪をかけているのは自分で場所を感じることのできないところに痛みがあることでした。鼠径部、臀部、脛、足そして手です。いつも同じ場所でした。眠りは途切れ途切れでした。日中の痛みによる疲れで大部分の時間はどんなことでも気晴らしになるのでした。人々と話すことでも、テレビを見ることでも何でも。『隣人たち』〔オーストラリアで制作され、英国でも人気のあったソープオペラ（昼のTVドラマ）番組〕を見ると気分が悪くなりました。

その頃には私は自分の環境に慣れていて、人々を〔自分の側に〕引き込んでいました。六ヶ月もベッドにいたら、何か刺激が必要です。通り過ぎる人であれば誰にでもおしゃべりをしてもらいました。自分についてではなく相手についての直接的質問をしました。人は私に興味があるわけではありません。「ご家族はいかがですか」などと尋ねて会話を引き出しました。それは痛みから気を紛らせるのに役立ちました。けれども非常に痛みの激しい日もありました。毛布をひっぱってきてそれにくるまり、できるだけ温かくしてみました。私は少し内向的になりました。本当によくあることです。

薬は効きませんでした。私はビールを一杯飲んで、なんてほっとするんだろうと思ったのを覚えています。ベッドの上に居ながら、階下のクリスマスパーティに本当に行きたかったのですが、パーティに出ている妹は私がそんな気持ちでいるとは思っていませんでした。私は言いました。「エレベーターがある。これがベッドで、ベッドはエレベーターに入る。行こう」。彼女は態度を軟化させ、私はビールを何杯か飲みました。しばらく自分から離れて社交的になってみるのは良いことです。上の階に何もかも、パイプも管も騒音も置いて、きらめくライトを見つめ、何杯かビールを飲むのです。それは痛みを和らげましたが、だからといって毎晩飲むわけではありません。私はそれ〔痛み〕に慣れるか、何か他の方法で痛み中毒にならなくてはいけないと分かっていました。

それはとても難しいことです。なぜなら友人と出かけるとき、誰も愚痴をこぼしたり嘆いたりしたくはないものです。私が痛みをコントロールすることはとても大切です。それなので、友人と出かけるとき、それが襲ってこないようにします。しかし状態が悪いときには、ゆっくりして室内にとどまりくつろぎます。そうするしかないからです。こうして慣れるのです。

落下傘兵だった若い男性がいて、本当に強い人でしたが、至近距離で誤射されたのです。彼はひどい神経根痛になりました。私は車椅子で彼のベッドに近づき、彼が叫んでいる間、そこにいて言いました。「私もいくらかそれを経験したんだ。看護師たちはどうすることもできない。何の手だてもないんだ。それは本当に辛い。けれども、だんだん、それに慣れて対処する方法が見つかる。もし調子の悪い日があれば内にこもってあたたかくして、頑張りすぎないように」。どのみち、それがあなたにできるすべてのことなのです。

それは数ヶ月の間、十段階評価の十の痛みなのですが、有難いことにこの何年かのうちに十点満点をつけた記憶がありません。悪い状態のときでも、そこそこ五か六です。今もそれは長く続いている違和感よりちょっと上のものです。あれほど強烈な状態にあったものがなくなる、勢いを弱めるということは天国です。あの手の痛みがあるというのはとても疲れることです。とくにそれを見せないようにするときには。会社に戻って働き始めたとき、そこに入って自分が感じている痛みについて話し始めることはできませんでした。けして、それには触れませんでした」。

私はグットマンの医師がまったく痛みについては触れなかったことを話した。それは彼が最もよい対処法は気をそらすことだと考えていたからだと思う。たしかに、効果のある処置はまったくない。全体的に考えてみても、いまだにない。

「あの当時から、状況も改善しました。私はあの痛みを黙ってやりすごすべきだと今は思いません。それを話題にして、人々が自分は一人ではないと思えるようになるべきです。他の人と分かち合うことができればそんなに悪くないのです。とにかく人に対して無愛想になってはいけません。

たとえば、痛みは、数日、排便行為をしなければ起こりません。時々、それが痛みを引き起こすことがあるのです。それは苛立たしいものです。なぜ、自分が不機嫌になってしまうのか、どうしてそれをコントロールできないのか分かりません。それは、けっして、その人の性格の問題ではなく、この問題が痛みそのもの以上に嫌でした。本当に激しく痛いときには安全な状態でベッドにいることが大切です。そうすれば大失態をしでかすはずはありません。その痛みがそこにないようにふるまう必要はありません」。

違和感と私

「そうはいっても何の違和感も欲しくないわけではありません。それは私の身体の中にアイデンティティの感覚を与えます。私は今でも私の身体を全体として見ています。ただ動きがないだけです。私はジャガイモの袋にのっかった頭ではないのです。身体がそこにあると私は分かります。その感覚が好きです。そこに身体が見えて、それが今もなお私で、私は今もなお全体としてその身体なのです。多くの人々が四肢麻痺の太鼓腹になり、それを気にしていることを私は知っています。自分自身を美的な意味でどう見るかということは大きな変化で、とても重要なことです。しかし私は一日の終わりにいつも言うのです。私は動くことができない。それでも私は私だ。身体も何もかも、と。

たとえば車椅子。どんな車椅子を持とうかと若者たちが集まって相談をしています。光沢のあるもの、フレームの軽いもの、スポーティな見かけのナンバー。電動車椅子についても違いはありません。それは車を買うようなものですが、それはあなたの一部分なので実際はそれ以上なのです。しかし、そこに座っている自分自身をどう見るかが非常に重要です。私が車椅子に乗っているとき私はとても快適で、私がどう見えてそれに乗っている私がどんな感じであるかについて審美的にも満足しています。

私は自分のことを家族のように世話してくれる人々が好きです。私は自分自身で彼らを雇っていて、あらゆる年齢の人がいます。しかし私たち〔ケアグループ〕が私を車椅子に乗せて世話するようになったころ、私は見た目をよくしていることが大切だと言いました。ズボンの裾が靴から六インチ〔約十五センチメートル〕も離れているのは嫌です。ただ、そうあって欲しいのです。この点、彼らは素晴らしいのです。これは神経質なことではありません。自分のために自然としてしまうことです。しかし、私は自分ではできませんから、代わりにしてもらうよう頼まなくてはいけません。外出したときに、私が気持ちの良い恰好をしていれば見た人も気分が良くなります。それはミーティングに行ったときに自分の服装のせいで気おくれしたりしないということです。今も昔もそんなことはなかったと思います」。

ベッドから出るや否や、トニーはあたりを見回し、他の人の中の自分の位置を考えてみた。彼はすぐに自分次第だと判断した。人々は彼がうまく対処していると驚いたが、たいしたことではなかった。「一人の男性が脊椎部門にいました。橋から身を投げたのです。彼は深刻な精神衛生上の問題も抱えていました。誰も好き好んで橋から身投げはしません。ある日、私は車椅子に座って、三、四人の他の人たちとナースデスクのそばにいました。主に片麻痺の人たちでした。彼が通り過ぎ、廊下を下って行きました。誰かが言いました。「彼は自分がどれだけ幸運か分かっていない。トニーと同じような状態になれるかもしれないのに」。私は言いました。「うん、それは的を完全に外している。私は彼よりずっと良い状況にいる。彼はあなたには見えない何かを抱えている。橋から身を投げたんだよ」」。

立っていること

身体を起こしていることとその重要性について私は尋ねた。フレームの助けを借りてでも理想的に言えば自分自身で立つ、ということについて聞きたかった。しかし、それをトニーは別の質問として受け取った。「身体を起こしているのは好きです。多分時間があったからでしょう。発症した後で、肌にアザができてしまって、三、四年寝たり起きたりしなくてはなりませんでした。友人たちと夏に出かけた日々を懐かしんでいました。それは本当に大変な負担でした。それなので横になっているというアイディアはぐっとこないのです。夕方にくつろいでいたり、疲れているときにそれが心地よいというのは別にしても。ベッドに寝ていると周りに人がいても同じではないのです。きちんと対話ができません」。

トニーの言う身体を起こした姿勢とは車椅子に座ることで私の言う身体を起こす姿勢とはまったく違う。

彼は立つということなど考えてもいない。私はもう一度聞いた。

「文字通り、立つことですか。いいえ、一度、車椅子になってからは、そのことについて長い間考えませんでした。起き上がることがどんなに素晴らしいかということは思っていましたが。なぜなら、動けませんし、バランスも取れませんし、物理療法士にもリハビリでできることはほとんどありませんでしたから。彼らは私の首に装置を取りつけたので、私は首の筋肉を鍛えることができました。私は首の筋肉をあらゆることに使いました。顔をかくことにさえ。何もかもがお腹に放り込まれたので、そういうときは横隔膜まで疲れました。呼吸に疲れると私はそれをしました。就寝する時間です。病院に入って間もないころ、私は本当に疲れやすかったものです。スタミナも力も後からついてきました」。


車椅子に乗っているということで他にも不利なことがある。

「車椅子に乗っていて、そのことは良いのですが、それがどれほど孤独になり得るかを知りました。手動車椅子に乗っている人はなんとかなります。C5/C6四肢麻痺の人でさえある程度動くことができるのに、私は動けませんでした。私は電動車椅子に限定されました。そして多くの電動車椅子はハンドコントロールがついていたので、私は動き回ることもできないで、そこに座っていました。

病院はとうとう顎で操作できる車椅子を見つけてくれました。最初の車椅子は素晴らしいものでした。動きが長続きして、しかもその動きを作り出しているのは私なのです。いつどこに行くか私は自分で決めることができました。外に出て野に下りて行くこと、ヘリポートに下っていくこと、新しい病院に行くこと、世界を探検すること。バーによく行くこともできましたし、そのことによってグループの一部になることができたのです。私の車椅子の背後に六、七名の手動車椅子ユーザーを引き連れて、まるで巨大トラックのように大騒ぎをしてバーから帰ってきたことを思い出します。大騒ぎをして本当に楽しかったです」。

トニーは街への最初の外出をした。

「病院という領域を離れるとはどういうことか最初はまったく想像がつきませんでした。バスのスピードが恐ろしいと思いました。時速三〇マイル以上のものは何でも恐ろしかったものです。なぜかは分かりません。街に出かけたことがあって、ふと、私たちが皆、車椅子に乗っていることに思い至って、人々が私のことをどう見ているか考えてみたことがあります。困ったことに、障害問題に自分自身の注意を喚起してみなければなりませんでした。私は看護師の押す車椅子に乗せられて横断歩道に向かっており、全身包帯で巻かれていました。道の反対側を見ると苦痛で顔をゆがめた人がいました。私はそんな人物像に結びつけられたくないと思いました。このとき私は自分の偏見が信じられませんでした。そんなことを考えてみた自分に腹を立てました。偏見については感じるところが深く、それをしているのは私自身でした。二度とこんなふうに思いにふけることはありませんでした。それは二度と起こりませんでした」。

すべて一緒に

物理療法にはできることが少なかったが、作業療法は有益なものだった。トニーはコンピューターを使うことを覚えた。彼は将来を考え始めた。しかし、七年間の彼とガールフレンドとの関係が終わったのもこの頃だった。彼らの家は競売にかけられた。同時に彼の仕事仲間がそれまでの彼の仕事を代わりに行う別の人を連れて来た。どちらも辛くても、長引かせるわけにはいかない問題だった。

「家は競売にかけられガールフレンドはショックを受けていました。脊髄ユニットにくるたびに彼女は泣きました。どちらにとっても難しいことでしたが、騒いでも意味がないように見えました。彼女はたくさんの部屋のある大きな家と子どもたちを夢見ていました」。

病院はトニーをどこに移せばいいか分からなかった。彼は看護師とコミュニティ作りを助けるスタッフのいるチェシャー・ホームを見に行った。すべての入居者が巨大な蛸を作っている部屋を見せてもらった。パンフレットには活気あるバーについて書いてあるものの、そこには誰もおらず、完全にさびれているように見えた。幸運にも三人がユーモアのセンスがあるようだった。エレベーターに乗り込むとき、彼らはヒステリーを起こしていた。

次に彼はあるナーシングホーム〔養護施設〕を見た。ゲインズバラ〔十八世紀の英国の画家。肖像画を描いたことで有名だが、風景画も残されている。〕が〔その姿をかつて〕描いた古い邸宅だ。

「驚くべきところでした。それが高齢の精神障害者向けのものだと言うことに私は気づきませんでした。けれども、それは私が居たいと思っていた場所に近く、ずっとそこに溶け込んでいきたいと思える敷地もありました。その場所は『カッコーの巣の上で』〔六二年に発表されたケン・キージーの小説が原作で、七五年にジャック・ニコルソン主演の映画にもなった。患者を非人間的に統制しようとする抑圧的な精神病院が舞台となっている。〕を思い出させました。私はそこで信じられないような体験をしました。そこでは若い人たちが働いていましたが、彼らは私がそこにいるのが楽しかったのでしょう。私たちはよく出かけたものです。その家の最上階には一人の女性が住んでいました。彼女は九〇歳代で彼女とお茶を飲むためにそこに上がっていくのは八〇年を遡るかのようでちょっとした経験でした。

私は幾人かの高齢の人々と過ごすことを楽しみました。八〇歳のある女性は通路に裸で立っていたこともありました。父が最初にやってきた日、美しくカーブを描く階段の下で私がどこにいるか尋ねました。彼女に服を着せるために上にいたのです。

何年も前に有名なゴルフチャンピオンだった女性もいました。彼女は膨大な美術コレクションや銀のコレクションを持っていました。彼女はいつもグッチの洋服を来てティファニーのチョーカーをしていました。ベッドの上にはダックスフンドの絵がありました。それはちょっと素朴な感じに見えましたが、オリジナルのウォーホルの作品だと後に判明しました」。

そこに落ち着くと、彼は仕事仲間に仕事に帰りたいと行った。彼は移動手段が必要だったので、最終的にはロンドンキャブを見つけた。彼は後部座席に座るだけだったが、もし車が突然止まるようなことがあったら、正面の風防ガラスから飛び出してしまっただろう。

再び路上での仕事に戻ることは難しいと彼は悟った。

この頃までに彼は またある関係を始めていた。彼女は彼に一緒にいてくれるように頼み、彼はすぐに同意した。しかしそれは、管理上は悪夢のようだった。男友達がやってきて彼を車椅子から下ろし、ベッドに移してくれる。そして、そのガールフレンドが彼の世話をしてくれる。朝になると、その男性はまた戻って来て、トニーのガールフレンドが彼を洗って服を着せた後、車椅子に彼を戻す。

このすべてがたいへんに高くついた。彼はすべてを一続きでしたかった。また以前と同様に仕事もガールフレンドも何もかもやりたかったのだが、時期尚早だった。

「この女の子と私は非常にウマが合いました。私は自分のことを誰か他の人が熱を上げるような人物だと思ったことが一度もありませんでした。なんだか似つかわしくないような気がするのです。彼女は車椅子が学究的だと言いました。私が一緒にいたいのはあなたなのだ、と。でも私は心の準備ができていませんでした。私の心をそのときよぎったばかばかしいことがあって、それは彼女ならもっとうまくやっていける。彼女ならもっと実りの多い人生があるはずだということでした。とくに、彼女はとても魅力的でしたから。それらのことは考え違いだったと思います。本当の問題は彼女が私を愛しているかどうかで、もし彼女が私を愛しているなら、なぜ私がそんなことを考えあぐねることがあるでしょう。でも私はそう考えてしまったのです。

いろいろなことを考え合わせると、私は心の準備ができていなかったのです。それで十八ヶ月後、私は関係を終わらせました。それはとても辛いことでした。彼女はとてもがっかりして、私はそのとき説明ができませんでした。いろいろなことが起こっていて、私はたくさんの痛みで苦しんでいました。私は他の人にどうしても悟られたくなくて、誰にも説明できませんでした。そうでないと、そんなにたくさんの仕事をしなくてもいいということになります。職場で何かができるということを私は証明しようとしていました」。

ガールフレンドについても彼は自分が何かを証明しようとしているのだと分かっていた。私は人々がお互いを知り合うようになると身体の問題はあまり重要でなくなるのではないかと言った。

「そうですね。たくさんの四肢麻痺や片麻痺の人々が結局、自分のケア提供者と結婚します。オッドストックから来た二人の看護師が長い間、そこに居た人々と結婚しました。彼女たちは障害ではなくその人物を見るわけですが、車椅子の人がそれを認識するには時間がかかります。自分がどれだけ価値のある人間かということについてどこかに不安があります。セクシャリティの一部にも欠損するところがあります。セクシャリティの一部に愛撫があります。そして突然それができなくなるのです。あなたは相手に何かを与えることができるように望みます。それには相手をひたすら想いやたくさんの話をすることが必要です。病院で行われる話では、あなたにはセクシャリティがあるのだから実践的な問題に徹しなさいと言われます。病院が語ることができないのは、感情的な側面であり、ある人が何かを与えたいというあなたの願いに答えるときそれは素晴らしいものになるということです。お互いのニーズを理解しなくてはいけません。

あなたは最終的な結果を得るわけではありません。しかし満足が得られ、重要で必要なことで、また同じ衝動をもつでしょう」。

私は目の見えない人々が触れ合う親密性について、素晴らしい感覚をもっていることを話した。彼らは家族、友人、愛する人の声からその存在を知る。妻や子どもに関しては触れることを通して知る。トニーはしばらく考え込んでいた。

「目が見えないときに触れること。その感覚を利用するのは素晴らしいことに違いありません。車椅子に座ってこのような状態にあり、触れることができないことをもって、私を個人として認識する人もいます。しかし私の 友人たちは完全に反対でした。彼らは私に触れるのです。私にキスをしますし、ハグをしてくれる人もいます。

私は人々にハグしてと頼んだりします。私の名付け子は十七歳です。初めは難しくて、どうすればいいのか分からないようでした。それで私は言いました。「じゃ、ハグしてくれる？」と。それからはずっとしてくれます。八人ほど友達のところに小さな子どもたちがいて、彼らが大好きです。彼らは私のところに飛んで来て、すぐに私の膝の上に座ります。彼らは嫌ではないのです。いつもしっかり抱きしめてくれます。彼らはそうやって育ってきたんです。他のやり方では私を知り得ないし、それらをするのは彼らです。彼らは二〇代で立派になりました。知り合って少ししたら、ハグしてくださいと私は言います」。

車椅子の戦争

動きも感覚もなく車椅子で生きるための秘訣を私は聞いた。トニーは躊躇がなかった。

「家族と友人です。私には素晴らしい家族がいます。私は父と一緒に働いて来ました。事故のあと、弟が毎週末に迎えにくるようになるまで、弟とは大きなつながりを感じていませんでした。彼は結局、オッドストックから来た看護師と結婚しました。私の仕事仲間も素晴らしいです。

人々が私を他の人と同様に扱い、ありのまま愛してくれることを望みます。私は七年間つきあった元のガールフレンドとよい友達です。彼女は結婚して、彼女の結婚した男性は素晴らしいです。彼は私にハグして、お別れのキスをして、とても気が合うのです。子どもたちもとてもかわいらしい。誰かに嫉妬を感じないか聞かれましたが、まったく感じないと言いました。彼のことを敬服しています。なぜ嫉妬をするなんてことがありますか。私は家族となった彼らのことを嬉しく思いますし、よい七年間を過ごしたことを嬉しく思います。

もって生まれた思いやりとフェアな精神をもって振る舞っていれば、車椅子ユーザーかどうかと関係なく、蒔いた種は刈り取ることができるのです。

ある病棟にいた男性はとても扱いにくかったのです。彼は二二歳くらいでスペインとモロッコの間のドラッグの運び屋をしていました。彼はトーキーに住む不良で、車を盗んだりナイトクラブで金品をくすねたりしていました。クラブに行ってドラッグをやっていたときの友達と称する人たちは、入院してからどこに行ってしまったのでしょう。一度、二、三人の人が現れましたが、それ以外は彼の母以外、誰も来ませんでした。

ある日、彼の父が大きな黒いベンツに乗って現れました。彼は何食わぬ顔をしていました。粋な格好をして、若い女性が腕にからまっていました。私は彼と話したことを覚えています。

スペインに住んでいたなら、事故の前、息子さんによく会ったでしょう、と。それは難しかったんだと彼は言いました。そして彼は病棟に数回しか来ませんでした。不躾なことでしたが、ずいぶん来るのが遅いんですねと指摘しました。

驚くべきことではありませんが、この息子はかなり扱いにくかったのです。ある日彼は自分の部屋を無茶苦茶にして、テレビをあたりに投げました。これは四肢麻痺の患者には簡単なことではありません。彼は膀胱に半分つきささったままのカテーテルを引っ張りだしました。そのとき、私は理学療法部門にいて、病院は私に彼と話をしてくれるよう頼みました。彼は座って笑っていました。

私たちはさしむかいで一日話していました。私は手動の椅子に座っていました。一つの病棟で一つの電動椅子を共有していたのです。それで、一日おきに私は手動椅子を使いました。私が人と話をできる場所に車椅子を押していってくれるよう誰かの両親に頼まない限り、私はただ座って世界の移ろうさまを見ているしかありませんでした。さて、この男性のことですが、彼は非常に乱暴でした。彼は私のところにやってきて、車椅子を私の車椅子の側面にぶつけました。もう一度、やりました。彼は言いました。「為すすべなんかたくさんはないんだろう」。私は誰しもそういうときがあると言って、そこでやめておきました。

二日後、今度は私が電動車椅子の番でした。それは十八ストーン〔約一一四キログラム〕で私は十一ストーン〔約七〇キログラム〕ですから四二〇ポンド〔約一九〇キログラム〕ありました。車椅子に座って何をするか私は分かっていました。彼を痛めつけるつもりはありませんでしたが、教えたいことがありました。私は彼の父が持って来た新品の車椅子に向かっていき、側面をぶつけました。そして反対方向からもう一度やりました。私は言いました。「これについて為すすべは何もないだろう。お返しだ」。私は彼の車椅子を駄目にしたかったのではなく、私たちは同じ船に乗っていると言いたかったのです。こうしてその日はおしまいになり、彼はそれ以来、私に恐れをなすようになりました」。

引っ越し

二年後、高齢者のホームで過ごしたあと、彼はそろそろ引っ越すときだと思った。父、友人、自立生活基金の援助を得て、彼は近くに家を見つけました。それは負債のためにかなり悪い状態で、いくつかの壁を取り払って、アクセスを改善した。トニーは自分自身で生活支援をするケア提供者と住むのである。「もう一つの新しい経験です。コミュニティの中に住むのです。とうとう私は自分を真綿の中に包み込む人々の手中から抜け出しました。私は自分の周りにたくさんの人に来てもらうつもりはなく、しかし、したいことをすることができ、自分の住環境の色を選び、人々を夕食に招くことができます。友人たちや子どもたちは入ってくることができます。大きな変化でした。私は雇いたい人を好きなときに雇います。それは高くつくかもしれませんが、重要なことはフェアな偏見のない民主主義社会では私たちを閉じ込めておくことはできないということです。私の理想の仕事は障壁《バリア》を壊すために障害を説明して学校から学校へと回ることです。現在ではよくあることですが、車椅子に乗って学校に行く子どもたちを見ます。「コミュニティの中のケア」が導入されているときにケガをしたことは幸運でした。自分の家を与えられたことも幸運でした」。

これらの出来事の間、彼は働き続けていた。引っ越しの一年後、大きな負債のため、事態は非常に困難な状況になった。突然、会社は買収を望む会社からアプローチを受けた。古い会社での仕事の大部分を安定させてからトニーと同僚は同意した。

「新しい医師は良い人で「同僚の方を雇用することになりましたが、あなたはどうなさいますか」と言いました。「もし私のためだけに仕事をわざわざ作ってくださるなら、結構です」と私は答えました。彼らは事務レベルでの会社の運営の仕事を私に与え、私がそれをどうこなすかを見ました。これは遠慮したい仕事でした。仕事のためでなく褥瘡〔床ずれ〕のためにベッドで休み続けざるを得ないためです。とうとう私は働き方を変えることで褥瘡問題を解決することにしました。

私は与信管理部門で働くことになりました。私は損失調整者全員を知っていますし、彼らも全員、私を知っていました。それで私は南西地区に場を移して、家に居ながら働くことができました。彼ら〔会社〕はブリストル支社にエレベーターを設置することを申し出てくれたのですが、私は家で働きたかったので、エレベーターに執着はありませんでした。ウェールズに支社が新しく開業したとき、私は彼らのために仕事を少し引き受けましたし、今はブリストルやカーディフに会議のために顔を出すことはありますが、通常は在宅で仕事をしていて、それが好きです。これによって私は活動的になり、社会に参加できるのです。

古い会社も同僚と一緒に働いたこともなつかしいです。けれども、幸運にもスタッフの幾人かは私に会いに来てくれます。今のところ、これはとても楽です。この仕事とこのような経緯が気に入っています。このようなことが精神を活動的で機敏な状態に保ってくれるのです」。

もう一度五体満足に？

面談の初めにトニーと彼の父は聞かれて困るようなことは何もないと言った。そこで私は死と自殺について聞いた。これまで彼が言ったすべての言葉の中で、これらの問いへの答えはすでに明らかになっていたのだが。それだけでなく、彼の言葉が人生への愛や負傷に対する創造的な反応を示しているのであれば、彼と一緒に座っているだけで、それは何千倍にも増幅される。彼は生き生きとして興が乗った様子だった。腕でもなく身体でもなく顔の表情と頭の動きで美しくジェスチャーをした。彼はこれまで会った中で一番生き生きとした人物だった。

　トニーは脊椎損傷と共に生きることについて心理学者向けのセミナーを行ったことがあると答えた。その終わりに、いくつかの質問の後、誰も二つの重大事つまり性と死について尋ねなかったですねと揺さぶりをかけたのだ。

「私は生きることがとても好きですから、自殺をしたい人がいるということは私を恐怖と深い悲しみで一杯にします。私は過渡期を経験していて、その頃、何度か低調になることがありましたが、抑鬱状態にはなったことがありません。オッドストックにいたころ、いつでも、動揺している家族や個人がいました。私は少しの間、ただおしゃべりをして彼らと共に過ごそうとしたものです。必ずしも答えを出すわけでなくても、彼らは少なくともその後は気分が良くなりました。新しく人が入ってきたとき、よく注意していると、私は将来について深く狼狽している両親の状態を見て取ることができました。私は喜んでそこに座り、コーヒーを飲み、それから数ヶ月にわたって彼らと話すのです。それは素晴らしい機会でしたし、非常に価値のある仕事でした。一人の健常の男性がいて、自殺をはかり、橋を飛び降りて脊椎損傷となりました。第一になぜ自殺をしようと思う人がいるのか知ろうとして彼の両親と長いあいだ話して過ごしました。驚くべきことに、彼は自分の場所を見つけ、満足な生き方をしていて、ミーティングに出かけ、抑鬱を患う人々と生きています。彼が身を投げる前、深刻な抑鬱状態にあったとき、人々は事態を軽く見て取り合いませんでした。彼は安全ユニット〔鍵のかかる治療室〕に行き、問題を解決しないまま出て来ました。それで彼は誰も自分を助けることはできないのだと思ったのです。それで橋の頂上に登り、ざぶんと飛び降りたわけです。こうして彼は人々が目で見ることのできる条件を得ました。突然、人々は話を聞いてくれるようになり、興味をもってくれるようになりました。彼は非常にうまくやったわけです」。

「もう一度、健常の身体に戻りたいかですか」。彼は注意深く考え込みました。「完全無欠な状態に戻りたいですね。今、私が置かれている状態を通して自分が学んだことが好きです。人間についてたくさんのことを、自分についても負傷をしなければ想像できなかったことを学びました。ここに、何かが戻ってきたら、と思います。身体的にはもう少しできることがあるでしょう。別にサッカーをしたいから元に戻りたいわけではないですが、きっとラグビーはしたいだろうと思います。お金を稼ぐためだけに普通の仕事に戻ることはあり得ないでしょう。仕事は障害ある人々を助けるものでなくてはなりません」。

私たちは外に出た。犬が喜んだ。日中、ずっとトニーに可愛がってもらいたくて、膝に飛び乗ろうとしていた。トニーは車椅子でジャックに庭中を一回りさせてやった。ジャックはトニーが大好きだった。トニーはジャックを抱きしめることも撫でてやることも自分の顔を近づけることもできないのに。そんなことはまったく問題でないのは、トニーの優しさゆえであり、彼が人生を楽しんでいることが明白だからだ。それは私にも犬のジャックにも分かった。

第17章　新しいことを見つける

脊髄損傷に関わる専門職の医学連合会議

MASCIP（脊髄損傷に関わる専門職の医学連合会議）がウォーリックで会議を開いた際に、われわれのグループの一つが、慢性的な痛みの治療を支援するために出向いた。その日は「何が役に立ったか」というタイトルで、脊髄損傷を抱えた二人による彼らの経験についての短いトークから始まった。そのうちの一人で二八歳のナセルは、人生のちょうど半分を脊椎損傷と共に過ごしていた。

ナセルは、ケガが家族や周囲の人にもたらした影響について、彼自身に与えた影響についてと同じくらい話をした。大学生活を経験することによって、健常者が障害をどのように見て反応するかを理解できことを話し、同情は必要ないこと、まだ障害に打ち勝ってはいないことを伝えて締めくくった。最大限自立し、能力を得るために、できる限りの可能な選択を取ったことを示すことに重点を置いていた。数ヶ月後、私はもっと話を聞くために彼の所へ赴いた。ナセルは日焼けしていたが、前日にテネリフェでの休暇から帰ってきたとのことで疲れていた。

ナセルは大都市の小学校に通っていた。春の学期に水泳か体操かを選ぶカリキュラムになっていた。クリスマス休暇後の最初のスポーツの時間にナセルとクラスメイトは水泳をしなくてはならなかった。二レングス〔三三・三メートルのプール往復〕のスプリントタイムを計測し、学期中にどれだけタイムを縮められるかが課せられた。

「僕たちは着替えを済ませてプールへ向かいました。クリスマス休暇の間に浅いサイトにスターティングブロックが設置されていたので、逆の深いサイドに行き往復のウォームアップを行いました。先生が来て、浅いサイドからスタートするが、スターティングブロックは水泳チームのためのもので、使い方を知らない人は使ってはいけない、と言いました。僕たちは浅いサイドに集まり、僕は前にいたので最初に泳ぐことになりました。飛び込みなさいと言われたわけではないのですが、そういう含みがあり、僕は底に打ちつけられました。僕はすべて記憶があります。仰向けに浮かび上がり、身体のどこも動かせませんでした。逆さまになったマッシュルームが底から浮かんできたように感じました。ゴーグルは外れ、腕は浮いていました。首は動かせませんでした。

クラスメイトたちは僕がふざけているのかと思ったようです。僕は浅いエンドの中央辺りに浮かび、先生は一方のサイドに、生徒たちはもう一方のサイドにいました。ある男子が飛び込み、僕の向きを変えました。それまでどのくらいの時間がかかったのか分かりません。ただ横たわっていました。何をしでかしたかはっきりと分かっていました。まったく動くことができませんでした。腕はぶらりと垂れ下がり、水に沈んでいました。痛みはまったくなく、逆にまったく何の感覚もありませんでした。浮かんだり沈んだりを繰り返しました。皮肉なことに僕の母はよく、僕が階段の手すりにぶら下がって遊んでいるときに、そんなことをしていると首を折るよ、と言ったものでした。僕は首を折ったのかもしれないと考えました。

もしそうだとしたら大変なことだと。

学校の先生は、頭を打ちそのショックになっているが、回復するだろうと言いました。しかし僕ははっきり分かっていました。議論はしませんでしたが、麻痺しているとプールで言いました。先生は飛び込んで、スポーツウェアを水に濡らそうとはしませんでした。そこにいて、子どもたちに助けてもらうように言いました。

他の少年たちは更衣室に戻りました。学校保健師がやって来て、守衛さんとプールの管理人も来ました。彼らは飛び込んで僕をプールサイドに引き上げました。彼らは僕の向きを変え、回復体位にしました。パニックを起こした覚えはありません。僕はパニックにならないようにこらえはしませんでしたが、それは動けなかったからなのかもしれません。しかし動こうとはしましたが、腕と脚とを動かすことができないのを見るのは奇妙なものでした」。

彼が呼吸をしていることを分かると、守衛の一人が腕を、一人が脚を持ち、保健師が頭をできるだけ動かないように保ちながら、職員室に運んだ。この時点でナセルの首は痛み始めていた。彼は自分ではどうにも支えることのできない首をどうにかしてくれるよう、保健師に頼み続けた。職員室に入ると椅子に座らせられた。彼はまるでゼリーのようにどっさりと椅子にもたれ掛かり、保健師が首を、守衛が身体を支えた。この頃には首の痛みは耐えられないくらいになり、恐らくはこの程度の首のケア〔手当て〕の仕方では役に立たなかったものと思われる。

救急車が来るのにさほど時間はかからなかった。チェアストレッチャーに載せられて運ばれた。学校から病院に向かうときに、街灯が見えたのを憶えている。

「奇妙な体験でした。人々はそれが管理下で起こったこと、しかも僕がふざけていたのではなかったことにショックを受けています。子どもの悪ふざけではなかったのです。水泳の個人レッスンに通っていたこともあり、十分な技量があって、潜水もできました。しかしながら、プールの浅い方のエンドで飛び込んだことはなかったのです。ですので、先生は僕が浅く飛び込めることを予期する理由もありませんでしたし、もちろん三フィート〔九〇センチ〕の浅さのところに入るのだから浅く飛び込みなさいと言うこともありませんでした。結局僕はそのことを認識して、飛び込みの方法を変えるしかなかったのです。しかし、一種類の飛び込み方しか知りませんでした」。

病院でベッドの周りに先生たちがいて、その後に父が来たのをナセルは憶えている。ほとんどずっと、意識が遠のいたり戻ったりを繰り返していた。午後六時までは騒々しい病棟で、ベッドにうつ伏せに寝ていた。一人の医師が来て、側に立って「何をしてしまったか分かっていますか」と訊いた。ナセルは「はい」と答え、医師は続けて「首を折ってしまったんです」と言った。ナセルは治癒するかどうかを聞いた。医師は両肩をすくめて、歩いて立ち去った。初めてナセルは泣いた。

「そのような状況で不思議なことが頭をよぎったのです。学校からスキーに行くことになっていて、どうやって行こうかと考えているのです。その夜はクロスカントリーの練習をすることになっていて、翌週に追いつかなければいけないと考えていました。現実のことも頭をよぎりました。勉強をしていなかったラテン語に失敗したことです」。

集中治療室にストレッチャーで連れて行かれました。

「誰もこれから何が起ころうとしているか説明してくれませんでした。医長さんさえもまったく説明してくれなかったのは、僕の年齢のせいかもしれません。局部麻酔のみを受けて、牽引器を装着されていたのも非常に怖かったです。人生で最も怖く不快な夜でした。身体のどこも動かすことができず、非常に喉が渇きました。彼らは飲み物を与えてはくれようとはせず、氷かガーゼで口を湿らせてくれるだけでした。永遠に続く夜でした」。

翌朝、彼は近くの脊椎ユニットへ、警察の先導付きの救急車でゆっくりと移送された。そこの雰囲気が気に入った。そこでは四点式の牽引器から二点式のものへと交換され、ベッドに寝かされた。事故から二四時間後、彼はマリアナの海が見渡せる四ベッドの脊髄集中治療室にいた。首の痛みは悪化し、耐えられなかった。それは今でもだが。

十字架刑のように、腕を直角にし、脚を真っ直ぐにしているのが一番楽なことに気づいたので、彼らは腕を保持するためマットレスの下に二枚の食器トレーを押し込んだ。一週間後に肩が少しずつ動くようになったので、空気式の大きい固定具を腕にはめて、点滴スタンドからスプリングで吊るした。彼は何時間も腕を持ち上げたり降ろしたりした。徐々に鋭い痛みは治まっていった。

手紙

彼のケガは、学校で大きな反響を呼んだ。一五〇〇人の少年に五〇ペンスずつの募金が要請された。通常は病室でテレビを見るのを禁止されているので、子どもたちは彼らが面白いと思う録画ビデオを持っていった。しかし、彼のケガの反響は学校の外へも広がっていた。市議や下院議員らも巻き込み、数ヶ月の後には地域のスイミングプールで飛び込みが禁止された。

テレビで時間を潰せたものの、長時間見ることはできなかった。郵便物がたくさんあった。

「死んだ棒のような状態で、これより大きな悲しみが溢れ出るとは想像できませんでした。たくさんの人が両親に手紙を書いてくれました。何百通もの手紙が届き、面識のない多くの人も含め、学校の九〇パーセント以上の人も書いてくれました。僕が死んだかのような、純粋な深い悲しみが綴られていました。彼らが感じたことを、彼らなりの言葉を見つけてありのまま表現したものでした。「ナセルはいつも良い奴だった」や「一緒にいて楽しい人だった」という表現です。批判しているわけではないのですが、それを読んだり、聞いたりしているときは、あたかも僕が今後何もできなくなるかのようでした」。

彼は手紙を通してケガが長期間にわたる問題になることを認識した。つまり医者よりも手紙に多くのことを説明してもらったのである。グランプリチームのオーナーで、脊椎損傷を患っているフランク・ウィリアムや、マンチェスター・ユナイテッドやリバプールのサッカー選手たちから素晴らしい手紙を貰った。また、中には訪問してくれた人もいた。R・ロアルド・ダール〔イギリスの作家〕も手紙を書いてくれた。ナセルの母は彼の娘を出産しているので。テレビドラマの『コロネーション・ストリート』のキャストの一人や、俳優のジョン・サウも素敵な手紙を書いてくれた。最近サウが重い病気を患った折に、ナセルは彼に手紙を書いた。

郵便物に毎日二時間使った。最初の一週間は母が付き添い、その間父は家で留守番をした。ナセルの八歳と十五歳の二人の兄弟の面倒を見る必要があった。家族にとって非常に難しい時間だった。彼の祖母は末期癌と診断されて入院していたし、母は椎間板ヘルニアを患い椎弓切除が必要とされていた。

手紙が減ってきた頃、彼は勉強に戻った。GSCEの数学試験（十五〜十六歳で受ける全国テスト）を一年早く受けることになっていた。二週間後に、地域の教育委員会の女性がやって来たことは、しばらくはどこにも外出できないだろうというナセルの考えを確実なものにした。もし彼がこの夏のテストを失敗すると、自信を損なうことになるのではと病院の人は心配していたが、彼には試験を受けないという考えはなかった。一ヶ月も経たないうちにベッドの上に読書台が置かれ、行列と代数を勉強した。彼はその女性や数学の先生に口述したものを書き取ってもらった。このことは彼の記憶力を良くし、介護者との連携も良くなった。テレビにはたちまち飽きた。

お見舞いの人たちが来るようになった。両親はいつものことだったが、兄弟たち伯母たち、友人たちも来た。担任の先生は学友たちのお見舞い当番表を書き上げた。それで級友たちは規則正しく、正確に訪ねて来るようになった。級友の皆と会うのは楽しかったが、ときには静かに放っておいて欲しいこともあった。彼らは同じことを質問するように強要されていた[1]。

先生のピーターは非常に規律を重んじる人だった。級友たちからのカードは、ピーターがクラスの不躾な子どもたちをいかに教室から閉め出したかを書いたメモと一緒に来るものだった。

「僕は先生に勇気づけられていましたが、僕も先生の役に立っていたと最近になって語ってくれました。クラスに復帰し、造船所を見学に行ったときのことは、僕にとって非常に重要なことでした。帰り道に先生が僕に気分はどうかを聞き、僕が「何とかケガとうまくやっていくしかありません。治癒しないなら、一緒にやっていくだけです」と答えたのを先生は今も憶えていてくれました。先生はその言葉に元気をもらい、いつも思い出していました。最近、先生は奥さんを亡くして「〔心の傷が〕癒えることはないが、現状を最大限に活かすしかない」と思い出したそうです。僕たちのそれぞれの挑戦と試練を通して、お互いに助け合ってきました」。

ナセルが腹を立てたことを唯一憶えているのは、水泳の教師がやって来たときのことだ。彼はベッドの脇に立って、「プールの底で頭を打ちつけたのではない」と言った。彼は飛び込んだときの水の力によってそうなったと考えていた。ナセルは大きな憤りを感じた。彼以外のすべての人が前に進んで行こうとしていて、後ろを振り向くことはなかった。その教師はその後三年間も留任したにもかかわらず、それっきり、ナセルと話をすることはなかった。

ナセルの祖母はホスピスに入っていて、母は首の牽引を受けていた。父は祖母を見舞うために運転し続けて母を見舞いに別の病院へ向かい、さらにナセルを見舞いに行く途中で食事もとらなければならないことになった。弟たちはこの状況の中で生活しなければならなかった。母はもし手伝ってくれるのなら、私たちに食事を作ってと言っていた。

「その頃、身内にとってさらに辛い状況になってきていたのでしょう。彼らは何を解決すれば良いのか分かりませんでした。僕は実のところ、まだ大丈夫な方でした。僕のほうの助けは大丈夫になりつつあったので、彼らは他にこの状況を打開してくれる人を見つけようと奮闘していました。医者たちが僕に説明をしていないということから、彼らは両親にも説明していないだろうと確信していました」。

長期間に及ぶ麻痺

ナセルは事あるたびに身体を動かそうと試みた。ベッドに横たわり、腕も脚も見えず、まるでそれらが存在していないかのように感じた。そして、見えたときのみ動かしたいという意思が生まれた。実際、肩が少し動かせる（ナセルはC5／C6レベルをほとんどクリアしていた）こと以外に、左足の親指を揺り動かすこともできるようになってきていた。触覚と温度覚も少しあったが、痛みを感じるレベルではなかった。

「もしナイフで刺したら、何かをしているということは感じるでしょうが、痛みは感じません。シャワーでは脚に何かを感じますが、温度は感じません。その感覚は、事故の前の痺れのようなもので、痛みは消えていきます。そして、麻痺の世界に一人取り残されるのです。それは僕がいま抱えていることです」。

脱出

ベッドでは学校の勉強と手紙のやりとりで忙しいだろうと考えていが、四月を過ぎると九月の退院までの間、連日のリハビリと理学療法や、夕方の二時間の面会で本当に忙しくなった。

「まず、夜勤のスタッフは寝ているところを起こして、服を投げ渡し、着替えるように言いました。それでも、まだベッドでごろごろしていて、昼のスタッフが来る八時になってもまだ自分で着替えていません。決められた通り八時十五分に仕事を始めるには六時に起きなければなりませんでしたが、僕は着替えることも、一日のすべての仕事をこなすこともできませんでした。

社会で十分な役割を果たし、職を得るためには、介助を受けなければなりません。介助を受けることによって、依存していることになるのでしょうか、あるいは自分の意思で介助を受けることになるのでしょうか。介助が尊厳を保ち、自分の意志でなされる限りは、それは良いことだと主張します。中にはそのことに抵抗を感じ、何でも自分でしようとする人もいます。五時にアラームをセットして、何時間もかけて自力で着替えをしたがる人を知っていますが、起きた後は何もできません。僕は学校に戻ったり、車を運転したり、大学に通ったり、友人たちがしていることは何でもしたいと絶えず強く主張してきました。ですので、介助を受け入れ、必要なことや、やりたいことに優先順位をつけました」。

脊髄ユニットでは、ナセルはもう数週間入院した方が良いと考えていたが、彼は新学年の始まる九月上旬に間に合うように退院することを頑として主張した。車と車椅子との行き来が上手くできず、ある日の午後にそれを練習しにリハビリに行こうかと考えたこともあったが、結局行かなかった。「一度自由になれば自由なのです。色々なことを身につける最も良い方法は、実際にやってみることです。外に出てみると丁度良い高さのトイレなんて一つもありませんので、慣れるしかありません。実際に行動するのが一番の教育です」。

彼の事故は一月だった。九月には皆と同様一学年進級して学校に復帰した。そして数学でA評価を得た。ナセルは家に戻った。母も首の手術を受けて、九月七日に戻った。ナセルは、九日に引っ越しをし、十一日に退院し、十四日に学校に復帰した。学校にはスロープとバリアフリー・トイレが設置され、ナセルの授業が一階で行われるように時間割を組んだ。学友の不安を取り除くのは比較的簡単なように思えた。これは年齢が若いほど簡単なのだと彼は考えている。彼は専門職への道を選ばなかったので、新しい状況に適応することができた。つまり軍隊と獣医に進むという考えはなくなった。「僕にはその事故が十四歳のときであって、二四歳のときでなかったのはむしろ幸いでした。なぜなら、もし二四歳のときならその状況に慣れるのに苦労したに違いないからです。二四歳や三四歳にはもう人生は作られてしまっていますす」。

まず、様々なことを書き取ってもらったり、手に結びつけられた棒でコンピューターを操作したりした。そうしてクリスマスに、母は彼に何枚かのカードにサインするよう頼んだ。ペンの周りに、ボイラー管に巻く断熱材のように発泡材を巻き付けると書けることに気づいた。六枚書いた後に、書いた方がタイプするよりも早いということに気づいた。テストでは自分で書いたものもあるし、特別に時間をもらって書き取ってもらったのもあった。

彼の学校は、楽しく学校生活を送ったり、成長したり、学位のために読書したりするのと同じくらい、大学進学を目指していた。学校では彼に、興味をもっていることを追い続けて、後に将来の職業に結びつくコースに転向することを勧めた。彼はウォーウィックでは歴史を選んだ。大学に行くことになって初めて家を離れ、また初めて地域のボランティアサービスに世話をしてもらった。彼は学校の始まる数日前に車で出かけ、住む部屋をみつけ、補助してくれる人たちに初めて対面した。二人の面識のない人は会ったそのときから、初めての経験だったが、世話をしてくれた。

ウォーウィックには彼が必要な特別な支援を受ける環境が整っていた。もしナセルが縁石の無いバリアフリーの道を必要とすれば、彼らは準備しただろうし、必要とあれば朝に車道を封鎖することもできたかもしれない。彼は授業と勉強が気に入った。最終学年のときに三ヶ月間ベネチアに滞在した。若き四肢麻痺患者は考えつく限りで最も移動しにくい場所に乗り込んだのだ。

「二つの地域ボランティアサービスに依頼していました。一階に住んでいました。あいにくの洪水でも大丈夫でした。玄関の中に三段ありました。サン・マルコ広場のすぐ裏で勉強しました。毎朝船を降りてから、橋を二つ超えなければたどり着けませんでした。本当に良い体験でした。段を上り下りするのに二人の手が必要でした。一人は園芸用品店を経営していたイギリス人の友人でしたが、もう一人はほっそりしたデンマーク人の女の子でした。彼らは僕を持ち上げて降ろしてくれました。地元の人たちは僕たちの頭がおかしいのではないかと思いました。すべての通りは石畳で、建物にはエレベーターがなかったのですから。一度リアルト橋を渡ってみました、ただ「できたよ」と言うだけのために。また、ドージェ邸を一周しに行ったり、ため息橋を渡ったときは車椅子の両輪が外れてしまいました」。

彼はクリスマスに戻ってきた。進んでしまった授業に適応するには遅過ぎたので、一年の休みを取り、事務弁護士事務所で働いた。休みがさらにあったので、腱移植も受け、肘を随分とまっ直ぐにできるようになり、「ワインボトルを開けるのに便利になりました」と言った。ノッティンガムの法律学校に通うために一年間町を離れた。彼は補償の要求に四年間もかかったことを体験して、法律に進むことを決めたのだ。

それ以来、彼は人身被害の専門畑にいる。ナセルは仕事や、依頼人と連絡を取ることに楽しみを感じている。証拠提出が必要なときには、現地に出向いて躓いた縁石を見に行き、医師の見解をまとめ、あたかも彼が事故にあったかのように親身になって、依頼人との関係を築いた。もっと脊髄損傷のために働きたいと思ったのは、ただ法律に詳しいからというだけではなく、もちろん、もっとこのことに貢献しなければならないと思ったからである。

「病院で新たな怪我人と会ったときは、法律的な側面は二の次になることもあります。もちろん法律的な面から支えていくことはできますが、十五年前は僕も病院のベッドにいましたが、今では車を運転することも、仕事に就くことも、独立して生活することも、土曜日の夜に友人と飲みに出かけることも可能であることを伝えることもできます。僕が仕事として人々を助けていることを見せられますし、また人生を組み立てていくことが可能なことを示すことができます」。

ダウンヒル・レーサー

テネリフェ〔大西洋にあるスペイン領カナリア諸島に属する島〕での休暇を取った際に、車椅子に乗った人が非常に多く、ホテルやレストランでも容易に受け入れてくれ、通行も楽なことに驚いた。

「テネリフェでは身体障害者が社会に溶け込むのに非常に良いことに驚きました。僕が行ったときは、本当に障害者が多くいて、スロープもエレベーターもあって、車椅子で朝食をとりにいっても誰一人まばたき一つさえしませんでした。たとえば、眼鏡をかけている程度の感じに好感をもちました(2)」。

彼はスウェーデンの北のほうへ隔年でスキーをしに行く。「四本のスキー板が付いて、二本のレバーで操作できるようになっているスノーカートに乗ります。地面から六インチ〔十五・二センチメートル〕しか離れておらず、カートのように膝が胸に付くくらいで座って、ヘルメットも装着します。スキーインストラクターたちも、ときにこのカートで山を下ります。普通のスキーで降りるよりもよりスリルを味わえるからです」。「いつ行ってもスキーをすることは楽しいです。初めてそのカートを見たときはその外観にがっかりしましたが、雪の上で乗るとすぐに素晴らしいものに感じました。非常に重く、一度動き出すと止まりませんので、運転テストを事前にしなければなりません。スピードが出て、下のほうでレッスンを受けている子どもたちを蹴散らすかのようです。アドレナリンが大量放出されます。自分の力でスキーをコントロールするのです。おしまいには手と肩とが痛くなってきます。健常者や障害者など色々な人とカートスキーができますし、通常のスキーをしている人と一緒に滑ることもできます。自分の身体でスキーをコントロールすることに大きな喜びを感じます。

何らかの制約のある人が、それが何であれ制約に打ち勝ったとき、成功を得たことになります。健常者と比べて、よりスリルがあります」。

脊髄損傷を抱えている人に他の誰よりアドレナリン中毒の人が多いのは、大部分の時間、彼らがスポーツをしたくてもすることができないからではないかと思っていたのだが、ナセルはそうは考えなかった。「中にはかなりのスポーツ中毒の人もいますが、その主な理由は誰かに、自分よりもケガをしてから日が浅い人、たとえば事故後十八ヶ月や二四ヶ月後の人に、このようなことができることを示したいということです。二度と体験しないような、したくないような状況に自分を立たせ、でもそれをできることを示したいのです。もしボートで湖を渡りきることができるなら、次は車を運転したり、夜間学校に通うことを考えます。山歩きや、乗馬、懸垂下降も楽しいし達成感を与えてくれますが、通常の世界に戻ることにもつながります」。

彼は乗馬もモーターボートも試したが、どちらも好きになれなかった。馬はまったく予測不可能で、地面に落ちるには高過ぎた。私もその通りだと思う。ボートでは上手くバランスが取れなかったが、少なくとも挑戦をした。(3) 彼の休暇は、他の皆と同様、もはやただ単にスキーをしに行くだけではない。友人同士で冗談を言い合い、冷やかし合うのだ。

「僕たちが出発したとき、C7のほとんど自立している人たちがいました。C5の人はまったく異なり、中には自分で食事をとれない人もいますが、一度カートの中に入ると、山を滑降することかできます。依存状態は人によってかなりの差がありますが、皆が集まると、滑降を楽しむのと同じくらいに、誰が何をできて何ができないかをからかい合います」。

恐怖のカートに一緒に乗り、その後ビールを飲みに行った日には本当に良い仲間を作れる。

頭の古い人？

ナセルは最近、古いユニットに戻り、初めて新しい建物を見た。古い建物と比べて設備は素晴らしかった。しかし、それは二階に分かれていて、上の階は外来患者がいて、下の階には入院患者のためのジムがあった。

「以前は誰もかもが混ざっていました。古くからいる患者も新しい患者も。床ずれを作ってベッドで寝ている人と新しくきた患者が一緒にいて、さらに外来患者がそこに来てお茶や食事を手伝ったり、散歩に出かけたりしたものです。お互いに違う段階にいる患者から学んだものです。僕がそこに戻ったときには、上に上がってジムに行きたくない男性が一人いて、スタッフはそれでOKだと言いました。僕には驚きでした。僕がここに入居していたときは、もしジムに行きたくないといえば、車椅子で連れていかれ、床にほうりだされたものでした。そして僕はそこで身動きも取れずセッションのあいだ、そこを離れることはできませんでした。僕はテレビを見ることも許されませんでした。もしコンサルタントがジムにいって移動することを覚えなくてはいけないといい、患者がそこに行ったけれどできなかったと言ってもそこでは終わらないのです。僕は三ヶ月かけてそれを覚えることになります。ジムで一度するだけでは十分でないのです。

今は望む通りのことを患者はできます。けれども彼らの望むことは彼らに必要なことではなく、長い目で見ると彼らのためによくないことです。それで結局、グットマンは患者たちをベッドから引っ張りだしていろいろなことをさせたのです。それはグットマンのためではなく患者のためでした。

ここではすべてのことを一つのフロアでまかないます。僕が前回、そこに出かけたときにはジムで理学療法のセッションが行われていて、それと同時に反対側では健常者がお金を払ってバスケットボールをしていました。いいですね。お金が入ってきますから。でも、きっと脊髄損傷の患者が反対側にいるときでないほうがいいでしょう。傷に塩をすりこむようなものです。本当に」。

ナセルの言葉は頭の古い人のように聞こえかねず、彼もそれを分かっていた。けれども、彼は自分自身の努力で自分自身の自立を目指せば達成できることと、援助と介助の必要性という現実的な味方の間のバランスを壊すことを恐れていた。

「新しい身体をもったとき、援助への精神的な必要性と同様、自分の身体的な限界も知る必要があります」。

彼は今でも探求の途にある。

「十四年、車椅子に乗っていて、それでも僕は自分の身体を知りません。今でも驚かされることがあります。休暇から帰ってきて、僕のおしりはとても痛かったのです。たった四時間の飛行でしたが、僕はその間動けませんでした。きっと赤い斑点が出ると思ったのですが、出ませんでした。なぜそんなに痛いのか分かりません。ニュージーランドに向かって飛んで二六時間座っていたときは、まったく問題がありませんでした。昨日はとても煩わしかったですね。待っているものがありましたから。僕はつねに新しいことを見出し、僕の身体の新しい機能の仕方を発見するのです」。

テネリフェからのフライトで、彼は空港で乗り継ぎのワゴン車に乗っていた。かなり高齢の四、五人の人々と搭乗を待っていた。彼らはより楽に搭乗するために空港の車椅子に乗っていた。ナセルは列の最後にいたが係の人がやってきて、彼を立って歩かせようとして腕を取った。

「僕はおかしく思い、彼に言いました。「ここにいる必要がなかったら、ここにいると思いますか」[4]。しかし僕は同じことを言いそうな人たちと一緒にいました。空港が想定していたのは、歩けないからではなく、少ししか歩けないから人々は車椅子に乗っているのだということです。

僕はいつも僕の車椅子が飛行機のそばにあるように頼んでいます。回転式コンベヤーが車椅子をいためますし、どちらにしても僕は空港の小さい椅子には座りたくないのです。シンガポールでの四時間の途中降機で起こったことです。その男性はなぜ僕が自分自身の車椅子が必要なのか知りたがり、僕は〔もし自分の車椅子が使えないのなら」それは小さすぎる靴を履くようなものだと言いました。貧弱な喩えかもしれませんが」。

補償

ナセルは自分のキャリアをみごとに築き、様々な受託活動や委員会活動によって脊髄損傷をもつ人々を支援してきた。彼の情熱は、負傷に対する経済的な補償と、自立的に生活する必要性とのバランスを取ることにある。たとえば、負傷した後、事件が法廷にかけられている間、ある種のお金が早くに支払われることが必要だと彼は確信している。

「障害に対応する車は五万ポンドかかり、障害者が外出し、自立を回復するのに必要です。被告は、障害に対応した家や車をできるだけ早く原告に手に入れさせることで、長い目で見れば請求を減らすことができるということを理解しなければなりません。ある人が障害に適応しない家に住んで、動くことのできない状態が長くなればなるほど、その結果として、自分では何もできなくなる可能性が多くなります。そして、もし彼らが入浴やシャワーを浴びることを覚えなかったら、裁判官はより複雑な風呂のためにより大きい合計額を裁定するでしょう。もし原告が外出せず、人生を楽しんでいなかったら、快適さやクオリティー・オブ・ライフの損失に対する和解金はより大きいものになります」。

彼はまた、人々を個人として扱う必要性を確信している。「誰一人として同じ人はいません。他の人より時間のかかる人がいますし、女性は働きたがらないかもしれません。個人に本人がやりたいようにさせることが重要です。裁判官は四肢麻痺の人にそれが難しすぎるようであれば運転しないこと、働かないこと、大学に行かないことで原告を不利に扱うことはありません。法廷が共感を寄せるのは、車椅子の人の側なのです。

脊髄損傷の人々を助けるために、僕はキャリアの階段を上っています。僕は多岐にわたる事件を取り扱いますが、大部分は交通事故です。滑って転んだ人もいます。こういうことは未だにあるのですが、何人かはサリドマイドで指を失っていました。僕はキャリアの初期にあるので現段階では上級のリーガルパートナーをもつ必要があります」。

私たちが共通の見解に達したのは、問題は、それができない人へのセーフティネットを取り除くことなしに、職業をもち、自立できるように、人々をどのようにして励ましていくかということであるということだった。

「おそらくユニットになってフォローしたり励ましたりしなくてはいけないでしょう。ニュージーランドでは、福祉手当が多すぎて人々が職に復帰できないでいるようです。こちらではそんなことはありませんが、脊椎損傷の人々が職につけることは期待されていません。これは変えていかねばなりません。負傷してから四〇年経って退職したある男性を知っています。彼が負傷したとき、会社はいつ仕事に戻るのか聞いただけだったのです。働かないほうがよいという含みはまったくありませんでした」。

補償に話を戻し、その範囲内で話をすることにする。大きな補償請求には七、八年間かかる。そして、支払いが行われるまで、人々は経済的に困窮する。しかし、それよりもっと悪いことは、多額の補償を求めて長い間待つ場合、お金が入ってくればすべて良しだと考えて、その間の人生を保留してしまうことだ。お金が入ってきたときには、彼らは依存的になってしまう。働いて外の世界に出ていく方が良いと彼は考えた。

「人々は、お金が入ってくるようになれば人生が再び始まり、すべてがOKだと思っています。そしてお金を得て、すべてがOKではないことを悟るのです。彼らは人生を保留してしまいました。講習を受けておらず、大学にも行っておらず、運転も始めていません。最終的に二〇〇万ポンドを銀行口座に持つようになりますが、彼らの人生はしばしば取り戻せないことがあります」。

イギリスの場合、補償請求の大部分は収入の消失に対するものだと彼は説明した。痛みや闘病は補償請求の小さな部分に過ぎず、五%程度である。自分自身の人生を前進させる努力をしたために、かえって不利な立場に追いやられるかもしれない。こうしたことは、ある程度、彼の人生にも起こった。上腕部から下の身体を動かせなくなったとき、彼は十四歳だった。彼は病院で数学をやり、その夏の後、GCSEs〔イギリスの義務教育修了統一試験〕をさらに五つ取るために学校に戻った。最終的にA五つとB一つを取り、〔ケガの前の〕古い学年にもどり、Aレベル〔イギリスの高等教育進学統一試験〕をやって大学に行き、弁護士になった。その途中で運転免許試験にも合格した。収入を失った証拠をナセルは持っていないし、負傷によって人生の物語の流れを壊すようなことは想像する限り最小で済んだ。

もし彼がただ諦めて、テレビの前に座っていたらもっと多額の和解金をもらうことができたかもしれない。彼の人生はそれによって、はるかにつまらないものになっただろうが、欠損を無視するのではなく、障害を控えめに扱うことで彼は生き抜いたのである。「人々にケガの前の僕ではなく、僕の現在の有り様に興味をもっていただかなくては」。それは彼を変えたが、けっして小さな人間にはしなかったのである。

第Ⅷ部　注釈

第18章　いじましい部分

アルバート・ブル師

顔の美容整形手術の歴史を考える際、多くの人々は、美しく見えるために手術を受けるのではなく、特定の集団から気づかれないように、そして、自然に受け入れられるように、「標準に達するため」の手術を受けるのだと、サンダー・ギルマンは示唆した。[1] 脊髄損傷患者にはそのような標準に達するという選択肢がない。彼らに初めて会う人々にとって、脊髄損傷患者は、常に「あの車椅子の人」になることを知っている。それは初対面の場合だけではないとある女性は私に次のように言った。

「私は土曜日の夜によく出かけていました。でも、会話を一緒に楽しめる人はまったくいなかったわ。ただの酔っ払いばかり。この人たちと私は同じ学校に通っていたのだけれど、彼らも私の障害は気の毒だと言わんばかりです。「どうかここからいなくなってちょうだい。そして、私の肩からそのタバコを持つ手をどけてよ」と言いたくなったわ。私はそこに登場することも、そこから退場することも苦手なのよ。

人々が一列に並んで私にお別れの挨拶をするのも嫌いだわ」。

友人の間でさえ、車椅子は、気づかれずにその場を過ぎ去ることを難しくするばかりか、自然な会話の流れや社会的な相互関係を不可能にするかもしれない。友人と一緒にいて会話が熱を帯びてきてテンポをあげたいときもあれば、一人で静かな時間を過ごしたいときもあるだろう。車椅子は、このような同じ不便さを毎回強いるとともに、気分の浮き沈みを感じることや気楽な会話を行うことを不可能にする、少なくともそれを難しくする。メルロ＝ポンティの言葉で言いかえると、ある様式を押し付けてくるのだ。

脊髄損傷患者の成功例の多くは、脊髄損傷と共に生き、その損傷による限界を超えて彼ら自身の生活様式を考え直すときに見られるようだ。「立っていられないことや歩けないことは、ほとんどすべての障害においてよくあることなので、車椅子生活がどのようなものかについて明確にされておらず、未だに調べられておらず、そのような調査が行われていないということ以外は分かっていない。皮肉なことに多くの脊椎損傷患者にとって動けないことは不便ではあるが、痛みや失禁と比べると問題は少ないのである。四肢麻痺患者たちは切実な問題を理解できる他者を持たぬまま匿名性を失うのかもしれない」。

ジョン・ホッケンベリーの著書はとても充実したものである。なぜなら、この本は、車椅子に乗った生き方そのものを肯定的に描写しているからである。〔その描写が肯定的であるのは〕彼の態度を通してであり、それが車椅子に乗った生き方を血の通ったものにし、彼の精神が身体的欠損を超えていく点においてである(2)。人は皆「標準に達しているか」どうかということをその身体的な特徴から判断される。それは、他人と関係をもつことによって始まり、単に障害だけで判断されるものではない。彼は、誰もが何らかの理由で身体上の障害をもっていること、つまり誰もが不完全であることを読者に気づかせながら人々の寛容さを切に望んだ。「私たちの身体は一人ひとりの存在を規定する身体をもつ……。〔自らの身体の〕限界を認めることで人々は結束し合うのである」[3]。

現在の語りでは、損傷に苦しんでいる患者から損傷によってその人生が大きく影響を受けなかった患者へと対象が移っている。なぜこのような反応の違いが出てくるのか完全に理解できると思い込むのは割り切り過ぎである。

しかし、上記の反応の違いを理解するうえでの明らかな手がかりはあり、これらの出発点の多くは脊髄損傷から独立した問題である。たとえば慢性痛や患者をとりまくよくない環境や手薄なサポートといったものである。他の場合には手がかりはあるが、その原因が定かでないこともあった。

C4四肢麻痺のトニーは、彼の病棟の年配の看護師から不評だった。なぜなら、若い看護師が他の患者の介助をするより、彼にまとわり付いていたからである。彼は周囲の人々を引き込むことができるとても優れた社会性と他人に対する関心をもっていた。トニーと対照的に、コリンはお喋りや噂話、他人と交わることが苦手だったため、親しみにくいと思われた。

自身も当事者である脊柱損傷協会のスティーブン・ブラッドショーは、最も貴重な才能は良い社会性であると確信している。それらの能力はあるかないかのどちらかである。しかし、人々が実際に社会性によって助けられていることはますます明らかになってきている。

「チェンジング・フェイス」は、顔に目立った傷のある人々を支援する点で先駆的な団体であり続けて来た。容姿についてからかわれる不安を取り除き、自信をもつうえで、このような当事者教育が、教師や雇用者への教育とともに、いかに効果的かを示した[4]。

そのような考えがすべて新しいというわけではない。ルートヴィヒ・グットマン卿の伝記の中で、スーザン・ガッドマンが次のように書いている。

グットマン卿は、彼が書くことを奨励していた患者自身によって書かれたレポートが治療全体においてとても大きな手助けになると気づいた。これらのレポートは、個々の反応を記録していた。具体的には障害、家族や社会一般に対する患者の持ち前の態度が自由に表現されていた。その職業生活を通して自分は患者から学び続けたのだと彼は言った。しかし、彼にとって一番の学びとなった、忘れられない、そして、引用し続けている患者からのレポートは、麻痺をもつ従陸軍牧師アルバート・ブル師によって書かれたものだった。彼は一九四四年にストーク・マンデヴィルに到着するまでに数々の病院で十八ヶ月痛みに耐えて過ごしてきた。「麻痺患者の最初の任務は見舞客を励ますことだ」と彼は書いた。この重要な意見は、患者を社会に復帰させる際に、哀れみの態度を世間に捨ててもらうことであり、麻痺している人々を社会に戻す際に、哀れみではなく積極的で実践的な援助をしてもらうように教育するにはどうすればいいか、私と職員に教えてくれた。(5)

「見舞客を励ますこと」とは、グットマンが言うように、哀れみをそらす必要があり、これは未だに今日的な課題である。しかし、患者たちに破壊的な影響力を及ぼしていて、マイケル・オリバーや多くの人々がひっくり返そうとしているものは、哀れみと悲劇としての脊髄損傷という考え方かもしれない。彼らが何度も言っているが、神経医学的な症状があることは分かっている。しかし、社会的な隔離に加えて、バス、銀行、建物へのアクセスと雇用の不足をその上に積み上げないようにしなければならない。そうした障害の社会的側面が最も苦悩を与えているのである。

「見舞客を励ます」。脊椎損傷の患者でいっぱいの病棟へ来ると、ケビン・ヒルが気づいたように、見舞客は怖がり、たとえ親や夫または妻であっても、損傷して間もない患者と馴染むことは非常に難しいと感じることがしばしばある。多くの人々は、障害をもつ人々と社会的な対話をするのは難しいと感じる。患者は自分の障害・損傷に対処するだけでなく、それとなく自分は大丈夫だという姿を見せることによって見舞客を楽にさせる必要があるのだ。脊髄損傷の患者に必要な能力は、健常者に自分から働きかけ、安心させることかもしれない。患者は、結局、いつも障害に耐えて生きているのに対して、見舞客は時折それを見るだけである。顔に傷のある人と働いている人々が気づいたように、障害・損傷をもちながら、他人を楽な気持ちにさせなければならないこの社会性は、他人と関係を築く際、重要な鍵となっている[6]。

人々が患者に対して哀れみをもって反応するとき、人々は自分自身の不安を表現しているのである。ロバート・マーフィーは「麻痺患者が身体を動かせないことは死の象徴そのものであり、生命の拒絶である。すなわち、その人は完全〔健常〕な身体の正反対を意味する。彼は生きながら、身体の脆弱さを人々に思い出させている」と書いた[7]。外側から考えると、車椅子生活の辛さは想像を絶するように思える。しかも、それらは、自分自身と自尊心に対する究極の悲劇と究極の脅威に見えるだろう。もし私や私の家族にその悲劇が起こったらどうなるだろうか。……これは、病棟で四肢麻痺患者と働いている人々があまり患者と近い関係になるのを好まない理由かもしれないし、その担当医が四肢麻痺と共に生きることとはどのようなことかと患者に尋ねないように言った理由かもしれない。麻痺の後も人生は続くと示すことによって、患者のこれらの懸念を減らすことができる。

見舞客を心穏やかにする理由とはこういうことだ。たとえ何が起こっても私は人間であり、周囲の人々との関係の中で生きる人格であり続けるのであって、損傷以前と比べ、周囲から助けを受けるニーズと周囲に与えるものをより多く持ち合わせているのだ、と。

段階

これから述べることは四肢麻痺と共に生きる人が感じる苦痛を矮小化しようとするものではない。患者の苦しみの原因となっている要素には、痛み、ひどい社会的状況、悲劇としての障害・損傷のモデルが含まれている。四肢麻痺と共に生きる人が生活を楽しむ体験や優先事項の変化について語るとき、それが障害受容の妨げになるかもしれない。マイケル・オリバーは、自分はこのタイプに入ると言ったが、トニーはけっして喪失感をもつことはなかった。ナセルも段階説で予想されていたような長い時間を過ごさずに障害を受容できた。ジョン・ホッケンベリーは悲劇について語ることを拒否する。

何にも「対処」してなかったさ。……将来は身体の可能性を探す未開拓地での冒険のようだった。起き上がること寝返り等の問題でも新しい解決方法を必要としたんだ。……一つひとつの問題を解決することは、以前〔障害者になる前に〕可能だったことができなくなった経験について個人的に書き表すことだ。

外側の人々にとって、それはたんなる〔心理〕メカニズムにすぎなかった。それは、事故を引き起こした無慈悲さから目を背けるためのトリックだったんだ。人々にとって、車椅子での生活は、足と尊厳、夢のない生活なんだ。それは、否認プラス抑鬱プラス怒りといったコードを採用することによって意味をもち始めるんだよ。車椅子生活が意味をもつこと、それが障害受容に等しいというわけだ。その人に起こった現実を否定し、怒り、意気消沈し、光を見た後にだけ、人間的な存在の尊厳は取り戻せるんだ。

しかし、内側から見ればトラウマに意味を付け加える必要があるようには見えなかった。それはそれ自体で意味をなすんです。トラウマはそれほど想定外でも珍しくもなかった。それは実存の流れからの断絶などではなく、トラウマは却って経験をにぎわせるものだ。「抵抗し難い平凡さ」で簡単にぼやけてしまうはずの「普通」の日常生活に、もろもろの経験を持ちこむことによってなんだよ[8]。

マイケル・オリバーは、少数派だけが新しい生活や損傷に慣れるときに段階を通り抜けると考えている。彼にとって、そのような段階は損傷した当事者の周囲にいる人々や医療従事者に都合が良いだけだった。「悲哀や否認、怒りの期間があって次に再生期が来るということにしておけば、周囲の人々は欠損〔脊髄損傷という問題〕から逃避して、しばらくすればその問題を忘れてしまうことができるんだ。同様に、患者もそうあって欲しいと期待するるんだよ[9]」。

このようなものではなく、障害受容は変わり続ける状況によって適応する一生涯の過程である。脊髄損傷と共に年齢を重ねている女性に関する最近の研究は、同じことを感じた人々がいることを示唆した。「人々は、調整しているかどうかつねに尋ねられます。……人生の中で大きな変化をもたらす度に、調整してゆくものだと私は分かっています。障害学生として、私はなんとか上手く過ごしました。その後、就職したときも、また新しい調整を必要としました。結婚して子どもを授かったとき、より多くの調整が必要でした。今では、年齢に適応しなくてはなりません。……ずっと調整の過程なんです。多くの人々にとって、それが人生ですよね。しかし、トラウマに適応することがそれに追加されるのです[10]」。

このような障害受容は一般的であるというわけではなく、必ずしも簡単であるというわけでもない。悲しみや意気消沈の段階を避けられない人々もいるかもしれない。脊椎損傷を負った女性とのインタヴューにおいて、ジェニー・モリスは、多くの人々が他人に対して気丈にふるまう必要と彼ら自身の損傷に慣れる必要との間のバランスを見つけるのに苦慮していることに気づいた。「私は悲しみを表現しようとしましたが、反応してくれない現実にぶつかりました」。「医療従事者は、いつも患者が微笑んでいることを期待していました」。

それらのメッセージは「強くなれ」ということであり、それは患者に向けられたものなのだが、同時に看護師と医師の負担を減らすことにもなった。「感情的な側面はどちらかというと抑圧されていました。私がどれほど強かったかについて皆が言い続けました。悲鳴をあげても、泣いてもいいと励ましてくれれば、よかったのにと思います」。「私は、よく見舞客を楽にする役割を演じていると感じました」。「あなたは医療従事者と感情的に話してはいけません」。「私たちの孤立した悲哀の中で、唯一の慰めとなる人は、私と同じように怖がっている最近損傷した患者でした」[11]。

これらの異なる反応が何を訴えているのかというと、それは当事者が自分自身の損傷に対応し一人ひとりに問いかけるサービス、個人のニーズや感情に敏感に対応できるサービスが必要だということである。これまで何度も見てきたことだが、損傷は同程度かもしれないが脊髄損傷患者が二人いるとする。その二人の反応や医学的心理的支援のためのニーズが非常に異なる。

忘れること

脊髄損傷患者は、損傷によって異なる生活を余儀なくさせている自分の身体状態との関連で語ることはできるが、時間の経過とともに、彼らは新しい身体や新しい生き方に少しずつ慣れ、多くの患者が「これが今の正常な状態である」と語るほどである。これは注目に値する点である。

逆説的に言えば、損傷後の感覚と運動の欠如は身体を現象学的に無視できない関心の的にした。手術後にコリンがどれほど用心深かったかを思い出してみよう。「幸いにも、わずかながらも感覚があるので、考える必要なんてなかった。身体が教えてくれるんだから。最初の膀胱鏡検査を受けたとき、下半身を完全に麻痺させる脊髄麻酔薬を投与された。それが非常に難しい状況だと分かった。私は下半身の意識をいっさい失ってしまったことにまったく気づいていなかった。前に起こったように何かが起こらないなら、なぜそのようになってしまったのか、私はそれを修正するために何ができるのかということを常に考えようとするだろう」。

他の患者たちも、新しい身体に関する一貫性のない小さな手掛かりに対してどれほど注意を研ぎ澄ませておかなければならないかについて話した。これほど〔身体との〕新しい関係に苦心し、自分自身に対して〔意識的な〕注意を払うのだが、しかし、それは新たに彼らの正常な状態になり、健常者にとっての通常としばしば見分けがつかなくなる。

グラハムはこれに関連したことを言った。「椅子に座るとき、実際は何も感じないと分かっていながら、今では何かを感じていると自分にほとんど思い込ませることもできるよ。今では損傷する前とまったく同じように椅子に座っているように感じます。そんなことありえないけど、そう感じるんだ。心がそうだと言うんだ。僕の心が、自分は向こうにいるあなたと同じなのだと思い込ませるんだ。心がこの身体にとっての普通が何なのかを学ぶんだ。心がおかしな点は一つもないと教えてくれて、居心地が良くなって、これでいいのだといった気持ちになるんだ」。

これまで議論してきたように、忘れるという要素、感覚を埋め合わせるという要素、また視覚による把握がある。その先に、脳はあるときは意識的に、そしてあるときは注意や努力なしに、人を可能な限り「正常」で「修復された」状態へ導こうとするのだという示唆がある。これは、病気の有機体〔延長線上に個人〕がいかに元の秩序的な状態を回復するかを示したゴルトシュタインの考え方に近い[12]。ゴルトシュタインは、最初は欠損〔の影響〕を低下させるために変更される動作について書いていたが、後に、態度を変更する能力について書いた。この本の中でこれまで私たちがその語りに耳を傾けてきた多くの人々は、残った能力と彼らの全体を維持させる力をつなぎ合わせたらどんなことが可能であるかを探究しながら、そのような態度の変化を示した。これは彼らの損傷が消えたことや軽減したことを意味していない。むしろ、残った能力を使って、彼ら自身の正常・標準と個性を探究しようとしているのである。

私の身になって想像してほしいとは思わない

大それたことかもしれないが、誰か別の人になるとはどのようなことかという質問に答えたいと思ったので、私はこの本を書き始めた。ロバート・マーフィーが述べたように、「誰も、対麻痺であること——今は四肢麻痺患者だが——がどのようなものかと一度も尋ねなかった。これは中流階級の礼儀作法にそむく行為なのだろう[13]」。

そのような「他人の心に何があるのかを正しく理解する」過程は、ホッケンベリーの言葉を言い換えると感情移入と呼ばれ、ナタリー・ドゥプラスとエヴァン・トンプソンはその過程について調べた[14]。この二人の哲学者にとって、感情移入は私たちが、他者の振る舞いや状況を自分の経験と照らし合わせて観察することによって他人を理解しようとする経験ではない。むしろ、感情移入を通して私たちは他者を統一された一つの全体、自分自身の全体として経験するのだ。

ドゥプラスとトンプソンは、数種類の感情移入について考察している。それが自分自身の身体であるかのように他者の身体を把握するときには、自分の生きられた身体と他人の経験の受動的総合が起こっている。あるレベルでは活動している他者を見ることはその行動の模倣の始まりである。近年、そのような脳における模倣の神経活動に関するエヴィデンスが豊富にある。[15]第二のタイプの感情移入においては自分自身を他人の場所に想像的に置き換えることがある。言い換えれば、他人の視点から見てその人自身であるということはいったいどのようなものだろうかと想像しようとする。

ケイ・ツームズ[16]は、自分の身体性と大きく異なる身体的特徴をもつ人々に対して感情移入をどのように成し遂げるかという問題について書いた。彼女の関心は、医療教育の内部で身体的機能障害と病気の生きられた経験の両方を理解する必要性から生じたが、［その関心は］ある人の人生という文脈においてその中断の意味について考えることにあり、医療が人道的な基盤をもつことを目指している。[17]通常の経験からかけ離れた神経医学的な損傷や病気に直面するとき、どのくらい感情移入が可能になるのか。ツームズは二つの過程に係わるならば、それが可能になると言う。観察は若干の情報を得ることを可能にするかもしれないが、他者の経験と感情を知るためには、自由に掘り下げて表現された彼らの語りに深く耳を傾けなければならない。彼女はそれを「感情移入的な傾聴」と呼ぶ。ちょうど医学史が病気の身体に与える影響を詳述するように、臨床的な語りすなわち患者の語りは病気がその人に与える影響を語り伝える。たとえば、多発性硬化症を中枢神経系の脱髄として考えることは患者の病という生きられた経験を何も捉えていないと彼女は言う。科学的な情報と個人的な情報の両方が必要なのだ。

ツームズによれば、他者であるとはどのようなことなのか手がかりを得て、私たちの経験を越え出て身体的欠損をもつとはどのようなことか理解し始めるのは、臨床的な語りを通してなのである。さらに、ある人が他者の経験を把握しようとするならば、他者の語りを取り入れ、他者の視点で世界を見るために想像という一つの手段を用いなければならない。これは「自分の足を他人の靴に入れる」ことと同じではない。そのような自己投影は、他者理解の妨げとなるかもしれない。なぜなら、あなたはあなたのままで、しかし別の境遇に身を置くだけだからだ。ツームズは病気の経過や治療方法の学習と並行して、他者であるとはどのようなことか探求することを怖れない想像力を育てることを可能にする医療教育――すべての医療職のための教育――を切に求めている。これなしでは、身体的欠損をもつ人の経験や実存は永遠に他者を越えたところに存在するので、それらを理解することができない。これは人道的な命令であるが、慢性病患者一人ひとりの適切なケアのためにもやはり必要である。

実際のところ他人の人生や身体に自分を置き変えてどの程度まで想像することができるかという問題が残る。すべての人がそのような身体的欠損と障害へのアプローチに同意しているというわけではない。マイケル・オリバーにとって、こうしたアプローチは社会的障害よりむしろ神経学的な機能障害に対して焦点を当てているのであって、疑わしい。マイクは脊椎損傷のない状態を想像することができなかった。彼曰く「そんなことが起こるわけはないんだから」と。他の人々は長い間損傷状態にあるので、彼らにとってその状態が正常・普通だった。損傷前後の二つの身体経験のある人々が損傷前の身体性を思い出したり想像したりすることができないならば、脊椎損傷をもつことがどのようなことかを私がどれほど深くまで完全に想像できるのか。

マイクに尋ねると彼はこう答えた。「しかし、あなたに想像してほしくない。なぜあなたはそうしたがるのですか。僕のニーズを理解する必要があるなら、僕に訊いてほしい。僕はあなたに僕のニーズを理解してほしくない。あなたは僕のニーズを誤解するかもしれないから。それはレナード・チェシャーがしたことだ。[18] 彼は障害者のニーズを理解しようとしたが、彼自身の偏った方法で行った。つまり、七万人もの障害者を監獄［イギリスの障害者施設］に収容したのだ。なんと、ありがたいことだろう」。

たとえ大きな収容施設やコミュニティに障害者を「収監」したとしても、当時にチェシャーが若干の人々の命を救ったかもしれないと私は反駁した。もし当時、障害者のニーズが本当に理解されていれば、そんなことは起こっていなかっただろう。

「おっしゃる意味はよく分かる。僕自身が政治的になった七〇年代初期にそんな考え方とは決別した。その頃、我々は社会運動を作り上げようとしていた。障害者として人生を過ごすことになった最初の十年間、僕が知っていた障害者は、脊髄損傷患者またはスポーツ団体で知り合った人々だけだった。障害者全体で一種の連立を築こうとしていたとき、僕は視覚障害者と聴覚障害者に会い始めた。他の障害者はどのような経験をしているのだろうと想像しようとすることに最初の二年間を費やしたのだ。僕は視覚障害者にこう言った。「僕は盲目でなくてよかった」。彼らがこう言い返した。「私は、あなたのように車椅子に座っているよりはむしろ盲目でよかったと思う」。そこで、我々は為すべき知的な仕事に気づきました。しかし、それはお互いについてどのように感じるかと理解することではなかった。なぜなら、何の解決にも至らないからだ。その知的な仕事とは、なぜ我々がこのようにうんざりするような人生を送っているのかについて理解しようとすることだった。

僕は、自分自身を障害者だと見なさない。黒人たちは異なる色の皮膚をもつ人間だと見なされたくないし、女性も異なる生殖器をもつ人間だと見なされたくないと思う。それを無視することより、むしろ、違いを認め、評価して、尊重する方法を見つけなければならない。膀胱や腸のコントロールがきかないことがどのようなことかについて理解してほしくない。私も仕事が必要なこと、あなたと同じように公的な場所や施設を使用すること、そして、適切な教育と来客の出入りを管理できる私専用のドアのついた家が必要であることを知ってもらいたい。これらのことをあなたに分かってほしいのだ。僕が首から下は何も感じることなくこの車椅子に座っていること、それがどのように感じるのかということをあなたに分かってもらう必要はない。だって、僕にも月経があることをどのように感じるのか分からないのだから。他者のニーズに敏感であるために、他者の感覚を知っている必要はない」。

オリバーは理解する必要性に対して反対していないが、視点を個人的な問題から社会が作り出している障害の影響へと移さなければならないと論じているのである。この中で、彼はスティーブン・ダックワースの友人であるサイモン・ブリセンドンの言葉を繰り返し使っている。「実際に障害を理解するためには、医学的な「事実」以上のことが必要になる。薬物治療上の決定に医学的事実がどれだけ必要であったとしても。医療スタッフが、障害者になった人の治療方法（その治療が適切だったとして）だけでなく、人生の形も決定するとき、問題は起こる[19]」。

全体的な見取り図を参照すると、運動や感覚なしに生きることの現象学的説明から、そのような生き方の結果として起こる社会的な問題を視野に入れた説明へと論点が移ってきたと言える。

「これまでの議論に従うと、脊髄損傷の経験は、内的な心理的過程や対人関係の過程だけで理解されることはできない。考慮されるべきことは、住宅、金融、仕事、社会環境と家族の状況のような他の物質的な要因の広範囲にわたる。仮に障害という経験が一時的な次元のものであると考えるのであれば……、さらに、すべての物質的な要因は、時間と共に変化可能であるし、実際に変化していく[20]」。

このことに対してほとんどの人々は反対できなかった。実際そのような社会的または生態学的な視点は、脊髄損傷と共に生きることの理解、他者への感情移入的アプローチのいずれにおいても、大きな部分を占めており、知覚、排泄コントロールまたは運動に関する問題の記述の重要性と匹敵するほどである。私は臨床医学や神経科学の養成課程からこれらの問題について調査してきた。しかし、（問題の）網羅と理解のために医療分野よりも幅広い分野、すなわちアクセス環境、雇用、政治を考慮に入れるようになってきた。社会へのアクセスを欠き雇用のチャンスも得られなければ、脊髄損傷後のその人の経験と人生は、機能障害によって同じくらい惨めになることがある。

アクセスや自立を阻まれることによって、社会は、様々な身体的欠損をもつ人々に自尊心の喪失と共に疎外感や無力感を与えている。多くの人々は、自己の認識における社会的存在の重要性を指摘した。ロバート・マーフィーによると、

人間の行動は生物学的衝動と文化との相互関係からその成り立ちや内容を得ている。私たちの性質が私たちの内部だけでなく私たちの周囲にも同様に存在するので、人間性より人間のおかれている条件について話すほうが良いのだ。障害において、社会人類学から学ぶより生物学から学ぶことのほうが少ない。

社会的刷り込みに影響を受けない還元不可能な人間性は存在しない。要するに、完全な隔離の中で人間は存在できない。このような他者からの孤立は社会的存在の奪取である。しかし、この自己の損失は、神経性損傷によって自分自身の身体から引き離され、社会によって以前のアイデンティティから切り離された麻痺患者の社会的な隔離にはつきものである。[21]

マイク・オリバーは、社会が、また悲劇としての身体的欠損モデルが、人々からアイデンティティを奪ったと示唆するだろう。一緒に集まって、共有された経験を知ることによってのみ、障害者はアイデンティティを取り戻せるのである。

ケイ・ツームズの想像的な置き換えに話題を戻すと、健常者にとって感覚も運動も排泄も失われた生活を想像するよりも脊髄損傷の社会的な問題に自らを関連づける方が、実は容易にできるのかもしれない。結局、私たちのほとんどは、劇場またはレストランか何かから時々締め出されたり、就職面接ではうまくいかなかったり、様々な経験をもつ。誰もそのような拒否の程度が脊髄損傷の人々が受ける社会的拒絶の程度と類似していると主張したりはしない。しかし、社会的な障害への感情移入のほうが機能障害への感情移入よりも容易にできる場合がある。しかし、マイク・オリバーの議論の雄弁さと影響力にもかかわらず、神経学的な欠損を考慮せずに、社会的な障害に対する感情移入が十分にできることはまだ証明されていないようだ。対照的に、何らかの神経学的な感情移入は必要であるようだ。この件について後で考察する。

疲労困憊して

若くして死を迎えなければ、人生の終盤、「老年期」、死ぬ前に、健康上の問題で苦しむ可能性があることを私たちは知っている。脊髄損傷患者の多くは、危険を冒したり、不死だと思い込んでいたり、人生は先が長いと思っていた頃、つまり比較的若い時期に、障害者になっている。脊髄損傷患者のケア〔の現場で〕は、三〇年前は患者のほとんどが若かったが、今は四肢麻痺をもっている高齢者の数が増えてきているという事実に直面している。なるほど、この増加に関する二つの原因がある。男性は二〇代、三〇代から脊髄損傷と共に過ごし、女性は人生の後半で損傷になるのである。[22・23] コリンとデイヴィッドが提案した通り、老年期そのものが四肢麻痺によって早く訪れる可能性があるというエビデンスもある。ザーブとオリバーは、慢性的な病気をもっている百人以上の調査対象者に何十年にもわたって疾患〔身体的欠損〕と共に生きる経験について尋ねた。その中に脊髄損傷患者も含まれていた。[24]

彼らは身体のあちこちで退化が加速している箇所、具体的には呼吸機能、横隔膜機能、関節炎の悪化を見つけた。[25] それと同様に、脊髄損傷と関連した「通常」の問題――骨粗鬆症、腎臓および膀胱問題と嚢胞または鳴管（損傷の影響度を上げ、きわめて重要な手または腕の機能を無効にしてしまう脊髄の膨張）の進行の悪化も加速している。女性のあいだで、更年期障害や他の婦人科問題に対する懸念もあった。[26―29] 年齢とともに、許容誤差は減少した。関節、腸、膀胱、骨、それに長年充気不足になっていた肺、激しい運動をしていなかった心臓までも、ひたすら疲弊の一途をたどる。経年変化に耐える作りになっていない関節がすり減るにつれて、筋肉と骨格関節の痛みはとくに問題になる。

平均十二年間脊髄損傷を負っている三五歳から七〇歳までの女性に話を聴いた調査では、類似した問題や付加的な問題が明らかになった。[30] 脊髄損傷の後、男性より女性のほうが結婚していないため、多くの女性は一人暮らしをしている。女性のほうが雇用されていたり運転をしたりすることが少ない。しばしば意気消沈しているようである。女性が障害者であることが二倍も不利であるとを示唆する人もいる。老いることを考えると、三倍と言えるかもしれない。[31]

これらの身体的な問題は予想されることであり、より悩ましいことは広範囲に見られるという意欲の損失である。人々はますます疲労を感じ始める。服を着て、入浴して、働くこと、あるいは社会的であることは、車椅子では激務なのだ。年齢とともに、以前可能だったことが難しくなり、重荷になってくる。多くの人々は最大限に生きて、老年になると、その最大値は驚くほど落ちる。「主な私の障害は、気力の不足だ――意志力だけではもはや十分ではない」。

「私たちは、常に疲れていて、二〇年後もそうです。――クタクタに疲れているのです[32]。

まだ四〇代前半なのに、老いの入り口に立っています。……うまく対処することができないので、退職者のような生活状況または非常に狭い立場に追い込まれます[33]」。

これらの増加している身体的で意欲的な問題とともに、社会的な懸念も問題として考えられる。孤独になってしまうか、あるいは、もし配偶者がパーソナル・アシスタント〔個人介助者〕だったら、彼らも段々能力が落ちてくるので、独立して生きることはますます難しい。ある人たちにとって、これらとともに、この他の問題も浮上して、生活の満足度が三〇年後に落ちる理由になるかもしれない。加齢の問題があるとはいえ、年を経るにつれ，内的な強さや受容が深みを増し、脊髄損傷がよりよい自己探求やスピリチュアリティを可能にしてくれたと語る人もいるので、一般化することは難しい。「現在、年齢を重ねて、私自身のことや自分の限界ついてよりよく理解するようになりました。ある種の自己分析が得られて。……それを自分の身体とその限界に対処するうえで、適用できるようになるのです[34]」。

あるカナダの研究は、脊髄損傷と共に年齢を重ねた人々は最悪の時期が過ぎていると分かっていて、ただ老齢による影響を受けた人々よりも、年齢的に早く自分の障害と折り合いをつけることができるようになるのではないかと示唆した。しかし、大多数は、機能障害に重ねて、自立の低下、経済や疾患／欠損に起因する健康状態の低下に対する懸念をしていた。彼らも、健康管理システムが、老年期に入ったばかりの脊髄損傷患者の増大しつつあるニーズに対応しきれていなかったと強く感じた。これが社会的に恵まれたカナダの状況であるならば、他の国でもそれよりひどい事態があり得るように思う。

未来に期待すること

これらの問題が脊髄損傷患者を心配させているとすれば、近年の脊髄再生研究は以前にも増して多くの楽観論をもたらすかもしれない。クリストファー・リーヴは資金調達の最前線に身を置いた。その基金活動に公的な人間の顔を与えたのだ。しかし、私が話を聴いた人々の間では判断を保留する態度もあった。研究の速度や病気からの回復の速度について語ったリーヴの公式表明はあまり共有されていなかった。

トニーは私にこう話した――「私は、クリストファー・リーヴの考え方、つまり回復することが正しいかどうかについて分かりません。そうした考えが彼の役に立つのであれば、私は彼の健闘を祈りますね。それよりもっと望むのは、今この場で私の人生が改善されそうかどうかということです。私には装具の資金や理学療法をもっと受ける余裕もありません。信念があり、リーヴがその信念に準ずることができるのなら、とても素晴らしいと思います。五年で歩けるようにすると表明することが必要なことかどうか私には分かりません。でも、様々な点でクリストファー・リーヴを称賛します。彼はすべてにおいて素晴らしい経歴をもってきたと思います。しかし、もし私だったら、五年間云々というのは公表せず自分のなかに秘めていたでしょう」。

イギリス脊椎損傷協会の雑誌『フォワード』に、脊椎損傷者の最近の問題について熱い意見交換が載っている。根底にある懸念は、ありのままのその人の生活とどのように折り合いをつけるか、そのような生活のあり方をどう受け入れていくか等である。〔読者からの〕手紙欄にも熱い議論が見られる。

クリストファー・リーヴはすぐれた経歴の持ち主であり、一般法則にはあてはまらないので、彼にすべての問題が分かるというわけではない。……私の視点から言うと、彼はスーパースターの地位を、犠牲者やスーパー障害者という新しい役割に置き換えたのだ。現在生きる人々の助けになることは何もない。……治療に対する彼の希望は非現実的だ。しかし、彼の地位のおかげで、彼の言葉は影響力をもっている。……彼の言う治癒の約束は、車椅子の利用者が変われば、社会がそれほど変わる必要はないことを暗に含んでいる。治癒〔回復〕することに望みをかけることは、良い人生を送る方法ではけっしてない。現在の生活の質を向上させることが必要なのだ。(35)

他の人々はより共感的で、リーヴが良い手本であると躊躇せずに言った。ある人は治癒を期待することの問題点を一覧表に書いた。「現在最大限の人生を送れない人がいるかもしれない。それは叶わない希望を引き起こすかもしれない。社会的な見方をすれば、治癒の追究は、障害のほうが異常であるという否定的な固定観念を強めるかもしれない。最後に、治癒が「すぐ目前にある」のだったら、現在のイギリスで八五〇万人の障害者に完全な市民権を与えるためにどんなインセンティヴになったのか」。

治癒について考えるべきかそれとも病状と上手く付き合うかに意見が分かれた。ある男性は次のように書いた——「私たちが今も向き合っている障壁を壊すために尽力する闘士がいると気づいたことは喜ばしい。彼の感情がマスメディアによって乗っ取られることを望もうと望まざるとにもかかわらず許していることが今はとても怖い。マスメディアはこのような見出しに興味をもっているのだ。「私は五年で再び歩くと、不自由な身体のスーパーマンが言う」」。さらに、ある人は、「今、私はこのままでも生きることができて、腸、膀胱、セックス、腕運動、知覚、床ずれ、神経根痛の研究や支援を望んでいる。どちらのアプローチも可能なのだと認めるのは早ければ早いほどよい」と話した。リーヴがクオリティ・オブ・ライフの枠組みを通して患者を援助するプログラムを作ったのだと、この男性投稿者は指摘していた。

放射線療法がきっかけで対麻痺になった女性はより熱心だった。「完全治癒を目指す研究がなければ私たちは今頃、絶望して死んでいたと思います。人生がまだ続いているのを感じたいのです。クリストファー・リーヴは「これが自分が闘う理由だ」と思い、この決断をしました。彼がそうしたことで非難されるべきだとは思いません。彼が身体障害者になった今、映画業界が彼を避けないで、興味を抱いて話を聞いたことはよかったと思います。人生にはつねに望みがなければならないでしょう」。

外部から考えると、自己呼吸力も運動機能もままならないクリストファー・リーヴの脊髄損傷の程度（少なくとも当初）を外部から考えることは困難であり、その立場にいる誰もが機能改善を望むと考えないことは難しい。たとえ数センチでも脊髄が機能すれば呼吸と腕の使用が可能になる。

マイケル・オリバーは、完全治癒を約束し、資金調達のためとはいえ、できるだけ悲惨に見えるように姿を描くチャリティーには批判的だった。それは人々の心に障害は悲劇だとする見方を植え付けているのだ。以前にも彼は「研究の目的は、それがどのようなことを意味するにせよ、足がない状態を〈正常〉だと見なすことではなく、足のない状態が無意味になるような社会的環境を作る必要がある」と主張した。[36]研究者と政治家よりむしろ脊髄損傷患者との間での討論で、彼は慎重であった。「二〇年という年月は、治癒がすぐ目前にあると主張するには長すぎる。より現実的な考え方は、治癒が可能になるまでは長期戦であるという考え方だ。そのような治療法が発見されるとき、その治療法への理にかなった適切なアクセスを確実に保証するために戦いがまだ続くだろう」。

現代に生きて、治癒が得られるならばそれは結構なことだ。脊髄損傷中の神経細胞を再生させる研究は四肢麻痺の人々を歩けるようにできないかもしれないが、重度の四肢麻痺の人の手が使えるように麻痺の程度を下げることができれば、それはその個人に大きな改善を与えるかもしれない。体内留置式気管瘻孔形成術を受けていて人工呼吸器に呼吸を頼ることを不安に思っている患者にとっては、1センチメートルでも損傷の程度の下げることは、自己呼吸を可能にするかもしれない。これらの望みに対しては、少なくとも異議はないだろう。

リーヴ自身、脊髄損傷者のコミュニティの中で相反する感情の交差があることに気づいており、威厳ある慎重な方法で応答している。「ある人は治療方法を探しても無駄であると私に話し、他の人はそのままの生活で満足しており、治りたくないと言いました。それらの意見を理解することは難しいけれど、医学の進歩に干渉しようとしない限り、私は完全にそれらの個人を尊重しています(37)」。

医学の研究は続かなければならないし、続いてゆくだろう。しかし、それは社会的規定に照らして、それと同じ程度に妥当なニーズを減ずるものではない(38)。この議論の基底にあるのは、損傷に適応することの本質である。ある人は、脊椎損傷に全面的に折り合いをつける前に脊椎損傷が永続するものだと認めなければならないと示唆した。ある脊椎損傷を専門とする医療従事者は、どのような人であれ脊椎損傷と折り合いがつくとは思わないと話してくれた。これまで見てきたように、多くの人々にとって、それは日常生活の中で一つひとつのことに適応する連続的な過程である。たとえありそうにないことだと考えられても、ある人にとっては、いつか治るかもしれないという望みが彼らに生きる力を与え続ける。ある人にとっては、そのような態度はあるがままの事態と上手く付き合えなくしてしまう。誰にとっても、生き方は一つだけではないように、四肢麻痺と共に生きる人にとっても、生き方は一つだけではない。

そのような損傷を経験し、報道によってその典型的な代表にされたリーヴが行ったように、世間の注目になる人は誰もが、すべての人々を常に満足させることはけっしてできないことを知っている。名声はその人が言う通りの条件では絶対に付いてこない。しかし、ここでニーチェのある言葉が思い浮かぶ。何が人を英雄的にさせるかについての一連の警句の中で、「自分の最高の苦悩と最高の希望とに向かって同時に突き進んでゆくことがそれだ」と、ニーチェは示唆した。[39]

今、ここで

新しい治療法はどれも高額かもしれないし、その使用を制限されるかもしれないが、これらの研究は損傷をもつ人々の機能障害をかなり軽減するだろう。それは、最近病気に罹った人々に対して、最も効果的になりそうだ。しかし、今すぐ、ここでなされるべき改善もある。これまでに挙げたように、個人の語りはいくつかの問題を強調する。おそらく最も緊急で最も難しい問題は、慢性疼痛と排泄である。改善の必要性がしきりに強調されるが、簡単には対処できない。これまで何度も見てきたように、慢性疼痛は麻痺以上に人生を破壊するのであり、大きな課題のまま残っている。幸いにも、国際疼痛研究協会から出された分類と治療に関する最近の本で、脊髄損傷研究における優先順位リストの中で慢性疼痛の順位が上昇した。[40] 対面式の面接調査において、失禁の惨めさはあまり表立って語られることはなかったが、治療を続けるうえで前途に大きく横たわっている。

様々な語りやポール・ケネディによる小さな実験（後述〔トリック〕参照）から、生涯にわたって専門ケアユニットへの迅速で継続的なアクセスが確保されることの必要性も強調された。現在、多くの国では、脊髄損傷患者のための専門ケアユニットの存在自体は標準的である。しかし、これらのユニットは著しく損傷した患者のケアをするものだと考えられることもあれば、財務管理者やマネージャーのやり方を強制されることもある。脊髄損傷患者の生涯にわたる継続的なケアは、患者一人ひとりの身体的な問題と彼らの感情の支援のために、達成目標にするべきである。

その他の懸案事項の多くは脊髄損傷に関連する障害を減らすことであった。それは就業の改善によって、よりよい心理的サポートによって、脊髄損傷とは悲劇だという見方をなくすことによって、一般的な環境へのアクセスを改善することによって実現する。ナセル、グラハムとイアンは、脊髄損傷患者は同じ問題をもつ他の患者を手伝う役割に最も適していると示唆した。過去数十年にわたって拡大してきた利用者のグループ組織によって、脊髄損傷患者は他の患者と会って会話をし、機能障害やその状態と共に生きる手ほどきを伝えることが可能になった（付録のウェブサイトを参照）。

ほとんど見ず知らずの他人に人生を語る用意がある患者は、脊髄損傷患者全体の典型にはならないかもしれないということは常に心に浮かぶことであるが、しかし、数多く出版された事例は、語られた内容とおおむね一致している。ペントランドたちの研究[41]では、多くの高齢者が、損傷を受けた当初に心理社会的な支援や、感情的な適応の面での援助が不足していることを嘆いていた。このことについて非常に辛辣に評する人々もいる。多くの人々は、たとえばたいていのことを当事者仲間から学んだと認めた。「人々と話しながら……同じ経験を通り抜けてきていたり同じ年齢層だったりして……とても驚きました。それは本当に僕を助けてくれたのです」。

グラハムと同様に、入院患者として最良のときはリハビリをしている期間だという意見も頻繁にあった。コミュニティ内で孤立しており忘れられていると感じている人たちもいた。ペントランドたちは、定期的なピアサポートグループをもつこと、さらに、心理的問題や人間関係や性的な問題に対する損傷直後からその後継続する支援を含めた提案をした。この点で、脊髄損傷は単なる一つの出来事ではなく、人生全体への適応を必要とすると彼らは気づいている。一部の改善されたケアの中には高額なものもあるかもしれないが、当事者とその家族に対するより良い精神的支援やピアサポートは高くつくものではない。イギリス脊椎損傷協会のような利用者グループ組織は、すでに膨大な人数が参加している。最近に脊髄損傷を負った人々へ脊髄損傷に慣れてきた人々が援助することを促すことが必要である。つまり、経験者の語りはとても貴重なのだ。

完全な確実性

リーヴは、他人に完全に依存するようになったので、脊椎損傷と共に生きることは再び子どもになったようだと描写した。だが、四肢麻痺になっているスティーブン・ダックワースはいつも食器洗いを手伝うと申し出る方法について話した。この受け止め方の違いはどのように起こるのだろうか。

ギャラガーは運動主体感と自己所有感に区別を設けている。[42] 前者は、「私は行為の原因となったり行動を生成したりする主体である」という感覚である。たとえば、「〔私とは〕何か物が動くことの原因となったり、思考を生成している者である」というような感覚である。自己所有感とは（その運動が、私によってであれ、他人によってであれ、機械によってであれ、何によって引き起こされているのかとは関係なく）「この私が経験を享受しているのであって、動いているのは私の身体である」という感覚である。脳電位的な刺激によって人工的に誘発された運動について、デボラとジュリーに話を聞いた際に、私はこれらの外から埋め込まれた刺激を用いた場合、運動制御感と所有感がどう変化するかを聞き出そうとした。
膀胱や皮膚、痙攣のケアをしなくてはならないので、四肢麻痺患者は身体感覚をもち続ける。しかし、罹患直後の運動やジェスチャーについて心配している当初の状態から、生きられた経験という側面でかすかな感覚や感触をどう解釈するかと苦慮する状態への移行がある。その例として挙げられるのが排泄やスキンケアである。[43] これにもかかわらず、多くの四肢麻痺患者にとって、感覚があろうとなかろうと彼らの足はまだ彼らの足だった。メルロ＝ポンティはこう書いた。「私は、私自身の身体でなく、客体を観察する」。[44] この点で、麻痺患者においては感覚と身体の間、行為主体と運動の間のその正常な関係が変わってくる。四肢麻痺患者は自分の身体を他の人がしないやり方で観察すると言ってよいかもしれない。身体化された経験についての考え方をさらに展開させながら、メルロ＝ポンティは、自己と思考の間、身体と行動の間の関係について考察した。

意識はそれ自体を外界に投入して、身体をもつ。……「われ思う」の問題でなく、「われ能う」の問題が最初に来る。……身体の媒介を通して、意識はある特定の事や状態に向かっている。……身体は、世界をもつうえで基盤となる媒体である。……単なる考えの段階では私の愛、憎しみ、意志は確信のもてないものだ。逆に、その考えの確かさ〔確信〕は愛や憎しみや意志の行為を通して得られる。それらを行うから、その確かさを確信できるわけだ。……私は行為においてのみ現実を作り出し自己を見出す。……私が私であるのは「私は〜だ」と私が思うからではない。愛や憎しみや意志の完全な確かさとは、「私がそれを行う」ということなのだ。[45]

四肢麻痺患者の多くは、以前と同様にこの世界で行動することができないが、そのことが存在の認識に関する重大な結果をもたらす。サミュエル・ベケットは次のように表現した。「きみ自身が行動なのだ。きみのなかの何分の一かが行動していて、きみの存在のいじましい一部分が分泌してきみを行動させているんだ」(46)。脊髄損傷患者はこうした鬱陶しい泥沼を切り抜けることを求められているのかもしれない。

それでも、デイヴィッドは、自分としては、ベケットが誤っていると思うとほのめかした。「彼は正反対の思い違いをしていると思うんだ。おそらく、あなたがより創造的であればあるほど良くなる。しかし、「大切なのは、行動を存在へと転化させることだ」と述べることによって自己認識や自己像の説明を助けると思う。――これはベケットと正反対だな。問題を頭の中だけのことから私の身体全体へと引き延ばして、私の運動性を私の身体全体に浸透させるんだ。そうすれば行動を通じて物事をなす可能性が出てくるだろう。私は存在が行動になるという説について正しいと思えない。私の行動が私を私にしている。物事を行うことから人であることへと導く特定の事柄によって、私自身を身体的に表現することが必要だ」。

同様に、グラハムとトニーは、思考と意図から行動に移すことの重要性に気づいた。「自分とは精神的な側面のことです。僕は自分が考えることであって、僕が行うことじゃない。僕は自分の考えを動きではなくて、話すことや書くことなどで表す。話すことや書くことも行為ではあるけど、強い意味での行為ではない。もっと知的なものだ。けど、それはサイクリングが楽しい理由の一つでもある。サイクリングは純粋な身体的解放だから。以前は自分がそれをどれほど渇望していたか気づいていなかった」。

「病院はとうとう顎で操作できる車椅子を見つけてくれました。最初の車椅子は素晴らしいものでした。動きが長続きして、しかもその動きを作り出しているのは私なのです。いつどこに行くか私は自分で決めることができました。外に出て野に下りて行くこと、ヘリポートに下っていくこと、新しい病院に行くこと、世界を探検すること」。

さらに、他の人は、ほとんどまたはまったく運動できないことについて語った。ここで、まさにパーソナル・アシスタントが重要になる。スティーブンが皿洗いをすることについて話したとき、彼は身体的にそれをしなかったが、パーソナル・アシスタントにそれをするように頼むことで、その作業を行う運動主体感と自己所有感を得た。四肢麻痺患者の求めがあれば、四肢麻痺患者が満足できるような仕方で動作し行動することによって、パーソナル・アシスタントは自分自身の行為主体意識を捨て、それを四肢麻痺患者に与えることができる。だから四肢麻痺患者は世界の中で行動しているという感覚をもつことができるようになるのだ。いつ、そして、どのように自分が介助してほしいのかということを的確に指示できることが必要だと四肢麻痺患者たちも認めている。メルロ＝ポンティの一文を言い換えると、「意識は、私の身体とパーソナル・アシスタントの身体の媒介を通して、ある事や状態に向かっている。私の身体とパーソナル・アシスタントの身体は、世界をもつ上で基盤となる媒体である」。

パーソナル・アシスタントは、多くの動きを介助できるかもしれないが、どんなことでも介助できるというわけではない。四肢麻痺患者との会話の中で、顔の表情と同様に車椅子や首の動き、腕を使ったジェスチャーの豊かな表現に気づかないわけにはいかない。ジェスチャーは、それがどんな場面であろうとも、表現のはけ口を見つける。もちろん、愛と性において、損傷にもかかわらず、人格的なものは場面に応じて創造的に表現される。もう一度言い換えると、「愛、憎悪と意志の全き確実性は遂行されているが、健常者とは異なる方法によってである」。

掃除機の紙パックを空にすることが必要だ

そのような関係がすべて円満に続行するわけではない。動けない雇い主と絶対的な指示の下で多くの身体的な仕事をするパーソナル・アシスタントとの関係はそれ自体普通のものではない。その関係は善行の人ともう少し疑わしい類いの人々を引きつけるかもしれない。デイヴィッドのような利用者が各々の新しいパーソナル・アシスタントを良い機会として見ているが、後で思い起こされることになるが、グラハムはしかるべきパーソナル・アシスタントを見つけるのに若干の問題を抱えることがあった。デイブ・モーリスは、損傷以来自分はどのようにコントロールを握ったのかに関して、彼の最初のパーソナル・アシスタントについてこう書いた。「自立生活は「障害者は受動的で、依存している」という通常の思い込みを変えました。生活することは独立、制御、自発性と自己啓発に関することである。なぜ他人に私の尻を拭いてもらわねばならないという事実が私の希望を否定しなければならないのだろうか[47]」。

損傷後最初の七年間、両親が彼の世話をしていた。その後、彼は彼の人生が「標準化されて、慣例化され、分類され、組織化され、計画された」施設にいた。「一人前」の「重度」障害者として彼はそこから出て来た。「どこからどう見ても、最も目を引くのは、私の時代遅れの洋服のセンスでした。私を大学まで送ってくれたセントジョン・アンビュランス協会の車の後部座席をいっぱいにしたスーツケースは、小綺麗にラベルをつけられ、簡単で適当なマジックテープで締めるポリエステル製品……、大きすぎるズボン、だぶだぶのYフロントの下着で膨れ上がっていました。私は十八歳でした。……それらのものを着ないといけないと思っていたのです」。

彼を受け入れて、パーソナル・アシスタントを提供する大学に出願した。「彼は大学の出願書類に五回も同じ場所を書いた唯一の人でした」。デイブは何事も気楽に考えるPAと共に過ごして、依存的生活から自発的な生活へと移行していった。彼は、そのパーソナル・アシスタントとの関係がいかに重要かについて確信している。「パーソナル・アシスタントとの重要な関係は、人生の至るところで見られます。その関係は親密さを共有し、成功と失敗を見守ってくれます。事実上、他にはない相互作用です。その性質上、パーソナル・アシスタントとの関係は身体的なもので、強い社会的なタブーを打ち砕きます。それは、個人が個人と入れ替わる転換をしながら、絶え間ない変化の下にある関係なのです。多くの短期の関係を経て進展させました。それぞれが……期間、空間、瞬間をうまく捉えたもので、大変成熟した、かけがいのないものです」。

「新しいパーソナル・アシスタントとの関係を築くうえで不安を感じていて、私の中で小さないらだちが持ち上がってくることがあります。けれども、それについてよく考えてみると、その緊張は生き生きとしたものでもあるのです。それは両者が結びつく過程、つまり遠くへだたった違いを乗り越えようとする意思疎通なのです。どうにか、私の自主性と規制が介助を提供している個人との関係の質と直接的に影響するということが分かるようになりました」。

雇い主とパーソナル・アシスタントの間は適切な距離を保たなければならない。ベヴァリー・アシュトンは次のように書いた。

長年にわたって、パーソナル・アシスタントの人生問題を聴いて、心配して、加担することが続いて、私自身が多くの問題を抱え込みました。ええ、そうです。誰かが涙ぐんで問題を漏らすときの最高の反応は、「なんてことでしょう。たいへんな目にあわれているのね。……でもね、掃除機の紙パックをチェックしておいてね」と言うことなのです。

過去には、夫婦間の暴力、浮気問題、十代の妊娠、そして、最愛のペットの死についてまで、本当に絶望的な問題に繰り返し首を突っ込んできました。関心をそそられるので、興味をもっていないふりをするのも難しいと思います。これらは実生活の連続ホームドラマなのです。しかし、首を突っ込むことは「雇い主／パーソナル・アシスタント関係」を失うことにつながります。(48)

介助にあたるパーソナル・アシスタントを同伴して、映画館や親しい人との夕食に出かけるとき、介助とプライバシーの保護という矛盾したニーズが天秤にかけられるので、問題になることがある。ルース・ベイリーは、パーソナル・アシスタントに本を読んで映画館の外で待つよう頼むようにしている。外食を快適に過ごすことは、さらに難しい。

私はもはや一個人としての感覚を失い、一つのカップルの片割れになろうとしているのですが、そのカップルの相手方について私はよく知ることもなければ特定の感情を向けることもないのだと感じています。相手であるパーソナル・アシスタントにしても（私を特別よく知っていることもなければ特定の感情を向けることもないという点では）同じことでしょう。未だに友人とのおしゃべりに夢中になるあまり、私の隣で食べ物を切ったり飲み物を支えてくれたりしてくれる人を無視するのがどうにも落ち着かないと感じています。(49)

イギリスでは他の問題もある。パーソナル・アシスタントが黒人であれば、それは難しくなるだろう。ある四肢麻痺患者は、どうして黒人が卑屈な奉公人のような仕事をするのかを理解できなかった人と絶交してしまうことになった。同性愛者の四肢麻痺患者が、同じく同性愛者のパーソナル・アシスタントが仕事をしないでゲイバーで悪ふざけしていたとき、問題が起こった。他の人は同性愛者のミーティングに異性愛者のパーソナル・アシスタントを連れて行けなかったと話した。倫理的な判断に迫られることもあるかもしれない。四肢麻痺患者がマリファナを吸いたいと言ったら、パーソナル・アシスタントは、マリファナタバコを巻かなければならないのか。それがヘロインであれば、あるいはその行いをする能力を欠いた雇い主が自殺したいとすれば、どうすれば良いのか。ここに引くのが難しい境界線がある。もし独立した行動ができない人がいて、社会がそれを提供することを容認しているのであれば、私たちはなぜ人の意志力と行動の独立を制限しなければならないのか。

私たちのことを私たち抜きで決めるな!

自立生活や権利、ニーズを促進させようとする様々な障害者のグループの当事者運動の高まりとともに、「専門家」が助けになるというより、むしろ問題の一部になっていると認識されるようになった。善意の医療従事者は、心配や不安を抑えられない利用者がいれば、相変わらず悲劇だと見なしていた。それと対照的に、「障害者」は人生を自分で舵取りし、普通教育を受けて、仕事に就くことを望んだ。このことは、マイク・オリバーが議論した障害の社会モデルの「大いなる着想」で先取りされていたことだ。身体的な機能障害(インペアメント)は、「同情、福祉と慈善事業に値する個人の悲劇」と見なされていた。そうではなく障害とは、それを「現代の社会のあり方が身体的な機能障害がある人々を考慮に入れていないために彼らを社会参加から除外していることに起因する不利益や能力の制限」だと考えた。ケン・デイビスは、これらの声明と洞察が障害をもった人々の自己イメージを革命的に変え、「すべての存在、障害、車椅子、装具、松葉杖、すべて」として、障害と共に生きる自分に誇りをもつことを可能にしたと示唆した。[50][51]

メルロ＝ポンティは私たちが肉体的な身体を通して世界や他人と相互に作用して関係していることを示唆しながら、「身体は、世界を持つための媒体である」と書いた。オリバーの「大いなる着想」はこれをひっくり返してしまう。すべての人々は、私たちの身体がそれを通じて相互作用し、自らを表現するような物理的な世界や環境を必要とする。障害はもはや身体内だけでなく、その外側にもあることになる。アクセスできない乗物や建物がある世界は、多くの人々をその世界内部の様々な意味から排除している。残念なことに、多くの世界は障害者から手の届かないところにある。パーソナル・アシスタントや自立生活、障害者による当事者運動の増加にもかかわらず、まだ勝ち抜かねばならない闘いが数多くあるのだ。

イギリス脊髄損傷専門家協会の最近の会議で、ポール・ケネディは、こっそりとトリックを仕掛けた。彼は、各グループに脊髄損傷患者のための五つの最優先事項を決めるように依頼した。各々のグループは、医者、看護師、ソーシャルワーカー、さらに脊髄損傷患者つまりユーザーという異なるタイプの人々だった。

作業療法士の最優先事項は、適応、設備、痙攣の治療、アクセス問題と差別の改善のための資金提供だった。心理学者の最優先事項は、より良い退院後のサービスで、スティグマの減少、より良い環境、利用者間のコミュニケーション、痛みの管理だった。医師は排泄ケアの問題と鎮痛に重きを置き、アクセスの問題、そして人間の精神と自尊心に影響をもたらす問題がそれに続いた。残る利用者の希望リストは、完全な機会均等、発達した障害者差別禁止法、排泄の問題と鎮痛、脊椎病棟への開かれたアクセスであり、最終的には脊髄損傷患者が自分のことは自分で決めるということだった。様々な医療従事者と利用者との間に異なった見方を探すことで、ケネディは未解決の問題領域があることを示した。

いまもなお問い直されている他の問題領域は、どの程度障害者が健常者を代弁者として必要としているかということだ。多くの障害者にとって、過去三〇年間の教訓は、本当の変化のためには彼ら自身の手で問題を解決し、要求しなければならないということだった。健常者（多くの場合、解決手段を持っている人）にとっても同じことだが、協力的な反応が起こる前に理解が起こる。その理解が全面的になればなるほど、その後に起こる関与も深さを増してくる。身体的欠損に引き続いておこる結果と障害を理解し共感的になることは、これらの問題を自分自身の心の中で探査し、それらについて考える際に自分自身がその主体だという感覚をもつことである。このような作業を行ったのちに人は障害者の要求に接したときに助けとなることができる。共感とは机上の空論でなく、むしろ政治的・社会的変化を起こすための個人的な関与において必要な過程の一部分のようだ。

クリストファー・リーヴは医学研究に関する政治的な過程を議論して、次のように書いた。「思いやりを法律でつくることは不可能だ。それでも、いま最も必要なことは支持してくれる議員がたくさんいることである。……研究には問題との感情的なつながりがある。……現在、私たちは病気または障害に影響を受けていない人々に働きかける必要がある。より難しいことを彼らに頼まなければならない。それは難しいが全面的な変革をもたらす。難しいこととは何かというと、別の誰かになるとはどのようなことなのかただ想像してもらうということである[52]」

これらの議論を通して、インペアメント（機能不全）とディスアビリティー（社会的能力低下）との間、社会的なものと個人的なものとの間のバランスが探られていた。四肢麻痺と共に生きることは、その身体との新しい関係を考慮し、探究することを意味する。世界に出かけることは、アクセスの実地踏査を必要とする。マーフィーの言葉を言い換えると、四肢麻痺患者の「思考や生きた感覚を脳の中に閉じ込めてしまう」のではなくて、むしろそれらを言語でも行動でも表現できるようにするうえで、あるレベルまでは医療介入が脊髄損傷と共に生きる人々の上述のバランスを変えようとしている。

医療機器を使うにせよ使わないにせよ、立つにせよ立たないにせよ、ジュリーとデボラは選択をしたかった。スティーブン・ダックワースは、結局、誰もが持てるものは時間と選択であると言った。ここで言う選択とは実際のところは自由というのに近い。なぜなら誰しもが選択する自由を必要としているし、神経学的欠損やアクセスできない環境によって選択が制限されるなどということがあってはならないからだ。

メルロ＝ポンティは次のように示唆する。「自由とは行為することだ。……いったん、私の行動が自分のものでなくなると、二度とそれらを回復できない。世界の手がかりを失うと、私は元の状態に戻らないだろう」[53]。脊髄損傷に関して言えば、これまで見てきたように、メルロ＝ポンティは幸いにも間違っている。脊髄損傷と共に生きる人々を支援している人々の目的は、彼らに行動を取り戻させ、選択の余地、自発性と自由を増大させること、働くか否か、自立生活をするか否か、外出するか家にいるかを決める潜在的な決定権を増大させることである。このことは、ある程度までであるが、医療的支援、パーソナル・アシスタント、自立生活支援協会や法律が支援しようとしていることである。

さらに、もう一つの側面があるようだ。これまで述べた要因は、なぜ脊髄損傷と共に生きる人々の中に上手くやっている人とそうでない人がいるのか、そしてなぜ苦しんでいる人もいれば楽しんでいる人もいるのかについて完全に説明していない。社会的な側面と神経医学的な障害の両方を越えた重要な要因があるようだ。上手くいく人々は、新しい人生を探検して適応するために過去から自分を解放できるようだ。

近年、私は想像力に関する哲学の学会に出席した。その学会で私は脊髄損傷に関する論文を発表した。想像力の便宜的な定義を「末梢的な感覚・運動情報から独立した一連の感覚運動的経験」とした。損傷後早くから現れる足の位置についての幻覚、損傷後時間が経ってから現れる幻肢痛、そして損傷後年月が経っても脊髄損傷と共に生きる人々は動きを想像する能力が必要だという話を、おおむね脳スキャニングで特定できる範囲で行った。私は主題となる問題を避けたことを非難されると思っていたが、主に哲学者たちからなる学会で、私たちに内在する創造的で独創的な力という意味での想像という言葉や、その最近の多岐にわたる利用法について、誰も話さなかったことに驚いた。

考古学者のスティーヴン・ミズンは過去の進化の中で、人間以外の霊長類の様々な種を考察した。[54] 中にはよく発達した技術的な知性をもっていて、狩猟が上手だったり道具を作ったりした種もあった。社会生活において、あるいは非常に発達した記憶力でより優れた能力があったものもいた。ミズンはこれらの初期の霊長類の種からヒトへの成長過程は、主には知能がより高度に進化したために起こったのではなく、人間の脳内での認識の様々な類型やモジュールが接合したために起こったのだと提案した。[55] このような「認知的流動」説によれば、私たちの先祖は情報を統合したり関係づけたりすることができることになる。たとえば社会的な（他人について考える）知能と技術的な（操作される客体について考える）知能を接合させるので、現代の思想は人々のことを「操作される客体」と見なすこともできる。ミズンはこの交差したモジュールの統合が、言語と自己認識を備えた人間の出現における重要な要因であったと示唆した。（足跡のような）自然史的知識をもって考えると、認知的流動性は意図を伝えるという社会的なニーズや道具を作る技術的な知性と結合した技能の発展を可能にし、そのことはすべては象徴的な意味をもったイメージを創造することにつながった。この認知的流動性はまた、対象と経験が様々なモジュールにおいて結びついた結果、比喩《メタファー》と類比《アナロジー》が発展することを可能にした。比喩《メタファー》と類比《アナロジー》は思考のための重要な道具であり、思考にとどまらず芸術や科学に範囲を拡大して創造的に使われるとミズンは示唆する。明らかに異なる複数の考察と思考法の間の共通性を理解することは両者において重要である。彼は自然淘汰を説明するためにリチャード・ドーキンスの『盲目の時計職人』を引用した。したがって象徴性、認知的流動性と比喩は現代的思考を明瞭に示し、創造的な想像力の発達を実証しているであろう。

脊髄損傷の話に戻すと、自由と選択を手にしたとき、世界や他者や私たち自身がおかれた状況へ向かう態度が現れる。運動能力や感覚なしで人生を探求する能力、社会的な関係を再建する能力、失禁に対処する能力、過去から自分を解放する力、そしてたとえばオーガズムや挿入を伴わない性的関係を新たに見出す能力、すべてにおいて大きな創意工夫が必要になる。ナセルは、かつて私にこう言った。「人々は、損傷する以前の僕ではなく、今のそのままの僕に興味をもってくれるようになりました」。この本の中の多くの登場人物が行ってきたように、脊髄損傷を乗り越えるには、その人の人生が再発見され新たに作りなおされるような創造的かつ想像的な適応が必要なのだ。この想像的な能力は認知的流動性から進化したものかもしれず、また思考実験や社会的相互作用の心の理論にかなった予測を可能にするかもしれず、身体的な変化を探究し、それに適応するために重要である。

ツームズが医療従事者の想像力を高めるための教育を懇願したのと同じように、四肢麻痺患者にもそれは重要であるように思われる。この種の想像力と開放性は脊椎損傷患者にとって成功できる生き方への鍵のようだ。グラハムは、損傷の前にも後にもこのような態度を見せた。そのような態度は他の何よりも、彼が世界の中で顔をあげるときに、決め手となった。ナセルも各々の人が彼の身体的な限界と精神的なニーズを探究しなければならないと言ったとき、同じことを示した。彼はまだ探究している。「僕は十四年間、車椅子生活をしています。自分の身体を知りません。それはまだ僕を驚かせています。……僕は新しいものをたえず見つけているのです」。ジョン・ホッケンベリーが同じ開放性と探究への意欲を明らかにした。「窓のない壁のような惨めな状態からほど遠く、私の身体は、非常に深みと手ごたえがあり、興味をそそるパズルを示していました。私の変化した身体を再発見することは、どんな夜間授業、独習書、セラピストも教えることができないような方法で、身体という概念と身体と心の関係を探究することでした。私の身体は少しのことしかできないかもしれません。しかし、私の身体がかつてできていたことのほとんどすべてが突然意味を与えられ始めたのです……」。「障害は人生が新たに作り直されることを最初から教えてくれました。実際に、そのような見通しが必要でした。人生の身体的な次元は詩のように創造されうるのです。……足なしで動き回る方法を発明したことは、歩くことを発明することになっていました。神のための使命を行うことは私に深い満足を与えてくれました。傍観している人々には何一つ分からないことです。彼らから見れば、私は車椅子に座っているだけでした。私から見れば、私は新しい人生を発明していたのです[56]」。

そのような創造的な想像力が脊髄損傷患者にとって重要であるならば、それが患者の自由に委ねられるにせよ積極的に推奨されるにせよ、患者が損傷後の人生に残された部分を、損傷に続いて展開していく人生の部分を直視し、楽しむことが、外部の助けによって可能になるのかを見極めることが問題になってくる。おそらく、医療における悲劇モデルや患者の受動性という売り文句を疑問視し、可能な経験の範囲を建設的で創造的な方法で拡大することによって、マイク・オリバーはそのような創造力を示している。ナセルは家族に対して自分の損傷がもたらす影響をただちに悟ることによって想像力を示した。コリンとイアンもそれぞれ異なるやり方ではあるが損傷後、他人に働きかけようとすることによって、そのような想像力を示した。そのような創造的な想像力は虚構や欺瞞、自己回帰的ではない。むしろ、それがどこで見出されるにせよ、想像力は外部に開かれていて、超越的で、楽しみや豊かさを求めようとする世界観である。ユーモアについてウィトゲンシュタインが話したことを言い換えると、ユーモアとは単なる気分でなく、むしろ世界を見る方法である[57]。

そのような想像的な過程はただ非常時にだけ必要なわけではなく、日常的な生活の中にも広がっており検証されうる。私たちには型にはまって毎日同じことの繰り返しで鈍くなってしまう人生の側面がある。良く知っている人やものを新しい見方で見て楽しめる方法を見つけることができるのは、この想像力と創造力を通してである。毎日を新たなわくわくするようなものとして楽しめることは、人間に与えられた才能のうちの最も大きなものの一つだ。マーフィーは自らの四肢麻痺の発症について苦々しい回想を行っているが、それでも、この点では次のように同意した。「麻痺患者は、文字通り、肉体の自由をすべて奪われた者だ。しかし、大部分の人間はある意味では囚人だ。……麻痺患者――私たち全員――心という境界線の中で、想像力の移動の中に自由を見つけるだろう[58]」。

損傷後対麻痺を探究して、申し分なく人生を取り戻したジュリー・ヒルは、ＬＡＲＳＩシステムでさらなる選択と夢を成し遂げる機会を求めた。「埋め込み装置を使って、私は車椅子から立ち上がり、バランスのために必要な松葉杖にしがみつきます。……ヒル家――私たち四人――が手を結んで、いつものように薄く積もった雪に足跡を作ります」(59)。

彼女がその夢をかなえてくれるようにと願っているが、お忘れなきよう。もし私たちがその気になってみれば、ジュリーが立ちあがって残していこうとしている車椅子にも美しさがある。ミシガン通りに行ったときのことを、ジョン・ホッケンベリーは次のように記述した。

長い一日でした。私は疲れていました。私は車椅子の速度や歩行者について心配するのをやめました。夢見るような溶明《ディゾルブ》……歩いている人々は、スラローム・コースの動く標柱《ポスト》になりました。……身体と身体の間の領域は、エーテルのように、私が滑り込むことのできる空間の流れになりました。……重力は前に椅子を押し出し、旋盤のカーブの滑らかさを感じ、私は歩行者の周りに軌道を刻みました。歩行者と歩行者の間の空間は私の空間になって、全場面の条件が揃いました。これは実行されるでしょうか。歩行者が歩くことによって作り出すスタッカートのようなリズムは、私の車椅子が苦もなく転がっていく坂道のひょろ長い線に混ざることができるのでしょうか。それは車輪のジャズでした。衝突の恐れが消えたとき、私は丘を転がり落ちるピアノのように見えなくなりました。この頼まれてもいないのに与えられた優美さの表現を分かる人々すべてにとって、車椅子と足は繋っていました(60)。

その後、彼は本物の雪と出会った。

車椅子にできることとそれを使って私にできることに本当に感動できるようになるまでに何年もかか

りました。小雪が舞ったシカゴの冬の夜に、私は綺麗な直線の歩道でよろよろ転がって、氷の表面のなめらかで摩擦のない滑りを感じました。私は急なターンをして、偶然あたりを見回すことになりました。……街灯がやわらかく虹色に輝く氷柱を照らしていました。……私は、二本の美しい線が刻みつけられるのを見ました。それらは平行な直線に始まって、カーブした線になりました。つまり、私が振り返るために回った場所でゆるい結び目を作り、私の車椅子がそれらを描きました。……車椅子で何かを作ることができ、車椅子からとても美しいものを連想できたと思えたのは初めてでした。(61)

脊髄損傷患者がもてる美しさ、楽しみ、満足とは何かということを見つけるために想像力を使えるように励ます必要がある。それが対麻痺患者の車椅子ダンスであっても、四肢麻痺の身ぶりの格好良い魅力であっても。私たちは皆、自身の想像力を使って、偏見をもたずに、世界を見なければならない。

注

エピグラム

＊訳注

〔1〕アメリカの有名なジャーナリスト、作家。十九歳の時に事故で脊髄損傷となり車イス利用者となる。

第1章

（1） Cole, J. D., Illis, L. S., and Sedgwick, E. M. 1987. "Pain Produced by Spinal Cord Stimulation in a Patient with Allodynia and Pseudotabes." *J. Neurol. Neurosurg. Psychiat.* 50, 1083–1084.

（2） Cole, J. D., Illis, L. S., and Sedgwick, E. M. 1991. "Intractable Central Pain in Spinal Cord Injury is Not Relieved by Spinal Cord Stimulation." *Paraplegia* 29, 167–172.

（3） Murphy, R. 1987. *The Body Silent.* New York: Henry Holt. p. 90.

（4） Merleau-Ponty, M. 1964. *The Primacy of Perception.* Illinois: Northwestern University Press, p. 146.

（5） Sacks, O. 1985. *The Man Who Mistook His Wife for a Hat.* London: Duckworth, pp. 42–52.

（6） Cole, J. 1995. *Pride and a Daily Marathon.* Cambridge, MA: The MIT Press.

（7） この文脈において、意志ということで私が意味するのは、何かを為すことを選ぶという活動、身体的ないし心的な何らかの行為へと意識的意図を伴って向けられた（そして、通常は直ちに行為へと帰結する）心の態度である。

（8） Murphy 1987, p. 78.

（9） Trede, R.-D., Cole, J. D. 1993. "Dissociated Secondary Hyperalgesia in a Subject with a Large Fibre Sensory Neuropathy." *Pain*, 53, 169–174 を参照せよ。

ある友人かつ同僚が対照的に愉快な実験を考案した。彼のテーゼは、入浴したりシャワーを浴びたりするとき、人々は自分を清潔にしているだけでなく、より広く、また格段に繊細な意味で身づくろいをしているのだ、というものであった。それゆえ、彼は女性モデルの集団を説得して、シャワーを浴びて体を洗ってもらい、身体の様々な部位を洗うときの動きと費やされた時間をカメラで記録した。私の友人の困難な仕事はテープを検討することであった。

（10） 痛みが本当に記憶されるなどということがあるのだろうか。

（11） Frank, A. W. 1991. *At the Will of the Body.* Boston: Houghton Mifflin, pp. 29–30.

（12） Murphy 1987, p. 75.

（13） Reeve, C. 1998. *Still Me.* New York: Random House.

（14） Cole 1995.

（15） Goodman, S. 1986. *Spirit of Stoke Mandeville: The Story of Sir Ludwig Guttmann*. London: Collins, p. 96.

（16） Goodman 1986.

（17） Stover, S. L., DeLisa, J. A., and Whiteneck, G. G. 1995. *Spinal Cord Injury: Clinical Outcomes from the Modal Systems*. Gaithersburg, MD: Aspen Publishers.

＊訳注

〔1〕原文では「アクションマン (Action Man)」。イギリスで有名な兵士のキャラクターだが、日本やアメリカで流通している「G・I・ジョー」という名称に変更した。

〔2〕小川喜道『障害者のエンパワーメント――イギリスの障害者福祉』（明石書店、一九九八年）によれば、「パーソナル・アシスタント」とは、「障害者自身の主体性を重んじ、「雇用者」である障害者の指示で働く介護者という意味。これがイギリスの障害者運動の一つの柱になっている」。Community Based Rehabilitation (CBR) 研究会のサイトでの紹介を参照した（http://www.cbr.in/book/ogawa1.html）。

第2章

（1） ルートヴィヒ・グットマン卿。ストーク・マンデヴィル病院脊椎治療センターの創設者、院長。

（2） Goodman 1986, p. 129.

（3） このことは十分に認識、理解されてこなかった。しかし、神経学的な病気があると、それがどんなものでも、少ししか身体を動かさなくても、あるいは、まったく動かさなくても、病気があるだけで疲労が生じる。困難な状況下で生活を持続させるには、特に長期間に及ぶと負担になるような、ほとんど物理的なエネルギーが必要であるように思われる。

（4） 教区会というのは、イギリスでは地方行政の最小の段階なのだが、しばしば冗談みたいなものでしかない。私の住むところでは、私の妻が最大限の努力を尽くしているように思われたが、管轄区域は歩道一〇〇メートルと街灯四つだった。

（5） Wittgenstein, L. 1980. *Remarks on the Philosophy of Psychology*. Oxford: Blackwell, p. 31e.

（6） 宇宙飛行士は「無重力」で生活することの喜びと居心地の良さについて語る。地球に帰還したとき宇宙にホームシックを感じた、と言う人さえいた。

（7） Merleau-Ponty, M. 1962. *The Phenomenology of Perception*. London: Routledge; New Jersey: The Humanities Press, p. 184.

（8） ロバート・マーフィーは「けっして外に出ることがなく、他人だけでなく……自分の子どもの友人さえも訪ねさせなかった一人の男」について書いている。「自分自身に閉じこもることと他人と関わることのあいだのバランスがある。……障害者の中では、内向きの引力が強制的になり、しばしば抵抗できないほどになる」。Murphey 1987, p. 93.

（9）実際、歴史的に新人類である。グットマンによると、第一次世界大戦の頃、生存率は数週間から数ヶ月が四七—六五％で、八〇％が三年以内に亡くなった。第二次世界大戦の頃も同様だったかもしれない。これらの数字が対麻痺患者と四肢麻痺患者の両方を含むことを忘れてはいけない。四肢麻痺患者は、これらの数字よりもずっと悪い状況にあっただろう。Goodman, S. 1986, p. 98.

（10）イギリスでは、「若い障害者」のためのホームは六五歳以下の人々を受け入れる。

（11）Murphey 1987, p. 18.

＊訳注

〔1〕ナイチンゲールが提唱した近代的な病院病棟。入り口から真っ直ぐに入れる通路を挟んで、両窓側にそれぞれ一列に病床が並ぶ大型病室を特徴とする。

第3章

（1）多くの四肢麻痺患者は、自分ではほとんど気づかずに、ジェスチャーのなかで腕や肩を豊かに使う。言語は身体的な表現を必要とするようであり、動く部位ならどこでも使うのである。

　興味深いことに、クリストファー・リーヴが左の人差し指の運動をいくらか回復したとき、運動が最初に見られたのは、動かそうという意識的な努力を行っていたときではなく、ジェスチャーと結びついてであった。

第4章

（1）Murphey 1987, p. 27.

（2）Gallagher, S. 1986. "Lived Body and Environment." *Research in Phenomenology* 16, 139–170.

（3）Leder, D. 1990. *The Absent Body*. Chicago: University of Chicago Press.

（4）Merleau-Ponty, 1962, p. 91.

（5）Frith, C. D., Blackmore, S-J., and Wolpert, D. M. 2000. "Abnormalities in the Awareness and Control of Action." *Phil. Trans. R. Soc. B* 355, 1771–1788.

（6）Reeve 1998.

（7）Murphey 1987, p. 90.

（8）Humphrey, N. 2002. *The Mind Made Flesh*. Oxford: Oxford University Press.

（9）Murphey 1987, p. 90–91.

（10）Ibid., p. 92.

（11）LeDoux, J. 1998. *The Emotional Brain*. New York: Simon and Schuster.

（12）Damasio, A. 1999. *The Feeling of What Happens*. New York: Random House, p. 289–290.

（13）単に学問的にだけでなく興味深い問題は、四肢麻痺の人において情動経験が鈍っているかどうかである。というのも、脳と身体のあいだの情報の流れがひどく乱れているからである。しかし、二人の著者が示唆するように、これは事態をあまりに単純化している。情動を経験するために身体が必要だとしても、脊髄損傷の人は顔からのフィードバックを正常に保持しているし、脊髄の真上から出ている迷走神経が内蔵から脳へ情報を運ぶので、それを通じてのフィードバックも得ている。ホルモンやペプチドも脳と身体のあいだを流れている。

また脊髄損傷を負った人々は、ほとんどの場合、すでに事故の前に情動経験について多くのことを学んでいる。最後に、しばしば情動の要因や文脈は豊かな社会的関係性であり、それは依然として得られている。

近年、ロナン・オキャロルとナイジェル・ノースは、身体からのフィードバックに依存すると想定される二つの課題に関して、四肢麻痺の人々の課題遂行能力を評価した。そのうちの一つのアイオワギャンブル課題では、課題に成功するためには——感覚神経を通って身体から得られる——直感が必要だと想定された。二つ目の課題では、感情を同定し記述する能力、および、情動の喚起に伴う身体的感覚と感情を区別する能力について質問が行われた。無感情症課題である。どちらの課題においても、四肢麻痺患者群と対照群は区別不可能だった。オキャロルとノースは、脊髄損傷は感情の同定やギャンブルにおける感情の利用に影響を及ぼすものではないと結論した。そして、身体からのフィードバックは、迷走神経などの脳神経やホルモンを通じて得られたのかもしれないとも言っている。North, N. and O'Carroll, R. E. 2001. "Decision Making in Patients with Spinal Cord Damage: Afferent Feedback and the Somatic Marker Hypothesis." *Neuropsychologia* 39, 521–524. O'Carroll. R., Ayling, R., O'Reilly, M., and North, N. 2003. "Alexithymia and Sense of Coherence in Patients with Total Spinal Cord Transection." *Psychosom. Med.* 65, 151–155.

(14) Murphey 1987, p. 87.

(15) Ibid.

(16) Ibid., p. 76.

(17) Ibid., p. 93.

(18) コリンは、ついに湯船と車椅子の移動を簡単にするためのホイストを設置したことも教えてくれた。その頃、私たちはこれについて先にほのめかした以上に激しい言い争いをしていた。その後、コリンは早期退職をしている。クリケットなど多くのことを楽しんでいればよいのだが。

(19) Murphey 1987, p. 90.

(20) 「ユーモアは気分ではなく、世界に対する1つの見方である」。Monk, R. 1990. *Ludwig Wittgenstein: the duty of genius*. London: Cape, p. 59.

(21) Beckett, S. 1958. *Happy Days*. New York: Grove Press.

(22) Beckett, S. 1957. *Murphy*. New York: Grove Press, p. 2.

(23) Beckett, S. 1958. *The Unnamable*. New York: Grove Press, p. 179.

（24） Kapusinski, R. 2001. *The Shadow of the Sun: My African Life.* New York: Knopf; London: Allen Lane/Penguin Press, p. 138.

第5章

（1） Cole, J. 1998. *About Face.* Cambridge, MA: The MIT Press.

（2） これは、抗利尿ホルモンへの不適切な反応によるものだと示された。

（3） Rowe, D. 1983. *Depression: The Way Out of Your Prison.* London: Routledge. pp. 2–8 and 45 より引用

（4） ほとんどの感覚は、主たる末梢神経を通じて、したがって脊髄を通じて伝導される。しかし、それよりも入り組んだ経路を通じて脳に達する感覚もある。これには迷走神経（胸部と腹部の内臓に分布する脳神経）を通る場合と副交感神経系（血圧や体温の調整といった自動機能に関わる）を通る場合がある。また徹底的に完全な脊髄損傷もほとんどない。いくらか感覚のあるデイヴィッドには、わずかに脊髄伝達がある可能性がある。

（5） 頻繁に感じられる痛みは、損傷レベルより下位に投射されるが、幻影肢痛と同じように、それより上位で発生している可能性がある。これは、デイヴィッドが、皮膚に傷を負っても何も感じないのに、同じ領域に痛みを覚えていることと両立する。皮肉なことに、彼がつながりを感じるために利用できるこの痛みは、つながっていないことの徴候なのだ。

（6） Cole, 1998, p. 118ff.

第6章

（1） 脊髄の障害部位に最大量の薬物を行き渡らせるために、ポンプは脊髄に隣接して、硬膜上腔の内部に設置される。この服薬量が経口で与えられると、あまりに多くの副作用が生じてしまう。

（2） 脊髄損傷を負った人々のためのセックスガイドの一つでは、車椅子に座っての性交が提案されており、その最後の文に、最初に車椅子にブレーキをかけるのを忘れないようにと書いてある。

（3） 障害についてのＢＢＣのラジオ番組。タイトルは、人々が障害を負っている当人ではなく、その人の介護者に話しかける様子を嘲笑っている。

第7章

（1） 人がどの脊椎治療センターにいたかを当てることができると言う人もいる。センターでのリハビリと治療がその後の人生に及ぼす影響はそれほど大きいのである。

（2） 脊髄損傷者向けの自立生活ガイドとしては、次のものが良書である。Sian Vasey, ed., 1999, *The Rough Guide to Managing Personal Assistants.* London: National Council for Independent Living.

（3） そのように考えるのは痛みを味わう当人だけではない。

ある人は、深刻な痛みを負った脊髄損傷患者の妻であったが、夫が損傷を負った時点で死んでいたら、そのほうが自分にとっても夫にとっても良かっただろうと思った、と教えてくれた。

脊髄損傷に対する医療供給は、救急措置、および、その後のリハビリへの移行に焦点が置かれている。人々が社会に退院させられるのは、脊髄センターが彼らの面倒を見たくないからではなく、少なくともイギリスでは脊髄センターは「急患」の世話で手一杯だからである。だが実際は、脊髄損傷の人々は、その後の人生を通じて追加のケアを必要とする。

後発的な問題としては、高カルシウム（これは身体的活動の不足と骨吸収が、骨形成に比べて相対的に優位であることの反映かもしれない）などのホルモンの問題、骨粗鬆症、腎結石、床擦れ、再発性尿路感染や腎臓の問題などがある。さらに後には、深刻な病気が頻繁に生じる。敗血症、肺疾患、循環器疾患、肺炎、そして、またもや尿路感染などである。急性の脊髄損傷は一秒もかからずに起きうるが、その医学的結果はその人に一生つきまとう。

脊椎損傷患者に対する長期的結果は、損傷レベルと損傷が生じたときの年齢に関係している。損傷後一年目の時点で七五％の十八年生存率がある。それに対して、対照群は九三％である。二五歳の時点で損傷レベルの高い四肢麻痺を負っている人の平均余命は、通常の人の四四％である（Stover et al. 1995 を参照せよ）。

（4） Nepomuceno, C., Fine, P., Richards, J., et al., 1979. "Pain in Patients with Spinal Cord Injury." *Arch. Phys. Med. Rehabil.* 60, 605–609.

（5） Stormer, S., Gerner, H., and Gruninger, W. 1997. "Chronic Pain/Dysaesthesiain Spinal Cord Injury Patients: Results of a Multicentre Study." *Spinal Cord 35*,446–455.

（6） Rose, M., Robinson, J., Ells, J., and Cole, J. D., 1988. "Pain Following Spinal Cord Injury: Results from a Postal Survey." *Pain* 34, 101–102.

（7） Rintala, D., Loubser, P., Castro, J. et al. 1998. "Chronic Pain in a Community-based Sample of Men with Spinal Cord Injury: Prevalence, Severity andRelationship with Impairment, Disability, Handicap, and Subjective Well-being." *Arch. Phys. Med. Rehabil.* 79, 604–614.

（8） 痛みに関する最近の報告としては、以下を参照せよ。Putzke, J. D and Richards, J.S. 2000 "The Impact of Pain in Spinal Cord Injury: A Case Control Study." *Rehabil. Psychol.* 45, 386–401 および Burchiel, K. L. and Yazierski, R. P., eds., 2002. "Spinal Cord Injury Pain: Assessment, Mechanisms, Management." Progress in *Pain Research and Management*, vol. 23. Seattle: International Association for the Study of Pain Press.

（9） Scarry, E. 1985. *The Body in Pain*. Oxford: Oxford University Press.

（10） Murphy 1987, p. 55.
（11） Stover, DeLisa, and Whiteneck 1995.
（12） Kennedy P., Rogers, B., Speer, S., and Frankel, H. 1999. "SCI and Attempted Suicide: A Retrospective Review." *Spinal Cord* 37, 847–852.
（13） Morris, J. 1991. *Pride Against Prejudice*. London: The Women's Press. 第二章「生きる価値のない生（Lives not Worth Living)」を見よ。
（14） Thompson, E. 2001. "Between Ourselves." *J. Conscious. Stud.* 8, 5–7,197–314.
（15） Depraz, N. 2001. "The Husserlian Theory of Intersubjectivity as Alterity." *J. Conscious. Stud.* 8, 5–7, 169–178.
（16） この状況では、その人の直接の経験を超えて、他の人が特定の時間、特定の状況において、どのように感じて、その後どのように感じるに至ったかということに関する知識も考慮すべきかどうか、問うことができるかもしれない。
（17） Sacks 1985.
（18） Stensman R. 1985. "Severely Mobility-Disabled People Assess the Quality of Their Lives." *Scand. J. Rehabil. Med.* 17, 87–99.
（19） Stensman R. 1994. "Adjustment to Traumatic Spinal Cord Injury. A Longitudinal Study of Self-reported Quality of Life." *Paraplegia* 32, 416–422.
（20） 人々が慌ただしい外来にいるあいだに質問表に正直に記入するかどうかは疑わしいので、このように長期にわたって繰り返し追跡調査を行うことは重要である。
（21） Whiteneck et al., quoted in Stover et al., 1995.
（22） ある医者が次のように言っていた。彼の意見では、三分の一の人は何が起ころうとも脊髄損傷後も上手くやっていけて、三分の一の人は何が起ころうとも悪くなる。そして三分の一の人は医療支援や心理社会的支援に救われる可能性がある。
（23） Manns P. J., and Chad K. E. 2001. "Components of Quality of Life for Personswith a Quadriplegic and Paraplegic Spinal Cord Injury." *Qual. Health Res.*11, 795–811.

第8章

（1） Hills, J. 2000. *Footprints in the Snow*. London: Macmillan.
（2） 共通の知覚失見当識。
（3） イタリック表記の文は、ジュリーから許可を得て彼女の著作から引用したものである。〔本翻訳書では、他の引用に合わせて「」で引用部分を示す。〕
（4） 通常、私たちは疲れずに立ったり歩いたりしているが、これは神経システムが、所定の筋肉の中にある筋繊維を継続的に活動させたり、停止させたりしているからである。こうして規則正しく交代を行うことによって、筋繊維を疲労から守っている。ＦＥＳはあまりに粗雑で、こうしたことができない。さらに言えば、筋繊維の型は、使用しないと、繊維そのものが疲労に対する耐性を弱めるので変化する。

（5）トニー・トローマンズが、ＬＡＲＳＩのプロジェクトを数年前に廊下で私に話した時、私は、それは動かないだろうと答えた。なぜなら、生体の構造がそれに反しているからである。所与の神経根は、所与の運動に常に対抗するいくつかの動作を筋肉に供給する。私たちは、神経システムを、運動ごとに一つの神経根で発達させることはできない。立ったり歩いたりするための問題は解決できないだろう。こうした予想を行うことは、もちろん喜ばしいことではまったくない。

（6）ジュリーは自分で自分の筋肉を動かさなかったが、彼女の筋肉に与えられている電気刺激のせいで、疲れを感じていたし、またこれは仮定だが、脳に到達すると疲れを感じさせる化学物質を筋肉から放出していた。もちろん通常は、疲れは末梢の筋肉の疲労と、多大な精神的努力によって作られる疲れの中枢の感覚との混合物である。

（7）彼女は足を骨折したとき、そのことを感じることができなかったが、にもかかわらず、彼女の自己意識は影響を受けたということに私は関心をもった。「骨折した時、何て不自由なのかと驚いた。このことは自分の脆弱さを再び思い出させた。なぜなら、私はここ十年ほどうまくいっていたからだ。続いて、深部静脈血栓症と足があり、私は自分の脆弱さが再び私を平手打ちしたように感じた」。彼女は通常の外出や、自信を回復するのに数ヶ月がかかった。

（8）夢が何を意味するのかほとんど分からないにしても、脊髄損傷患者たちの経験は、彼らの損傷の影響を何ごとか明らかにしているのかもしれない。大半の人は、障害をもった自分自身を夢に見ることはない。二〇五人の女性のサンプル（Morris 1989）と、二二人の脊椎損傷患者のサンプル（Stensman 1994）の中で、大半の人は自分の夢の中で、正しく、正常に動いている。けれども、ステンズマンは、困難な状況に陥るような万が一の場合に備えて、背後に車椅子を置いている若い女性について記述している。また彼は、脊椎損傷の夢を見る数多くの女性について記述している。ある人は、マラソンランナーになった夢を見た。「私は、競技場を自由に走っている夢を時々見ます」。別の人は、眠りにつくのは素晴らしい、というのも夢の中で自分は歩いたり、走ったりするからだと話した。ほとんどに共通して言えるのは、夢が歩行に関するものである一方で、なお問題を抱えていて、足が重かったり、背後に車椅子があったりするのだ。ある女性は「夢の中で本当に歩くことができますが、恐ろしい椅子がいたるところに潜んでいるんです」と語った。彼女は立つことができるだけでなく歩き回ることもできるのだが、いったん座ると、再び麻痺状態になる。別の女性は夢の中で最高の復讐をした。彼女を除く、みんなが障害者となっている夢を見たのである。

Morris J., ed. 1989. *Able Lives: Women's Experience of Paralysis.* London: The Women's Press, Stensman 1994.

＊訳注

〔1〕 http://members.frys.com/~orthofun/pages/RGOfiles/ahs43.jpg を参照。

〔2〕 http://www.ecei.tohoku.ac.jp/fes/fes1.html（東北大学医工学研究科渡邉高志准教授・渡邉研究室）を参照。

〔3〕 http://www.medphys.ucl.ac.uk/research/impdev/idg/larsi.htm を参照

第9章

（1） 脊髄を横断面で見ると末梢弓があって、それを通して神経線維は信号を上や下に伝達する。また、より中心の灰白質のエリアが含まれており、そこにはそのレベルでの運動の細胞体が存する。触覚の感覚的な経路は後部にあり、運動や温度の経路はより前部にある。このため、脊椎のダメージが前部にある場合、温度や運動は保存されないが、軽い接触は幾分か保存することができる。デボラはこのケースであるように思われる。

（2） フリーハンド・システムについての情報は、The Neuro Control Corporation, 833 Rockside Road, Valley View, Ohio, 44125, USA. 001 216 912 0101 にある。また以下も参照。Hobby, J., Taylor. P. N., and Esnouf, J. 2001. “Restoration of Tetraplegic Hand Function by Use of the NeuroControl Freehand System.” *J. Hand Surg.* 26B, 459–464; and Keith, M. W. et al., 1996. “Tendon Transfers and Functional Electrical Stimulation for Restoration of Hand Function in Spinal Cord Injury.” *J. Hand Surg.* 21A, 89–99.

（3） 延期は技術的な問題のせいである。研究チームは、新しいインプラントができ上がるのを待たねばならなかった。

（4） チャールズ・ベルは、運動と位置感覚に関する最初の記述でこの点を強調したが、それは次のようなものである。私はこの筋肉の働きを意識することを、第六の感覚と呼んだ。盲目の人が何も触れずに立っている場合、どのような手段で盲人は立っているのだろうか。人間には身体の傾きを知る感覚と、傾きを即座に補正する力があり、垂直線からのいかなる偏位も矯正できることは明白である。実際、人間は非常に見事なこの力の働きによって直立し、筋肉は慣れによって、少しばかりの努力で極めて正確に動くので、自分ではどのように立っているかわからない。しかし狭い岩棚の上を歩いたり、転倒の危険がある状況で立ったり、片足立ちをしようとすると、注意深くなり、筋肉の働きがいわば抗進し筋肉の興奮度を示すようになる（Sir Charles Bell 1833. *The Hand: Its Mechanism and Endowments as Evincing Design.* London: Pickering. Reprinted by The Pilgrims Press, Brentwood, Essex, 1979.

（5） デボラと会った翌週、彼女は実際にもう一方に施術した。

（6） 実際、作動している脳をイメージ化する実験を用いると、次のことが明らかになる。身体の麻痺した部分を動かすようイメージしなさいと要求すると、極めて重度の脊髄損傷を負った人々が——事故後、数年経過している——、指示を遂行するために、脳の近似の領域を活性化させることができるのである。おそらく、彼らの脳は運動のやり方を覚えているのだろう。Shoham, S., Halgren, E., Maynard, E. M., and Normann, R. A., 2001. "Motor-cortical Activity in Tetraplegics." *Nature* 413, 793.

（7）デボラの電極は、彼女の指の屈筋と伸筋と、親指の屈筋、伸筋、外転筋と内転筋（それは通常の親指の四方向への運動すべてを可能にする）の上にある。手首の伸展は、随意調節のもとにあるが、肘屈曲筋の前腕に短橈側手根伸筋へ行う腱移行術によって強化された。したがって、このシステムは彼女の手首というより手の平の位置をロックする。しかし動作は複雑化される。なぜなら指の屈曲によって、手首が曲がるという傾向があるからだ。そして、それは自発的な努力によって抵抗されなければならない。かすかな振動や指の屈曲によって、また肩に注意することによって、デボラが必要なことすべてに注意を払うことができないのも当然である。私は、フリーハンド・システムの真のつながりを私に教えてくれたポール・テイラーに非常に感謝している。

（8）フリーハンドは、肩の短い急な運動以外のゆっくりした動きがハンドグリップを放してしまわないように取り付けられている。

（9）当然ながらデボラは自分がどれほど洞察力に富んでいるのか知る由もなかったのだが、この、運動とその目標との区別は、ミュンヘンのマックス・プランク研究所のヴォルフガング・プリンツと彼の同僚が用いた、運動の焦点について語る方法である。最近では、このグループは、運動するのに必要な手段（と筋肉）の学習によってよりも、むしろ複雑な運動のゴールに焦点を絞るための学習によって運動制御を回復する仕方を探求している。Machsner, F., Kerzel, D., Knoblich, G., and Prinz, W. 2001. "Perceptual Basis of Bimanual Coordination." *Nature* 414, 69–73.

（10）Cole, J., Sacks, O., and Waterman, I. 2000. "On the Immunity Principle: A View from a Robot." *Trends in Cognitive Science* 4, 167.

＊訳注

〔1〕原注（2）および以下のサイトの画像を参照のこと。http://www.sci-recovery.org/images/neurochart.gif

第10章

（1）Toombs, K. 1993. *The Meaning of Illness.* Dordrecht: Kluwer.

（2）Oliver, M. 1996. *Understanding Disability: From Tehority to Practice.* London: Macmillan.

（3）Merleau-Ponty 1962, p. 286.

（4）重力は、ある意味で、四肢麻痺の患者や、運動に関して他の問題を抱えている患者たちにとって大きな敵である。

彼らをある地点や場所につなげておく重力がなければ、もっとはるかに簡単に周辺環境を動けるのだろう。たとえば、スペースシャルトルの中では、下半身麻痺の患者たちは不利な状況がはるかに減るだろう。本書でインタヴューを受けた二人の男性の部屋の中にシャトル打ち上げの大きな写真があったことと関係しているかどうかは確信はない。

（5） Hill 2000, p. 120.

（6） Reeve, C. 2002. *Nothingis Impossible.* London: Century; New York: Random House, p. 12.

（7） Ramachandran. V. S., and Blakesse, S. 1998. *Phantoms in the Brain.* New York: Morrow.

（8） こうしたことは、関係している神経システムの違った部分を反映しているのかもしれない。末梢神経の損傷による肢の喪失の後に生じる幻肢の知覚は、ダメージを受けた神経細胞が、破滅的状況の中枢神経へと信号を送るままにしていることから生じる。脊髄損傷において、ダメージを受けているのは中枢神経系そのもの、脊髄である。このため、まったく同じ仕方で信号を送ることができないのかもしれない。けれどもこうしたことは、依然推測にすぎない。

（9） Bruke, W. 2002. "The Neural Basis of Charles Bonnet Hallucinations: A Hypothesis." *J. Neurol. Neurosurg. Psychiatry* 73, 535–541.

（10） Ffytche, D. H., 2002. "Cortical Bricks and Mortar" *J. Neurol. Neurosurg. Psychiatry* 73, 472.

（11） Ffyche, D. H., and Harrison, R. J., 1999. "The Perceptual Consequences of Visual Loss: Positive Pathologies of Vision." *Brain* 122, 1247–1260.

（12） Baron-Cohen, S., and Harrison, J. E. 1997. *Synaesthesia.* Oxford: Blackwell.

（13） Cytowic, R. 2002. *Synesthesia: A Union of the Senses,* 2nd ed. Cambridge, MA: The MIT Press.

（14） Botvinick, M., and Cohen, J. 1998. "Rubber Hands 'Feel' Touch that Eyes See." *Nature* 391, 756.

（15） Driver, J., and Spence, C. 2000. "Multisensory Perception: Beyond Modularity and Covergence." *Curr. Biol.* 10, R731–735.

（16） Pavani, F., Spence, C., and Driver, J. 2000, "Visual Capture of Touch: Out-of- Body Experiences with Rubber Gloves." *Psychol. Sci.* 11, 353–359.

（17） Morris 1989.

（18） イギリス脊椎損傷協会が発行している雑誌 *Forward* でのセックス指南の最近の記事は、脊髄損傷後の男性には、二種類の勃起状態があるということを示唆している。不完全脊髄損傷の場合、正常な「心因性」の勃起が可能で、実際それがよくある。完全な上部脊髄損傷患者の場合、九〇パーセント以上の人々に、直接的な刺激に続く反射性の勃起が生じる。生殖のためには射精が必要であり、それは胸部下部以下の無傷の脊髄を必要とする（ただし人工的な補助器具は利用される）。セックスの最中、尿や便の随意調節の問題が自覚される必要がある。また、まず膀胱を空にし、バッグを近くに置いておくということがアドバイスされる。

(19) 完全麻痺の脊髄損傷患者において、頭部の迷走神経を通して、女性のヴァギナからの感覚が残っている場合があるという、きわめて予備的な証拠がいくつかある。Whipple, B., and Komisaruk, B. R. 2002. "Brain (PET) Responses to Vaginal-Cervical Self-stimulation in Women with Complete Spinal Cord Injury: Preliminary Findings." *J. Sex Marital Ther.* 26, 79–86.

(20) Hockenberry, J. 1995. *Moving Violations*. New York: Hyperion.

(21) 私が自分のジェンダーに若干恥ずかしさを感じたのは、これが初めてではない。

(22) たぶん、女性は人間の全体的な感じにより引きつけられるのだろう。そうした人間は女性たちを笑わせ、その交際を楽しむのである。他方、男性はより物理的で、視覚的なものに引きつけられる。女性はおそらく男性よりも他者を助けたり、他者を支える傾向がある。もちろんこうした前提は危険な見方だが。

(23) Morris 1989.

(24) Phelps, J., Albo, M., Dunn, M., and Joseph, A. 2001. "Spinal Cord Injury and Sexuality in Married or Partnered Men: Activities, Function, Needs and Predictors of Sexual Adjustment." *Arch. Sex Behav.* 30, 591-602.

(25) Stover, DeLisa, and Whiteneck 1995.

＊訳注

〔1〕シャルル・ボネ症候群、あるいは小人幻視（lilliputian）。精神障害のない、失明あるいは視力低下のある老人に見られ、色彩豊かな様々な大きさの幻視がある（武藤徹一郎監訳『医学症候群辞典』第四版、朝倉書店、一九九七年）。

〔2〕paraplegia. 通常、両側下肢の麻痺をいい、多くは脊髄障害による（『最新医学大辞典』第三版、医歯薬出版株式会社、二〇〇五年）。

第11章

(1) 彼の脊髄損傷レベルでは恐らく、痛みとしての軽い接触感覚は、神経系における経路再編のよく知られた結果であり、異痛症として知られている。

(2) Brodal, A. 1973. "Self-observations and Neuroanatomical Considerations After a Stroke." *Brain* 96 675–694.

(3) Renoir, J. 1962. *Renoir My Father*, p. 404 より引用。Gearin-Tosh, M. 2002 *Living Proof*. London: Scribner, p. 239.

第12章

(1) Hill 2000.

(2) ジェームスは、新たな顔で生きるのを学ぶことについて、「チェンジング・フェイス」で素晴らしい考察を記した。もとはペンギン社から出版されたが、今では、彼の立ち上げた慈善団体から入手することができる。この団体は、顔に眼に見える差異を負っている人たちや、より広範な教育目的の社会心理学的支援に役立とうと彼が立ち上げたものである。<www.changingfaces.demon.co.uk>。ジェイムスが指揮をとったこの団体の、社会統合と支援における画期的な仕事は、脊髄損傷にとってのモデルであるし、確かに他の多くの障害にとってのモデルである。

（3） Picardie, R. 1998. *No Time to Die*, p. 103–104より引用、Gearin-Tosh, M. 2002, p. 32.

第13章

（1） 数年前には、脚を何か所も骨折して、サザンプトン病院でフレーム滑車のベッドの上で看病されていた若い男性が、ある晩行方不明になった。彼の友人が、病院から彼のベッドの車輪を押し、彼をワゴン車に乗せて、パブに出かけていた。

（2） 時代は変わったと望むところである。

（3） コリンも病院へ戻る際、同じ問題を抱えていた。

（4） これは、偶然にも彼〔スティーブン〕の事故と同じ年に『プロジェクト81』と共にニューハンプシャー州で始まった。アルトン近くのチェシャー州の施設に住んでいた三人は一週間彼ら〔自分たち〕を養う費用はいくらかと施設長に尋ねた。施設長は見当がつかなかったので、施設の年間予算を利用者人数で割り、一週につき四〇〇から五〇〇ポンドという数字に辿り着いた。三人の利用者は、一人当たり三〇〇もらえれば施設を出て行くと言った。こうして自立生活は始まったのだ。彼らは福祉行政と交渉して自立生活を勝ち取るために二年か三年を費やし、自分自身の家での自分自身の暮らしを求めて施設を立ち去った。

（5） スティーブンの博士論文はサイモンに捧げられている。

（6） ニコラス・スコットの娘は、父親と逆で、障害者の権利の問題に関与していた。ニコラス・スコットは轢き逃げをした車の中にいたことで有名になった。彼のキャリアは終わったものの、実際に誰が車を運転していたかについては明らかにならなかった。

（7） Kübler-Ross, E. 1970. *On Death and Dying*. London: Tavistock. キューブラー・ロスの最初の著作は、手術不可能の乳癌があると告知された患者の反応について書かれている。この本は非常な簡潔さと人間性という点で人々を驚かせ、看護師や他の〔医者以外の〕医療関係者のための古典的な教科書となっている。二年半の間に死を目前にした患者と向き合って働いていた後、すぐに彼女が本を書いたことも驚くべきことである。彼女は苦しみ、期待、不満を共有させてくれた患者たちの物語をただ記すことを申し訳なく感じていた。この本の中で、死の告知をされたときの患者の反応の段階について説明した。告知をされて間もない頃は、否定や孤立が見られる。プロセスが進行するにつれ、たとえば怒りや痛みのコントロールにまつわる駆け引きが〔否定や孤立に〕続く。多くの場合、後に鬱病を患うかもしれない。それは告知への反応であり、多くが到達する受容への準備でもあるのだ。終盤に彼女は形にもならない希望のようなものについて描いた。希望は心の支えとなり、患者たちが自らの生と苦しみの意味を見出すことを可能にするものだ。

（8） Melville-Brown, P. and Work Structuring Limited. 2000. *Evaluation of the Employers' Forum for Disability-Gateway Partnership Disability to Work Project.*

（9） DMLのコンサルタントの一人は、鉄道会社で車両の設計についてアドバイスをしていた。スーツ姿の男がさりげなくトイレに関する彼の意見を尋ねたとき、彼は新しい車両のセットを歩き回っていた。コンサルタントは車両のトイレを酷評し、時速一〇〇マイル〔一六〇・九三キロメートル〕で動く電車で障害者が使うには不適切であると示した。そのスーツ姿の男は鉄道会社の社長で、完成した注文品のために高額な小切手に今まさにサインしようとしているところだった。サインはしばらく見送られ、コンサルタントは〔気まずさの余り〕姿を消した。

（10） 彼らの一人、イアン・ウォーターマンについては過去の著書で言及した (Cole 1995)。

（11） ロンドンの医学部を知る限り、状況はもっと悪かったに違いない。

＊訳注

〔1〕 一九七四年設立。イギリスとウェールズの登録慈善団体。クロスロードの番組制作局であるセントラル・テレビジョンが一万ポンドの寄付を投じて基幹的な機構を設立した。

〔2〕 DDA法案が下院を通過したとき、社会保障と障害問題担当の大臣だった人物。一九九七年から二〇〇一年まで保守党党首。

第14章

（1） オリバー・サックスがオーデンから引用した文章を覚えている。「医学は科学ではなく、自然が自身を癒す直観的なアート〔技法〕である」。

（2） Oliver, M. 1990. *The Politics of Disablement.* London: Macmillan, p. 63.

（3） Zola, I. 1982. "Social and Cultural Disincentives to Independent Living." Archives of Physical Medicine and Rehabilitation, 63, p. 84.

（4） Kübler-Ross 1970.

（5） Oliver 1996, chapter 1.

（6） Ibid.

（7） ボースタル少年院〔ボースタルはもともと地名で、後に少年院全般を表すようになった〕とは、イギリスでは恐怖を表わす代名詞であった。私の両親もかつて私が行儀の悪かったとき、私をそこに送ると脅した。

(8) Finkelstein, V. 1988. "Changes in Thinking About Disability." Unpublished ms pp. 4–5. Quoted in Oliver 1990, chapter 4.
(9) 自身の椅子を与えられた最初の車椅子の学者だっただろう。
(10) Oliver 1996′ chapter 7.
(11) Ibid. p. 2.
(12) Ibid.
(13) Royal College of Physicians of London and The Prince of Wales' Advisory Group on Disability. 1992. *A Charter for Disabled People Using Hospitals.* London: The Royal College of Physicians.
(14) Oliver 1990, p. 33ff.
(15) Williams, G. H. 1991. "Disablement and the Ideological Crisis in Health Care." *Social Sci. Med.* 33, p. 517–524.
(16) Oliver 1990′ p. 35ff.
(17) 最近では、世界保健機関（WHO）は障害の定義をさらに詳しく行い、障害を軽減できるような、自然的で人工的な構築に基づいた複雑な分類方法を提案している。個人的であり社会的であるプロセス、対人関係との相互作用、自己ケア、仕事、コミュニティ、社会生活、および運動性を含む環境、支援と関係、態度、サービスシステムと政策、身体機能、活動、参加を再考しながら、障害を定義しなければならないだろう。これは、おそらく少し面倒だが、非常に包括的なシステムである。<www3.who.int/icf.>
(18) Oliver 1990, p. 65.

第15章

(1) Goodman, S. 1986. *Spirit of Stoke Mandeville: The Story of Sir Ludwig Guttmann.* London: Collins, p. 165.
(2) Morris 1991, p. 10.
(3) Crow, L. quoted in Shakespeare, T., 1992, p. 40. "A Response to Liz Crow." *Coalition*, September 1992.
(4) French, S. 1993. Chapter 1.2, pp. 17–25 in Swain, J., Finkelstein, V., French, S., and Oliver, M. *Disabling Barriers—Enabling Environments.* London: Sage Publications.
(5) Morris 1991, p. 10.
(6) Hockenberry 1995, pp. 88–89.
(7) 北アイングランドのチリナムには、八〇〇年以上もの間、野生のままで手が加えられていないか、人為的に飼育されていない牛の小さな群れがある。その群れは群れ自身をコントロールし、時間をかけて三〇頭から八〇頭までの間で頭数を変動させる。新しい血は混じらない。母親が出産するとき、彼女は数日の間群れを離れ、その後の牛に彼女の生まれたばかりの子牛を紹介するために戻る。群れが何らかの理由で子牛を気に入らない場合は、子牛は殺される。
(8) 健康を増加させながら、社会の進化は効果をもつという意味がある。西洋社会における健康の改善を重視するため、少数派の病気を患っている者は多くのスティグマを押されている可能性がある。顔面に火傷を負ったジェームズ・パートリッジは、顔の傷を負っている人々が今の時代より頻繁に見られた一世紀前、社会的弱者になっていた可能性が低かったかもしれないと示唆している。彼がインドの道を歩いて誰からも視線を感じなかったので、自由でありリラックスできる感覚をもてたことで明らかになった。

第17章

（1）ある四肢麻痺の女性は、病院にいた時、コンサルタント〔担当医〕は、患者と羊について話していたと言っていた。馬鹿馬鹿しい話だと思われるかもしれないが、彼は、誰も毎日自分の健康について尋ねられると、もし何か問題があった場合、医療スタッフが彼に言うだろうと考えた。彼の仕事は損傷を超えて、人間的なコンタクトを確立しようとすることであった。

（2）私は、マーサズ・ヴィンヤードでの難聴と手話のことが書かれたノーラ・エレン・グロースの美しい本を思い出した。その島は難聴の有病率が高かったので、聴力の有無にかかわらず、ほとんどの人が手話を話せた。難聴は問題ではなく、聴覚障害者は社会に完全に統合されていた。Groce, N. E. 1985. *Everyone Here Spoke Sign Language: Hereditary Deafness on Martha's Vineyard*. Cambridge, MA: Harvard University.

（3）身体のコントロールがなく、首の限られた動きだけだと、平衡感覚が大幅に損なわれる。この問題があると、初めて椅子に座ったり、馬やボートに乗ったりすると、何倍も平衡感覚が悪くなる。予期せずにふらふらしているだけでなく、基準のいずれかの固定された外部の参照枠組みと自分の関係がつねに変化し、上下および垂直方向の計算が非常に難しくなる。ボートの上で直立になるのは唯一の固定点が水平であることだ、それは常に表示されない。

（4）ある友人は四肢麻痺の友人のことを話してくれた。彼は自動車事故にあい、彼の車で立ち往生した。救助サービスが到着したとき、彼は首を骨折したことを伝えた。救助に来た人たちはパニックに陥った。彼の首の骨は過去に折れてしまっていたことを説明し、分かってもらう前に、パニックになったのだ。彼が首のことを話したのは、自分で車の外に出ることができなかったからだった。

第18章

（1）Gilman, S. L. 1999. *Making the Body Beautiful*. Princeton, NJ: Princeton University Press.

（2）ホッケンベリーは、彼が（健常者としての）人生でやっていたであろうことより、障害をもったそのままの彼自身を推し進めていた。もしそうしなかったら、対麻痺を過度に悲観視して（償って）いたのだろうかと彼の両親が思うことに関連づける。

（3）Hockenberry 1995, p.256.

（4）<www.changingfaces.co.uk>

（5） Goodman 1986, p.116.
（6） Partridge 1990.
（7） Murphy 1987, p.178.
（8） Hockenberry 1995, p. 78.
（9） Oliver 1990, Chapter 5.
（10） Pentland, W., Walker, J., Minnes, P., Tremblay, M., Brouwer, B., and Gould, M. 2002. "Women with Spinal Cord Injury and the Impact of Aging." *Spinal Cord* 40, 374–387.
（11） Morris 1989, p. 22ff.
（12） Goldstein, K. 1939. *The Organism: A Holistic Approach to Biology*. Boston: Beacon Press, p. 38.
（13） Murphy 1987, p. 75.
（14） Depraz, N. 2001. "The Husserlian Theory of Intersubjectivity as Alteriority." In Thompson, E. ed., "Between Ourselves." *J. Conscious Stud.* 8, 5–7, 151–168. Thompson, E. 2001. "Empathy and Consciousness." In Thompson, E. ed., "Between Ourselves." *J. Conscious. Stud.* 8, 5–7, 1–32.
（15） Gallese, V. 2001. "The 'Shared Manifold' Hypothesis: From Mirror Neurons to Empathy." In Thompson, E., ed., "Between Ourselves." *J. Conscious. Stud.* 8, 5–7, 33–50.
（16） Toombs, K. 2001. "The Role of Empathy in Clinical Practice." In Thompson, E. ed., "Between Ourselves." *J. Conscious. Stud.* 8, 5–7, 247–258.
（17） 彼女が博士号を取得した理由の一つは、ツームズ博士になることだった。そのことによって、医師たちにより多くの影響を与えることができると考えたからだ。
（18） レナード・チェシャー卿・空軍大佐（ＶＣ）は第二次世界大戦のパイロットだった。彼は、人生を障害者サービスの職員と二四時間要介護の重度障害者のために施設や村を建てる援助をすることに捧げた。私は、チェシャー卿が聖者だといつも思い込んでいた。彼が人々を監禁し、彼らの自立生活を妨げていたという考えは、子供時代の私には心に浮かばなかった。
（19） Brissenden, quoted in Oliver 1990, p. 173.
（20） Oliver 1990, p. 57.
（21） Murphy 1987, pp. 173–176.
（22） Kannus, P., Niemi, S., Palvanen, M., and Parkkari, J. 2000. "Continuously Increasing Number and Incidence of Fall-induced, Fracture Associated, Spinal Cord Injuries in Elderly Persons." *Arch. Intern. Med.* 160, 2145–2149.
（23） Nobunaga, A. I., Go, B. K., Karunas, R. B. 1999. "Recent Demographic and Injury Trends in People Served by the Model Spinal Cord Injury Care Systems." *Arch. Phys. Med. Rehabil.* 80, 1372–1382.
（24） Zarb, G., and Oliver, M. 1993. *Ageing with Disability: What Do They Expect After All These Years?* London: University of Greenwich
（25） 車椅子の長距離スポーツにおいて、まだ動いている関節に重圧をかけている車椅子の選手を心配する人もいる。特に、彼らが年齢を重ねるにつれて、移動や他の運動を必要とする時に、損傷していない腕と肩の調子を備えないといけないことを考えると心配になる。

(26) 四肢麻痺の女性として、子宮頸がんの細胞診断やマンモグラフィーを受けることもとても難しいとされる。その診断はしばしば行われない。

(27) McColl, M. A., Stirling, P., Walker, J., Corey, P., and Wilkins, R. 1999. "Expectations of Independence and Life Satisfaction Among Ageing Spinal Cord Injured Adults." *Disabil. Rehabil.* 21, 231–240.

(28) Pentland et al. 2002.

(29) McColl, M A. 2002. "A House of Cards: Women, Aging and Spinal Cord Injury." *Spinal Cord* 40, 371–373.

(30) Pentland et al. 2002.

(31) その正反対の証拠がある。皆が年齢を重ねて、障害の影響がより少なくなる。障害者と健常者との間の差がなくなる。両者とも支援を受ける。しかし、それらの障害に対する不利は最も深刻になり得る。

(32) Zarb and Oliver 1993, p. 37.

(33) Pentland et al. 2002.

(34) Pentland et al. 2002.

(35) *Forward*, Magazine of the Spinal Injuries Association, April 2000, 36; p. 26–27. June 37; p. 28–29, October 2001; 39, p. 31–32.

(36) Quoted in Oliver 1996.

(37) Reeve, C. 2002. *Nothing Is Impossible*. New York: Random House/Century.

(38) 研究を議論する際に、私たちは事故防止策において影響を与えた人々を忘れてはならない。ラグビー同盟の試合のルールを変えることによって、車のシートベルトを改善することによって、体操競技の小さなトランポリンの危険性を指し示すことによって、イギリスでの脊髄損傷患者の数は多数減った。障害者への十分な資金提供、最少の基準の介助を提供しながら依存を避ける方法を含む政治的な過程の主要な問題について、私は無難に対処してきた。問題は接近し過ぎてそれていることにあり、現在の考え方では、非常に難題である。

(39) Nietzsche, F. 2001. *The Gay Science*. Williams, B., ed. Cambridge: Cambridge University Press, p. 152.

(40) Burchiel, K. L., and Yezierski, R. P., eds. 2002. *Spinal Cord Injury Pain: Assessment, Mechanisms, Management*. Published as vol. 23 of Progress in *Pain Research Management*. Seattle: International Association for the Study of Pain Press.

(41) Pentland et al. 2002.

(42) Gallagher, S. 2000. "Philosophical Conceptions of the Self: Implications for Cognitive Science." *Trends Cog. Sci.* 4, 14–21.

(43) シューメーカーは、感覚的身体性と生物的身体性について語った。感覚的身体性においては身体はその人の指令によって動く。生物学的身体性とは自律機能（具体的には、発汗、赤面、温度調節）である。四肢麻痺者は著しく減少した感覚的（意志的）身体性をもつ。対照的に、彼らの生物学的身体性は多くの場合機能不全である。Shoemaker, S. 1976. "Embodiment and Behavior." In Rorty, A., ed. *The Identities of Persons*. Berkeley: University of California Press, pp. 109–137. 私はショーン・ギャラガー教授に恩恵を受けている。

（44） Merleau-Ponty 1962, p. 91.

（45） Ibid., pp. 137–139, 146, 382–383.

（46） Beckett 1957 p. 37.

（47） Vasey 1999.

（48） Ibid.

（49） Ibid.

（50） Swain, J., Finkelstein, V., French, S., and Oliver, M. 1993. *Disabling Environments–Enabling Environments*. London: Sage/Open University.

（51） 自立生活の運動において最初の重要な現実化への道の一つは、所定の障害をもった人々が共同の総体的な行動を通して彼ら自身でより多くを達成することができたことだった。第一に、そのような組織として挙げられるのは、イギリス聴覚障害者協会である。それは一八九〇年に設立された。九年後に国立視覚障害者連盟が続いた。障害者ドライバー協会が一九四九年に設立される第二次世界大戦後まで新しい組織はなかったようだ。それから、もう一つの空白期間が、一九六五年に障害所得支援団体が現代の始まりに設立されるまであった。自立生活の支援体制は、一九六一年にバークレーから始まった。当初、アメリカでポリオと先天性の障害をもっているエド・ロバーツのような個人が創設した。それから、国の方針反応として展開し、アメリカと北欧の中で広がって、脊髄損傷のある人々によって始められた。イギリスでは、チェシャー・ホームに滞在していた人々が、当事者運動の最前線にいた。

（52） Reeve 2002, p. 105.

（53） Merleau-Ponty 1981, pp. 435–437.

（54） Mithen, S. 1996. *The Prehistory of the Mind*. London: Thames and Hudson.

〔55〕 これは、記憶の単純な増加よりもむしろソフトウェア開発に相応する。メモリ容量よりもむしろソフトウェアの柔軟性がコンピュータの利用において重要であることを、アラン・チューリング（おそらく近代のコンピュータの発明者）はすぐに見つけた。

（56） Hockenberry 1995, p. 78.

（57） このウィトゲンシュタインの引用は Monk, R. 1990. *Ludwig Wittgenstein*. London: Jonathan Cape.

（58） Murphy 1987, p. 179.

（59） Hill 2000, p. 289.

（60） Hockenberry 1995, p. 213.

（61） Hockenberry 1995, p. 207.

訳者あとがき

本書は、Jonathan Cole, *Still Lives : narratives of Spinal Cord Injury*, MIT Press, 2004. の全訳である。原著のメインタイトルは、「静かな生活」とも「静物画」とも「まだ生きている」とも訳せるので、そのまま「スティル・ライヴズ」とした。

著者のジョナサン・コールは、臨床神経生理学を専門とする医学研究者、臨床医であると同時に、現象学的身体論の研究者でもある。本書は、脊髄損傷と共に生きる人々から、生活についての語りを引き出し、彼らがどのような経験をしているのかを現象学的に明らかにした著作である。身体の感覚と運動のない生活はどのようなものか、著者は十二人の当事者のインタヴューを通して明らかにしていく。その結果、脊髄損傷と共に生きること、動かない身体と共に生きること、人の助けを借りて生きることについての稀有な記述が生まれた。

著者は、二〇〇八年に来日した際の講演で、障害や病の現象学的研究の重要性を次のように述べている。

私は職業的臨床医師として神経疾患の診断に関わっており、またこれと兼ねて、実験神経科学の科学者として研究に携わっています。しかし私はなにより常に、いくつかの理由によって生じる身体性の諸問題、つまり神経障害における、直接的経験ならびに主観的経験を理解することに心をむけてきました。このようなアプローチは、神経障害という疾患の十分な理解に欠かせないものであり、このアプローチなしでは、正しい医療的処置を尽くすことはできません。神経障害という疾患の経験は、私たちが身体化された存在であること、社会的な存在であること、意識的存在であることを教えてくれます。つまるところ口述や伝記を含むこうしたアプローチはまた、実験的研究よりもいっそう深いところを教えてくれるのです。

（ジョナサン・コール「変貌する身体性——メルロ＝ポンティと神経障害」宮原（河島）優訳、『現代思想』（臨時増刊「メルロ＝ポンティ——身体論の深化と拡張』）、二〇〇八年十二月）

そしてこのような記述を行う際の指標として著者が同じ講演であげたのは、身体とその運動の三つの側面である。すなわち、「1・道具——食べる、着る、書くなど、2・移動——歩く、動き回るなど、3・表現・伝達——ジェスチャー、発声、言語など」である。そしてこの記述を通して著者がめざすのは、病の経験を示すことだけでなく「この経験がそれぞれの環境にもたらす影響、自己認識や、個性にもたらす影響」、そして「身体が実際に社会において果たす役割」を明らかにすることである。

本書の読者が最初に気づくのは、脊髄損傷と共に生きる人々の経験の多様性であろう。損傷を受けた部位やそれまでの人生、周囲のサポートの有無、これらによって損傷の受け入れ方や生活はまったく異なったものになる。脊髄損傷が人生を根底から変えてしまったと語る人もいれば、麻痺した身体を社会変革の手段として使う人もいる。著者は、彼らの際だって異なる損傷への向き合い方と、そこから生じる生活の違いを描き出すことによって、脊髄損傷と共に生きる人々をたんなる「不幸な障害者」としてではなく、豊かな経験と可能性をもつ存在として記述するとともに、私たちと身体の関係を新しい視点からとらえ直す機会を与えてくれる。

その意味で、本書は、まずは病や障害と共に生きる方々や、そのケアにあたる方々に広く訴えかける内容をもっており、当事者や家族の方々、および医学や看護、介護、リハビリテーション、心理学、福祉、教育学、障害学などを専門とする読者に読んでいただきたい。

しかし、それだけでなく本書は、身体運動や感覚が失われると人間の生活はどう変化するのかを明らかにすることによって、われわれが「通常」だと思っている人間生活の基盤で働いている身体と精神、環境世界、他者、社会の関係を明らかにしてくれる。その意味で本書は、哲学、社会学、人類学、認知科学、ロボット工学などを専門とする方々にも是非読んでいただきたい。

さらに本書は、平易な言葉で記述され、具体的な日常の体験や感情を扱っており、身体とのつきあい方、身体と精神の関係に関心をもつ広範な読者に是非手にとっていただきたい。

近年、日本でも、病や障害の経験を現象学的に記述する試みが公刊され、多くの読者を得ている。西村ユミの『語りかける身体』(ゆみる出版、二〇〇一年)や『交流する身体』(NHKブックス、二〇〇七年)に代表される現象学的看護研究、熊谷晋一郎の『リハビリの夜』(医学書院、二〇〇九年)に代表される当事者研究、ALS(筋萎縮性側索硬化症)と共に生きる母親の介護記録である川口有美子の『逝かない身体』(医学書院、二〇〇九年)などがそうである。著者の『顔の科学』(一九九九年)はその先駆けであり、本書はそれに続く身体損傷の現象学である。

著者は文学修士(MA, Brasenose College)、科学修士(MSc, Oxford)、医学博士(DM, The Middlesex Hospital)、王立医学大学フェロー(FRCP)。現職はプール病院臨床神経生理学医長であり、ボーンマス大学客員教授およびサザンプトン大学客員講師を兼任している。専門は、感覚メカニズム、運動制御、求心路遮断、慢性痛、幻影肢痛、脊髄損傷、メビウス症候群による顔面麻痺。イギリス臨床神経生理学会前会長、神経生理学会国際会議議長などを務めた。

著作としては、神経生理学の領域の多数の業績のほか、メビウス症候群、脊髄損傷、感覚喪失、パーキンソン病、アスペルガー症候群など、神経障害と共に生きる患者たちの病の経験を、現象学的身体論を手がかりにして記述した著作で知られている。主な著作をあげておく。

Jonathan Cole, *Pride and a Daily Marathon*, MIT Press, 1995.

Jonathan Cole, *About Face*, MIT Press, 1999.〔邦訳『顔の科学——自己と他者をつなぐもの』茂木健一郎監訳・恩蔵絢子訳、

ＰＨＰ研究所、二〇一一年〕

Jonathan Cole with Henrietta Spalding, *The Invisible Smile: Living without facial expression*, Oxford University Press, 2009.

邦訳として上記以外に「中から見たメビウス症——顔の表情のない生活」（宮原克典訳、『現代思想』、二〇一〇年一〇月号）がある。

訳は、第Ⅰ部と第Ⅱ部を宮原克典が、第Ⅲ部と第Ⅴ部を宮原優が、第Ⅳ部を齋藤瞳が、第Ⅵ部と第Ⅶ部を谷口純子が、第Ⅷ部を稲原美苗が訳し、全体を松葉祥一と河野哲也が見直した。

来日の際、コールさんに訳を申し出てから早くも五年がたってしまった。暖かく私たちの作業を見守ってくれたコールさんにまずは感謝の気持ちを送りたい。医療と哲学に領域がまたがる本書の出版を快く引き受けていただいた法政大学出版局、とくに編集の前田晃一さんには、心からお礼を申しあげたい。

訳者を代表して　河野哲也・松葉祥一

訳者紹介：

河野哲也（こうの・てつや）監訳者
1963年生まれ．立教大学文学部教授．哲学（現象学・心の哲学）・倫理学．主な研究業績に，『意識は実在しない：心・知覚・自由』（講談社メチエ，2011年），『エコロジカル・セルフ：身体とアフォーダンス』（ナカニシヤ書店，2011年），『道徳を問いなおす：リベラリズムと教育のゆくえ』（ちくま新書，2011年）など．

松葉祥一（まつば・しょういち）監訳者
1955年生まれ．神戸市看護大学教授．現象学・倫理学．主な研究業績に，『哲学的なものと政治的なもの：開かれた現象学のために』（青土社，2010年），『ナースのための実践論文講座』（人文書院，2008年），ジュリア・クリステヴァ『メラニー・クライン：苦痛と創造性の母親殺し』（共訳，作品社，2012年）など．

稲原美苗（いなはら・みなえ）
大阪大学大学院文学研究科文化形態論専攻（臨床哲学）助教．身体（障害）の哲学・倫理学．主な研究業績に，*Abject Love: Undoing the Boundaries of Physical Disability*（単著，VDM Verlag.（英文），2009），“The Voice of Pain: The Semiotic and Embodied Subjectivity”（*Embodied Selves*, Palgrave Macmillan, 2012），“The Rejected Voice: towards intersubjectivity in speech language pathology”（*Disability & Society*, 28-1, 2013）など．

齋藤瞳（さいとう・ひとみ）
日本大学通信教育部非常勤講師．哲学・倫理学．主な研究業績に，マーサ・ヌスバウム『良心の自由：アメリカの宗教的平等の伝統』（共訳，慶應大学出版局，2011年），同『感情と法：現代アメリカ社会の政治的リベラリズム』（共訳，慶應大学出版局，2010年），「自然としての身体，文化としての身体」（『メルロ＝ポンティ研究』第14号，2010年）など．

谷口純子（たにぐち・じゅんこ）
東京大学総合文化研究科博士課程広域科学専攻単位取得満期退学．哲学・倫理学．主な研究業績に，「身体性と言語」（月刊『言語』，2008年7月号）など．

宮原克典（みやはら・かつのり）
1982年生まれ．日本学術振興会／立教大学．哲学．主な研究業績に，『知の生態学的転回 第1巻　身体：環境とのエンカウンター』（分担執筆，東京大学出版会，2013年），ショーン・ギャラガー『現象学的な心：心の哲学と認知科学入門』（共訳，勁草書房，2011年），“Neo-pragmatic intentionality and enactive perception”（*Phenomenology and the Cognitive Sciences* 10, 2011）など．

宮原優（みやはら・ゆう）
立教大学兼任講師，文教大学非常勤講師．哲学．主な研究業績に，マーサ・ヌスバウム『良心の自由：アメリカの宗教的平等の伝統』（共訳，慶應大学出版局，2011年），同『感情と法：現代アメリカ社会の政治的リベラリズム』（共訳，慶應大学出版局，2010年），「見られるものとしての身体：サルトルの現実とメルロ＝ポンティの希望」（『現象学年報』第27号，2011年）など．

著者紹介：

ジョナサン・コール（Jonathan Cole）
文学修士（MA, Brasenose College），科学修士（MSc, Oxford），医学博士（DM, The Middlesex Hospital），王立医学大学フェロー（FRCP）．現職はプール病院臨床神経生理学医長であり，ボーンマス大学客員教授およびサザンプトン大学客員講師を兼任している．専門は，感覚メカニズム，運動制御，求心路遮断，慢性痛，幻影肢痛，脊髄損傷，メビウス症候群による顔面麻痺．イギリス臨床神経生理学会前会長，神経生理学会国際会議議長などを務めた．
著作としては，神経生理学の領域の多数の業績のほか，メビウス症候群，脊髄損傷，感覚喪失，パーキンソン病，アスペルガー症候群など，神経障害と共に生きる患者たちの病の経験を，現象学的身体論を手がかりにして記述した著作で知られている．邦訳された著作に，『顔の科学：自己と他者をつなぐもの』（茂木健一郎監訳，恩蔵絢子訳，PHP 研究所，2011 年）などがある．

スティル・ライヴズ——脊髄損傷と共に生きる人々の物語

2013 年 10 月 10 日　初版第 1 刷発行

ジョナサン・コール
河野哲也・松葉祥一 監訳
稲原美苗・齋藤瞳・谷口純子・宮原克典・宮原優 訳

発行所　一般財団法人　法政大学出版局
〒102-0071 東京都千代田区富士見 2-17-1
電話03（5214）5540 振替00160-6-95814
組版：HUP　印刷：平文社　製本：誠製本

ISBN978-4-588-67212-5

索引

＊は本書のインタヴューで登場する人物

ア行
アイデンティティ　243
アーチェリー　153, 295
アクセス環境　126, 388
アシュトン，ベヴァリー　403
新しい上腕三頭筋　187
アドレナリンの放出　108
イアン＊　22, 133, 217
　痛み　123
　感覚と痛み　112
　痙攣　114
　セックス　122
　退院　126-127
　排便処理　119
　夢　114
　授精能検査　130
　リハビリ　116
医学モデル　285
生きられた空間　94, 203
イギリス脊椎損傷協会　viii, 398
いじましい部分　374
痛み
　幻覚と〜　207
　忍耐と〜 228
　慢性的な痛み　62, 103, 123, 136, 224,337,
　〜の経験　8
　〜のタイプ　136-137
　　〜の由来　137
違和感　339
怒り　43, 54, 76, 230
意識　81, 399
ヴィジュアル・キャプチャー／触覚を視覚的に把握する　209-210
ウィトゲンシュタイン，ルートヴィヒ　40, 412
ウォーターマン，イアン　6
動きたいという欲求　38, 57, 203
運動　15, 59, 78
　新しい運動　115
　フリーハンド・システム　191-192
運動主体感　398
嘔吐彗星　40
オリバー，マイケル＊　26, 202, 288, 313, 377, 385, 389, 394, 406
　大いなる着想　326, 405-406
　オープン・ユニバーシティ　303
　『ガーディアン』 306
　グットマンについて　289
　グリーンウィッチ大学　304
　社会主義　320
　障害のモデル　309

女性との関係　290-291
大学　301
博士号　302
ボースタル少年院　296
オルガスム　215

カ行
ガイズ（キングス・カレッジ・ロンドン医学部）　252, 258
家族　58, 227, 244
「からだのないクリスチーナ」　5
ガットマン，スーザン　376
悲しみ　381
カプシチンスキ，リシャルト　85
感覚　62, 103, 112
〜の喪失　223
ヴィジュアル・キャプチャー／視覚的に把握する感覚　209-210
感覚のない感じ　40, 62
間欠的カテーテル　112, 118
感情　78
感情移入的な傾聴　384
感情経験　108, 135
感情表現　105
機能的電気刺激（FES）　154-155
ギャラガー，ショーン　73, 398
キュブラー・ロス，エリザベス　273, 293
共感　141, 175, 407
ギルマン，サンダー　374
クオリティ・オブ・ライフ　144
グットマン卿，ルートヴィヒ　24, 289, 314, 376
グラハム＊　22, 32-33, 72, 382, 400, 411
介護者　49
感覚のない感じ　40
車椅子　35
仕事　38
精神的なアプローチ　43-47
損傷　33
大学　38
グラハム，デボラ＊　23, 178, 204
車椅子に乗る　181
新しい上腕三頭筋　187
フリーハンド　183
車椅子
〜に座る　35
〜に対する態度　222
〜の戦争　347
グロウ，リス　318
クロスモダリティ感覚　209
痙攣　114
結婚　216
ケネディ，ポール　140, 396, 406
腱移植　188
幻影痛／幻肢痛　21, 409
幻覚　206, 256
健常／普通　303, 310
雇用　314
雇用者のフォーラム（EFD）　272
雇用プロジェクト　276
コリン＊　22, 52, 72, 382
怒り　54
感覚と痛み　62-64
ジェスチャー　70
社会生活　69-70
身体との関係　57

　病院での～　54-55
　普通の一日　65
　膀胱感染症　60
ゴルトシュタイン，クルツ　383

サ行
作業療法士（OT）　126-127
サザンプトン・センター　269
サックス，オリバー　5, 14, 302
ザーブ，ゲリー　390
幸せ　45
GL　6
シーマン，アン　173
ジェスチャー　70, 105, 401
自己評価　82
自　殺　23, 92, 123, 139-142, 240, 262, 351-352
四肢麻痺　28
失禁　66
自発性　79, 176
自由　408
住宅課　128
授精能検査　130
寿命　90
順応　292
障害学　307
障害者
　社会モデル　310, 315
　悲劇としての～　307
障害者差別禁止法　271, 406
障害者運動　308, 386
障害者問題の専門家　405
障害者問題のテロリスト　285, 320
障害問題株式会社（DML）　269, 278
自立　316
自立した生活　99, 350, 402
自律神経異常反射　20, 63, 336
神経学的欠損　317
人生を楽しむ　144
身体
　～との関わり　57, 166-167
　～の不在　4
　～への意識　4
　～的行為を自分のものにする　78, 159, 168-170, 187
身体化／身体をもつ　5, 74
　～車椅子と　106
身体的解放　78
スキル　133
スコット＝パーカー，スーザン　272
スティグマ　324
ステンスマン，R.　144
ストーク・マンデヴィル病院　24, 33, 55, 253, 289, 295
性機能　16
性的な悦び　174
性欲　39, 51
脊髄ショック　20, 88
脊髄損傷　14-21
呼吸　15
脊髄刺激　2
　～の医学モデル
　～のレベル　15
脊髄損傷に関わる専門職の医学連合会議（MASCIP）　354
セクシュアリティ　174, 346
　～の回復　215
ジェンダーによる差異　213

セックス　51, 173, 231
選択　408
想像的な置き換え　384, 389
想像力　409
ソーシャル・ワーカー　128
ゾラ　292
存在と行動　400

タ行
ダーウィン，チャールズ　325
ダックワース，スティーブン＊　26, 252, 313, 408
　医学生　253
　カリキュラム　253
　患者との対話　253,260
　雇用　275-279
　雇用のセミナー　273
　損傷に対する姿勢　280-281
　楽しみ　282
　博士号　268
　リハビリ学　264
立っていること／直立状態　201, 341
段階理論　291, 325,
地域に根ざしたリハビリテーション（CBR）　267
チェシャー，レナード　386
「チェンジング・フェイス」　376
チャールズ・ボネット症候群　207
デイヴィッド＊　22, 88, 134, 400
　感覚とジェスチャー　103-104
　首の損傷　88
　仕事　91
　自立生活　98-102
　寿命　90
　損傷に対する姿勢　89
　旅行　107
　抑鬱症状　93
デイビス，ケン　406
ディラン，ボブ　300
適応　275, 292, 382
ドゥプラス，N.　384
ツームズ，ケイ　201,
床擦れ　37
トニー＊　328, 333, 400
　痛み　337
　違和感　339
　関係　345
　車椅子の戦争　347
　仕事　353
　不安　334
　偏見　343
トローマンズ，トニー　156
トンプソン，エヴァン　383

ナ行
『名づけえぬもの』　84
ナセル＊　26, 354, 411
　学校からの手紙　358
　学校への復帰　363
　仕事　365
　スキー　366
　大学　364
　補償　370
　麻痺　361
ニーチェ　396
人間関係　122
認知行動療法　274
認知的流動　409

忍耐　86
ノース，ナイジェル　134, 142, 249

ハ行
パーソナル・アシスタント　26, 48, 99, 401
排便　61
排便処理　119
パトリッジ，ジェイムス　173
バランス　104, 116
ハンフリー，ニック　75
ヒル，ケヴィン＊　218, 234, 377
LARSI　245
車椅子への反応　241
リハビリについての知識　239
ヒル，ジュリー＊　23, 148, 203, 234, 408, 412
　動作の支配権／運動を自分のものにする　168, 170
　LARSI　155
　感覚　170
　ケヴィンについての考え　234
　最初の動作　158
　三輪車　165
　自発性　175
　手術　155-156
　自宅に戻る　152
　損傷に対する最初の反応　149
　テスト　162
　メディア　163
疲労　80, 342, 391
フィンケルシュタイン，ヴィック　303
『フォーワード』　392
服を着る　181
プラセボ効果　75
ブラッドショー，スティーブン　376
フランク，アーサー　11
ブリセンドン，サイモン　265, 269, 387
フリーハンド　183, 204
ブル師，アルバート　374
ブルック，ピーター　302
フレンチ，サリー　319
ベイリー，イアン　262, 267
ベイリー，ルース　404
ベケット，サミュエル　84-85, 400
ペントランド，W.　397
傍観者　68
膀胱と腸／排便と排尿　16, 118-120
膀胱感染症　60
歩行　201
歩行介助装置　153
補償　370
ホッケンベリー，ジョン　214, 375, 379, 383, 411
ボブ＊　221
　意志の力　232
　痛みとその結果　223-224
　回復への態度　221-222

マ行
『マーフィー』　84
マーフィー，ロバート　5, 49, 72, 378, 383, 388, 408
マッコール，イアン　253, 261, 271
幻の感覚　171
マルチモーメントの椅子　161

見えている自分　167, 171,
ミズン，スティーヴン　409
無感覚地帯　108
無の感覚　40
メディアとLARSI　164
メルロ＝ポンティ，M.　5, 43, 73, 202, 399, 406, 408
モーリス，デイブ　402
モリス，ジェニー　141, 211, 318, 381

ヤ行

ユーモア　67, 83, 121
夢　114-115
腰仙前根刺激装置移植（LARSI）　155, 204, 237, 245
抑鬱　352

ラ行

リーヴ，クリストファー　12, 74, 108, 206, 392, 407
理学療法　127
リハビリテーション　265, 267, 274, 303
リハビリ学　264
レイチェル＊　221
　離婚　232
レーダー，ドリュ　73
ロウ，ドロシー　93
老年期　389
ロボット　198

参考文献

Baron-Cohen, S. and Harrison, J. E. 1997. *Synaesthesia*. Oxford: Blackwell.

Beckett, S. 1957. *Murphy*. New York: Grove Press.〔サミュエル・ベケット『マーフィー』川口喬一訳，白水社，2001 年〕

Beckett, S. 1958. *Happy Days*. New York: Grove Press.〔サミュエル・ベケット『しあわせな日々／芝居』安堂信也・高橋康也訳，白水社，2008 年〕

Beckett, S. 1958. *The Unnamable*. New York: Grove Press.〔サミュエル・ベケット『名づけえぬもの』安藤元雄訳，白水社，1995 年〕

Bell, C. 1833. *The Hand: Its Mechanism and Endowments as Evincing Design*. London: Pickering. Reprinted 1979 by The Pilgrims Press, Brentwood, Essex.〔チャールズ・ベル『手』岡本保訳，医学書院，2005 年〕

Botvinick, M. and Cohen, J. 1998. "Rubber Hands 'Feel' Touch That Eyes See." *Nature*, 391, 756.

Brodal, A. 1973. "Self-Observations and Neuroanatomical Considerations after a Stroke." *Brain* 96, 675–694.

Burchiel, K. L. and Yezierski, R. P., eds. 2002. "Spinal Cord Injury Pain: Assessment, Mechanisms, Management." *Progress in Pain Research and Management*, vol. 23, Seattle: International Association for the Study of Pain Press.

Burke, W. 2002. "The Neural Basis of Charles Bonnet Hallucinations: A Hypothesis." *J. Neurol. Neurosurg. Psychiatry* 73, 535–541.

Cole, J. 1995. *Pride and a Daily Marathon*. Cambridge, MA: The MIT Press.

Cole, J. 1998. *About Face*. Cambridge, MA: The MIT Press.〔ジョナサン・コール『顔の科学——自己と他者をつなぐもの』茂木健一郎監訳，恩蔵絢子訳，PHP 研究所，2011 年〕

Cole, J. D., Illis, L. S. and Sedgwick, E. M. 1987. "Pain Produced by Spinal Cord Stimulation in a Patient with Allodynia and Pseudotabes." J. *Neurol. Neurosurg. Psychiatry* 50, 1083–1084.

Cole, J. D., Illis, L. S. and Sedgwick, E. M. 1991. "Intractable Central Pain in Spinal Cord Injury Is not Relieved by Spinal Cord Stimulation." *Paraplegia* 29, 167–172.

Cole, J., Sacks, O. and Waterman, I. 2000. "On the Immunity Principle: A View From a

Robot." *Trends Cog. Sc*i. 4, 167.
Crow, L., quoted in Shakespeare, T., 1992. "A Response To Liz Crow," *Coalition*, p. 40.
Cytowic, R. 2002. *Synesthesia: A Union of the Senses*, second edition. Cambridge, MA: The MIT Press.
Damasio, A. 1999. *The Feeling of What Happens*. New York: Random House.〔アントニオ・R・ダマシオ『無意識の脳自己意識の脳――身体と情動と感情の神秘』田中三彦訳，講談社，2003 年〕
Depraz, N. 2001. "The Husserlian Theory of Intersubjectivity as Alterity." *J. Conscious. Stud.* 8, 169–178.
Driver, J. and Spence, C. 2000. "Multisensory Perception: Beyond Modularity and Convergence." *Curr. Biol.* 10, R731–735.
Ffytche, D. H. 2002. "Cortical Bricks and Mortar." *J. Neurol. Neurosurg. Psychiatry* 73, 472.
Ffytche, D. H. and Howard, R. J. 1999. "The Perceptual Consequences of Visual Loss: Positive Pathologies of Vision." *Brain* 122, 1247–1260.
Finkelstein, V. 1988. *Changes in Thinking About Disability*, unpublished ms pp. 4–5. Quoted in Oliver, M. 1990. *The Politics of Disablement*. London: Macmillan.
Forward, *Magazine of the Spinal Injuries Association*, April 2000, 36; pp. 26–27. June 37; pp. 28–29; October 2001 39, pp. 31–32.
Frank, A. W. 1991. *At the Will of the Body.* Boston: Houghton Mifflin.〔アーサー・W・フランク『からだの知恵に聴く――人間尊重の医療を求めて』井上哲彰訳，日本教文社，1996 年〕
French, S. 1993. In Swain, J., Finkelstein, V., French, S. and Oliver, M. *Disabling Barriers —Enabling Environments.* London: Sage Publications.
Frith, C. D., Blakemore, S.-J. and Wolpert, D. M. 2000. "Abnormalities in the Awareness and Control of Action." *Phil. Trans. R. Soc. B*, 355, 1771–1788.
Gallagher, S. 1986. "Lived Body and Environment." *Res. Phenomenol.* 16, 139–170.
Gallagher, S. 2000. "Philosophical Conceptions of the Self: Implications for Cognitive Science." *Trends Cog. Sci.* 4, 14–21.
Gallese, V. 2001. "The 'Shared Manifold' Hypothesis: From Mirror Neurons to Empathy." *J. Conscious. Stud.* 8:33–50.
Goodman, S. 1986. *Spirit of Stoke Mandeville: The Story of Sir Ludwig Guttmann*. London: Collins.
Gearin-Tosh, M. 2002. *Living Proof.* London, Scribner.〔マイケル・ギアリン＝トッシュ『闘癌記――「死の宣告」と私の選択』堤理華訳，原書房，2003 年〕
Gilman, S. L. 1999. *Making the Body Beautiful.* Princeton, NJ: Princeton University Press.
Goldstein, K. 1939. *The Organism: A Holistic Approach to Biology*. Boston: Beacon Press.

Groce, N. E. 1985. *Everyone Here Spoke Sign Language: Hereditary Deafness on Martha's Vineyard.* Cambridge, MA: Harvard University.〔ノーラ・E・グロース『みんなが手話で話した島』佐野正信訳，築地書館，1991 年〕

Hill, J. 2000. *Footprints in the Snow*. London: Macmillan.

Hobby, J., Taylor, P. N. and Esnouf, J. 2001. "Restoration of Tetraplegic Hand Function by Use of the Neurocontrol Freehand System." *J. Hand Surg.* 26B, 459–464.

Hockenberry, J. 1995. *Moving Violations*. New York: Hyperion.

Humphrey, N. 2002. *The Mind Made Flesh*. Oxford: Oxford University Press.〔ニコラス・ハンフリー『喪失と獲得——進化心理学から見た心と体』垂水雄二訳，紀伊國屋書店，2004 年〕

Kannus, P., Niemi, S., Palvanen, M. and Parkkari, J. 2000. "Continuously Increasing Number and Incidence of Fall-Induced, Fracture Associated, Spinal Cord Injuries in Elderly Persons." *Arch. Intern. Med.* 160, 2145–2149.

Kaspusinki, R. 2001. *The Shadow of the Sun: My African Life*. New York: Knopf, London: Allen Lane/Penguin Press.

Keith, M. W. et al. 1996. "Tendon Transfers and Functional Electrical Stimulation for Restoration of Hand Function in Spinal Cord Injury." *J. Hand Surg.* 21A, 89–99.

Kennedy, P., Rogers, B., Speer, S. and Frankel, H. 1999. "SCI and Attempted Suicide: A Retrospective Review." *Spinal Cord* 37, 847–852.

Kubler-Ross, E. 1970. *On Death and Dying*. London: Tavistock.〔エリザベス・キューブラー・ロス『死ぬ瞬間——死とその過程について』鈴木晶訳，中公文庫，2001 年〕

Leder, D. 1990. *The Absent Body.* Chicago: University of Chicago Press.

Ledoux, J. 1998. *The Emotional Brain*. New York: Simon and Schuster.〔ジョセフ・ルドゥー『エモーショナル・ブレイン——情動の脳科学』松本元・川村光毅他訳，東京大学出版会，2003 年〕

Manns, P. J. and Chad, K. E. 2001. "Components of Quality of Life for Persons with a Quadriplegic and Paraplegic Spinal Cord Injury." *Qual. Health Res.* 11, 795–811.

McColl, M. A. 2002. "A House of Cards: Women, Aging and Spinal Cord Injury." *Spinal Cord* 40, 371–373.

McColl, M. A., Stirling, P., Walker, J., Corey, P., Wilkins, R. 1999. "Expectations of Independence and Life Satisfaction among Ageing Spinal Cord Injured Adults." *Disabil. Rehabil.* 21, 231–40.

Mechsner, F., Kerzel, D., Knoblich, G. and Prinz, W. 2001. "Perceptual Basis of Bimanual Coordination." *Nature* 414, 69–73.

Melville-Brown, P. and Work Structuring Limited. 2000. *Evaluation of the Employers' Forum*

For Disability—Gateway Partnership Disability to Work Project.

Merleau-Ponty, M. 1962. *The Phenomenology of Perception.* London: Routledge; Atlantic Highlands, NJ: The Humanities Press.〔モーリス・メルロ＝ポンティ『知覚の現象学』1・2，竹内芳郎・小木貞孝・木田元・宮本忠雄訳，みすず書房，1967–1974 年〕

Merleau-Ponty, M. 1964. *The Primacy of Perception.* Illinois: Northwestern University Press.〔モーリス・メルロ＝ポンティ，「眼と精神」，『眼と精神』，滝浦静雄・木田元訳，みすず書房，1966 年〕

Mithen, S. 1996. *The Prehistory of the Mind.* London: Thames and Hudson.〔スティーヴン・ミズン『心の先史時代』松浦俊輔＋牧野美佐緒訳，青土社，1998 年〕

Monk, R. 1990. *Ludwig Wittgenstein.* London: Jonathan Cape.〔レイ・モンク『ウィトゲンシュタイン——天才の責務』岡田雅勝訳，1994 年〕

Morris, J., ed. 1989. *Able Lives: Women's Experience of Paralysis.* London: The Women's Press.

Morris, J. 1991. *Pride against Prejudice: Transforming Attitudes to Disability.* London: The Women's Press.

Murphy, R. 1987. *The Body Silent.* New York: Henry Holt.〔ロバート・F・マーフィー『ボディ・サイレント——病いと障害の人類学』辻信一訳，平凡社ライブラリー，2006 年〕

Nepomuceno, C., Fine, P., Richards, J. et al. 1979. "Pain in Patients with Spinal Cord Injury." *Arch. Phys. Med. Rehabil.* 60, 605–609.

Nietzsche, F. 2001. *The Gay Science.* Williams, B., ed. Cambridge: Cambridge University Press.〔フリードリッヒ・ニーチェ『悦ばしき知識』信太正三訳，ちくま学芸文庫，1993 年〕

Nobunaga, A. I., Go, B. K., Karunas, R. B. 1999. "Recent Demographic and Injury Trends in People Served by the Model Spinal Cord Injury Care Systems." *Arch. Phys. Med. Rehabil.* 80, 1372–1382.

North, N. and O'Carroll, R. E. 2001. "Decision Making in Patients with Spinal Cord Damage: Afferent Feedback and the Somatic Marker Hypothesis." *Neuropsychologia* 39, 521–524.

O'Carroll, R., Ayling, R., O'Reilly, M. and North, N. 2003. "Alexithymia and Sense of Coherence in Patients with Total Spinal Cord Transection." *Psychosom. Med.* 65, 151–155.

Oliver, M. 1990. *The Politics of Disablement.* Macmillan: London.〔マイケル・オリバー『障害の政治——イギリス障害学の原点』三島亜紀子・山岸倫子・山森亮・横須賀俊司訳，明石書店，2006 年〕

Oliver, M. 1996. *Understanding Disability: From Theory to Practice.* London: Macmillan.

Partridge, J. 1990. *Changing Faces*. London: Penguin Press.

Pavani, F., Spence, C. and Driver, J. 2000. "Visual Capture of Touch: Out-of- Body Experiences with Rubber Gloves." *Psychol. Sci.* 11, 353–359.

Pentland, W., Walker, J., Minnes, P., Tremblay, M., Brouwer, B. and Gould, M. 2002. "Women with Spinal Cord Injury and the Impact of Aging." *Spinal Cord* 40, 374–387.

Phelps, J., Albo, M., Dunn, X. and Joseph, A. 2001. "Spinal Cord Injury and Sexuality in Married or Partnered Men: Activities, Function, Needs and Predictors of Sexual Adjustment." *Arch. Sex Behav.* 30, 591–602.

Picardie, R. 1998. *No Time To Die*. Quoted in Gearin-Tosh, M. 2002. Living Proof. London: Scribner.

Putzke, J. D. and Richards, J. S. 2000. "The Impact of Pain in Spinal Cord Injury: A Case Control Study." *Rehabil. Psychol.* 45, 386–401.

Ramachandran, V. S. and Blakesee, S. 1998. *Phantoms on the Brain.* New York: Morrow.〔V・S・ラマチャンドラン＋サンドラ・ブレイクスリー『脳のなかの幽霊』山下篤子訳，角川文庫，2011 年〕

Reeve, C. 1998. *Still Me.* New York: Random House.〔クリストファー・リーブ『車椅子のヒーロー――あの名俳優クリストファー・リーブが綴る「障害」との闘い』布施由紀子訳，徳間書店，1998 年〕

Reeve, C. 2002. *Nothing Is Impossible*. London: Century; New York: Random House.〔クリストファー・リーヴ『あなたは生きているだけで意味がある』東本貢司訳，PHP 研究所，2003 年〕

Renoir, J. 1962. *Renoir My Father*, quoted in Gearin-Tosh, M. 2002. *Living Proof.* London: Scribner.〔ジャン・ルノワール『わが父 ルノワール』粟津則雄訳，みすず書房，2008 年〕

Rintala, D., Loubser, P., Castro, J. et al. 1998. "Chronic Pain in a Community- Based Sample of Men with Spinal Cord Injury: Prevalence, Severity and Relationship with Impairment, Disability, Handicap, and Subjective Well-Being." *Arch. Phys. Med. Rehabil.* 79, 604–614.

Royal College of Physicians of London and the Prince of Wales' Advisory Group on Disability. 1992. *A Charter for Disabled People Using Hospitals.* London: The Royal College of Physicians.

Rose, M., Robinson, J., Ells, J. and Cole, J. D. 1988. "Pain Following Spinal Cord Injury: Results from a Postal Survey." *Pain* 34, 101–102.

Rowe, D. 1983. *Depression. The Way Out of Your Prison.* London: Routledge.

Sacks, O. 1985. *The Man Who Mistook His Wife for a Hat*. London: Duckworth.〔オリバー・サックス『妻を帽子とまちがえた男』高見幸郎＋金沢泰子訳，ハヤカ

ワ・ノンフィクション文庫，2009年〕
Scarry, E. 1985. *The Body in Pain*. Oxford: Oxford University Press.
Shoemaker, S. 1976. "Embodiment and Behavior." In Rorty, A., ed., *The Identities of Persons*. Berkeley: University of California Press.
Shoham, S., Halgren, E., Maynard, E. M. and Normann, R. A. 2001. "Motor- Cortical Activity in Tetraplegics." *Nature* 413, 793.
Stensman, R. 1985. "Severely Mobility-Disabled People Assess the Quality of Their Lives." *Scand. J. Rehabil. Med.* 17, 2, 87–99.
Stensman, R. 1994. "Adjustment to Traumatic Spinal Cord Injury. A Longitudinal Study of Self-Reported Quality of Life." *Paraplegia* 32, 416–22.
Stormer, S., Gerner, H. and Gruninger, W. 1997. "Chronic Pain/Dysaesthesia in Spinal Cord Injury Patients: Results of a Multicentre Study." *Spinal Cord* 35, 446–455.
Stover, S. L., Delisa, J. A. and Whiteneck, G. G. 1995. *Spinal Cord Injury. Clinical Outcomes from the Model Systems.* Gaithersburg, MD: Aspen Publishers.
Swain, J., Finkelstein, V., French, S. and Oliver, M. 1993. *Disabling Environments—Enabling Environments*. London: Sage/Open University.
Thompson, E. 2001. "Between Ourselves." *J. Conscious. Stud.* 8, 197–314.
Toombs, K. 1993. *The Meaning of Illness*. Dordrecht: Kluwer.
Toombs, K. 2001. "The Role of Empathy in Clinical Practice." *J. Conscious. Stud*. 8, 247–258.
Vasey, S. ed. 1999. *The Rough Guide to Managing Personal Assistants.* London: National Council For Independent Living.
Whipple, B. and Komisaruk, B. R. 2002. "Brain (PET) Responses to Vaginal-Cervical Self-Stimulation in Women with Complete Spinal Cord Injury: Preliminary Findings." *J. Sex Marital Ther*. 26, 79–86.
Whiteneck et al., quoted in Stover et al., 1995.
Williams, G. H. 1991. "Disablement and the Ideological Crisis in Health Care." *Social Sci. Med.* 33, 517–524.
Wittgenstein, L. 1980. *Remarks on the Philosophy of Psychology*. Oxford: Blackwell.〔ルートヴィヒ・ウィトゲンシュタイン『心理学の哲学』（ウィトゲンシュタイン全集補巻1・2），佐藤徹郎・野家啓一訳，大修館書店，1985–1988年〕
Zarb, G. and Oliver, M. 1993. *Ageing with Disability. What Do They Expect after All These Years?* London: University of Greenwich.
Zola, I. 1982. "Social and Cultural Disincentives to Independent Living." *Arch. Phys. Med. Rehabil.* 63, 84.

付録――役に立つウェブサイト

脊髄損傷を負って生きることに関心がある人の中で，とくに患者やケアの専門家向けのウェブサイトはたくさんある．それぞれリンクが張られているので，すべてを完全にリストアップする必要はないだろう．とても役に立つと思えるサイトを以下に挙げておいた．最初の二つは，多分，一番一般向けであり，まずは脊髄損傷をもつ人を支援する人たちを対象としているけれど，他のサイトにたくさんリンクが張ってある．

アメリカ脊髄協会（National Spinal Cord Association）：www.spinalcord.org
このサイトでは，脊髄損傷のあらゆる面についての包括的な情報が載せられている．情報源，トピック（日常生活から人工呼吸器まで），書籍などでセクションが分けられている．

イギリス脊椎損傷協会（Spinal Injuries Association）：www.spinal.co.uk
このサイトも包括的で，チャットルームもあって，仕事や大学進学についてのアドヴァイスがもらえる．リンクもよくできていて，アメリカのリンク，イギリスのリンク，支援，研究，概要報告書，リハビリ，新聞，論文，著作（アマゾンへのリンク付き），掲示板，チャットルーム，治療センターに内容が分けられている．

国際脊椎研究団体（International Spinal Research Trust）：www.spinal-research.org
ケアする研究者向け

クリストファー・アンド・ドナ・リーヴ基金（Christopher and Dana Reeve foundation）：www. christopherreeve.org
研究が中心だが，脊髄損傷を負った生活，クオリティー・オブ・ライフ，権利擁護に関係した問題も扱っている．

アメリカ脊椎損傷協会（American Spinal Injuries Association）：www.asia-spinalinjury.org
ヘルスヘア従事者と患者，その家族を対象としている．